泉州市全国老中医药专家
学术经验传承系列丛书

茶乡医话

中国人民政治协商会议泉州市委员会 编

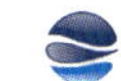
海峡出版发行集团 | 福建科学技术出版社
THE STRAITS PUBLISHING & DISTRIBUTING GROUP | FUJIAN SCIENCE & TECHNOLOGY PUBLISHING HOUSE

图书在版编目（CIP）数据

茶乡医话 / 中国人民政治协商会议泉州市委员会编. 福州：福建科学技术出版社, 2024. 12. -- (泉州市全国老中医药专家学术经验传承系列丛书). -- ISBN 978-7-5335-7423-9

Ⅰ. R249.7

中国国家版本馆CIP数据核字第2024WD0849号

出 版 人　郭　武
责任编辑　郑琳娜　林　栩
装帧设计　刘　丽
责任校对　蔡雪梅

茶乡医话
泉州市全国老中医药专家学术经验传承系列丛书

编　　者　中国人民政治协商会议泉州市委员会
出版发行　福建科学技术出版社
社　　址　福州市东水路76号（邮编350001）
网　　址　www.fjstp.com
经　　销　福建新华发行（集团）有限责任公司
印　　刷　福建新华联合印务集团有限公司
开　　本　787毫米 × 1092毫米　1 / 16
印　　张　24
字　　数　363千字
插　　页　12
版　　次　2024年12月第1版
印　　次　2024年12月第1次印刷
书　　号　ISBN 978-7-5335-7423-9
定　　价　80.00元

泉州市全国老中医药专家学术经验传承系列丛书

中国人民政治协商会议泉州市委员会 编

编委会

茶乡医话

编委会

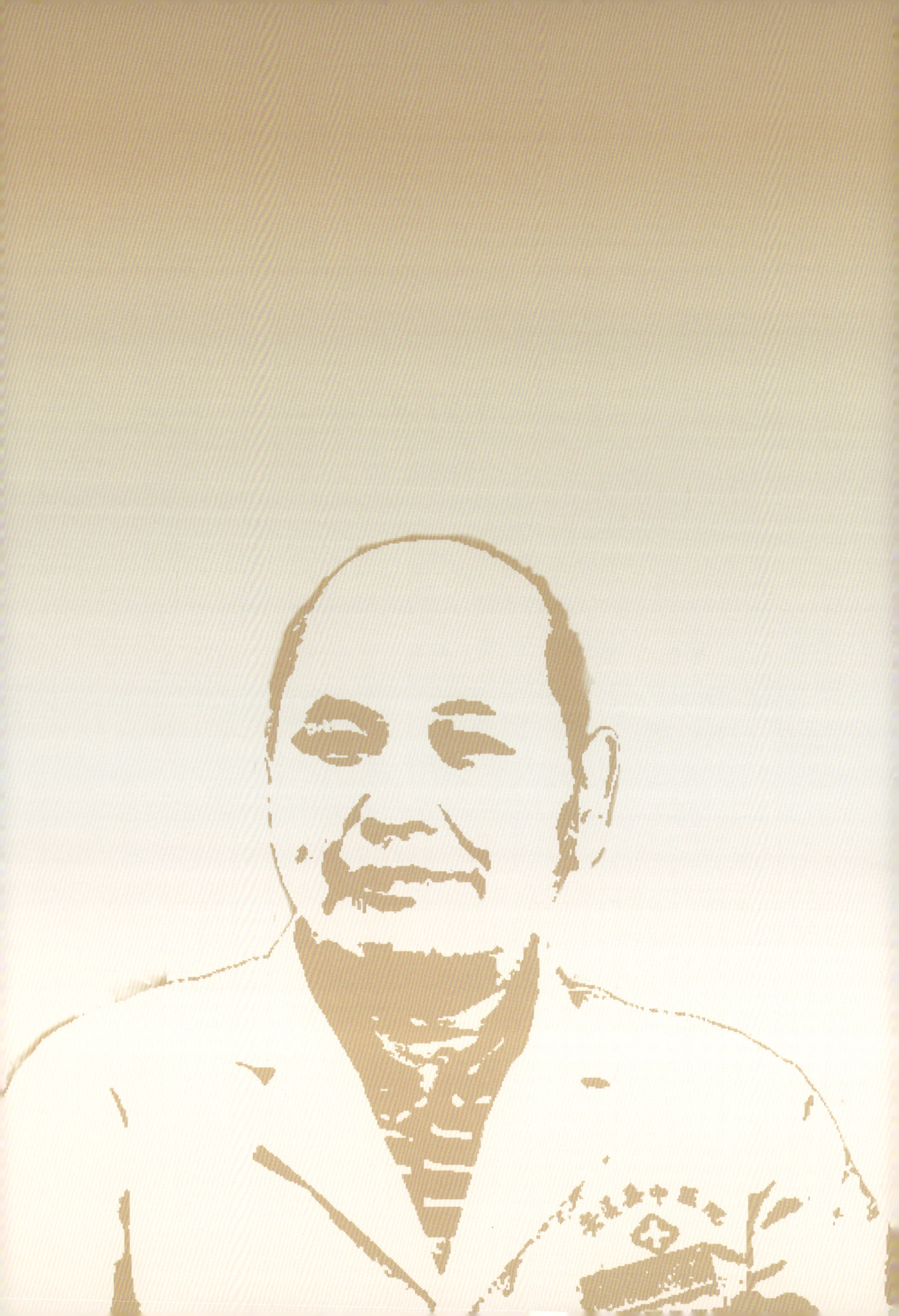

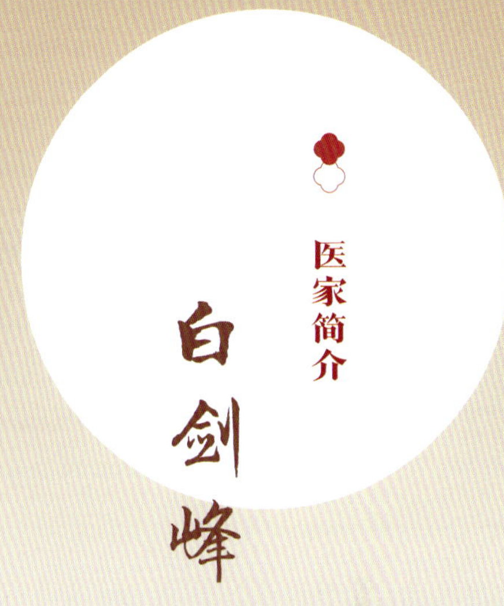

白剑峰

男，1967 年 5 月出生，福建省泉州市安溪县人。安溪县中医院副院长。中医内科主任医师，第七批全国老中医药专家学术经验继承工作指导老师，全国基层名老中医药专家传承工作室建设项目专家，福建省第二批基层老中医药专家传承工作室建设项目指导老师，入选泉州市首批刺桐科学传播学者，师从福建省著名中医肾病专家肖熙。

曾任中国人民政治协商会议泉州市委员会第十一届委员、第十二届常务委员，泉州市中医药学会肿瘤分会第一届常务委员。现任安溪县中医药学会副理事长、安溪县党外知识分子联谊会常务副会长。

从事中医内科工作 30 余载，致力于中医内科杂病的临床与研究，推崇“百病皆由痰作祟”的理念，主张以豁痰通络法治疗内科疑难杂症。擅长治疗肾病、糖尿病及其他内科杂病。2017 年入选首批安溪县优秀健康卫士，2024 年被确认为泉州市第三层次人才。

序

我自故乡来，应知故乡事。欣悉泉州市政协组织编纂“泉州市全国老中医药专家学术经验传承系列丛书”，作为一名中医人，难掩情动，读之为快。

应邀作序，唯诚惶诚恐。这些老中医，亦师亦友，或常有互动，相谈甚欢；或时有耳闻，神交已久，常被他们宽厚随和、严谨朴实的为人，以及精湛的医术、高尚的医德、诲人不倦的为师风范所折服。

这些老中医，生于斯土，悬壶故里，均熟谙经典，勤于临证，发皇古义，承创新学，锲而不舍地坚持读经典、做临床，其辨证思路、立法立方，无不以阴阳、表里、寒热、虚实、气血辨证为重，依主诉，究主症，察形态，识脉象，审病因，辨证候，分阴阳，定虚实，明部位，定治法，理方药，治本与治标，扶正与祛邪，正治与反治，同病异治与异病同治，酌古准今，论深注浅，因病制宜，用药灵活，代表着当代泉州中医临床的最高水平。

丛书别开生面，分医路、医论、医案、传承和年谱五大部分，突出中医思维方式，真实记录各位老中医的成长、成才、成功之路，呈现各位老中医承师学术思想特色、医疗实践中的丰富临床经验、独特临床验案、成功带教授徒案例，以显著疗效诠释、求证前贤理论，以阐微论辨启迪、开拓后学慧心。所言所述，言简而意赅，语近而旨远。全书理趣兼顾，雅俗共赏，文史交融，图文并茂，是中医理论与临床实践相结合的生动范例，读者若能深研细究并逐渐理解其中奥妙，不失为我辈学习中医理论、提高临床诊疗水平的上佳门径。

于历史深处探寻，中医文化绵延传承，始终在兼收并蓄中历久弥新。站在新时代、新起点，中医学的系统观念在解开生命健康奥秘的征程中显现出前所未有的优势。悬壶济世，庇佑苍生，需要医者精诚至上、大爱无疆，需要接续前行、不懈求索。我们有理由相信，丛书的付梓，定会让中医更好地造福人类，让更多读者大众感悟中医的奥妙，领略中医的真谛，更好地认识中医，享用中医。

兹不揣浅陋，聊叙数语以为序。

中华中医药学会副会长
福建中医药大学校长
全国名中医、岐黄学者
李灿东

2023年9月

前言

泉山晋水，草木芳华；杏林春暖，岐黄传薪。

泉州，中医药事业源远流长，独具特色。唐设医学博士与助教，宋置惠民和剂局，元有医学提举司，明清立医学正科，留有《随堂医稿》《妇人科杂症医方》《手书医传》《活婴金鉴》等一批泉州特色医书，以及秋石丹、五痔膏、养脾散、疥疮膏、赛霉安等丹膏丸散，存史传世，流通异域，滋育民众，至今仍熠熠生辉。

更有名老中医代不疏出，如唐代的杨肃，宋代的林颐寿、苏颂，元代的余廷瑞，明代的李旸、庄绰、蔡璇，清代的何天伯、黄秉衡、张廷扬，民国时期的郑却疾、涂去病，当代则有傅若谦、傅铮辉、留章杰、林扶东、王鸿珠、张志豪，以及获评的七批十几位全国老中医药专家等。这些名老中医，博览群书，日求精进，虚心应物，融合不同时代中华民族，尤其是泉州地区中医的经验与智慧，身体力行，对后学耳提面命，口传心授，使中医薪火相传，助推泉州中医药事业长期居全省领先地位，使泉州成为全省唯一获国家中医药管理局授予的“全国基层中医药工作先进市”。

时逢盛世，中医勃兴，泉州正全力推进“健康泉州”建设。中国人民政治协商会议泉州市委员会乘势而为，通过市县两级政协纵向互动、市直部门横向联动的方式，将泉州获批“全国老中医药专家学术经验继承工作指导老师”的这些专家的学术经验和临证传承编撰成书，各立专册，全方位多层面展现老中医开启良知、一心为病的道德风范和职业坚守。各分册分五大版块：医路篇，主要记述老中医成长、行医、带教经历、学术成就和科研成果等；医论篇，主要记述老中医的学术流派、学术思想、临床经验、临床科研、医学探索等；医案篇，精选了老中医的经典医案、处方等；传承篇，主要记述医术传承工作，包括老中医对自己老师的回忆和学习心得，老中医弟子跟师的经历、感悟等；年谱篇，以谱主为核心，以年月为经纬，记载老中医的学习、从医经历和学术活动等。全书力求突出学术性和资料性，兼顾通俗性和可读性，并配以老中医访谈音视频二维码，影音再现老中医的应诊实况、操作手法、带教和医路趣事等。

丛书理新验丰、观点新颖、资料翔实、评述确当、论证规范、文字顺畅，出版后可供中医药、西学中人员及中医药爱好者学习参考。基于忠实原著的精神，方中药量多为老中医个人经验用量，有部分超过了药典规范，读者应在专业医师的指导下斟酌使用。

丛书编撰过程中，得到中国共产党泉州市委员会、泉州市人民政府的鼎力支持，中国人民政治协商会议晋江、南安、安溪、永春、德化县（市）委员会，泉州市中医院等单位的有力协助；老中医们无私奉献，执笔人倾力而为，参编人员竭诚工作。借此，谨对关心支持本丛书编撰工作的领导、老中医及所有参编人员致以衷心感谢和崇高敬意!

由于编撰水平有限，丛书还存在不少不足之处，敬请广大同道及读者批评指正。

丛书编委会

2023年10月

目录

医路篇 1

第一节　根扎茶乡，医路不悔 …… 3
第二节　坚守初心，传播不懈 …… 15

医论篇 23

第一章　学术研究 …… 25
第一节　百病皆由痰作祟 …… 26
第二节　浅析桂枝汤 …… 31
第三节　中医治未病 …… 45
第二章　临床探索 …… 55
第一节　疫病探索 …… 56
第二节　从痰瘀论治肾小球疾病 …… 62
第三节　从痰瘀论治中风后麻木 …… 74
第四节　消渴与糖尿病 …… 82
第五节　论治不寐 …… 96
第六节　时间性疾病探讨 …… 105

第三章　效方汇集…………………………………………………109
第一节　止嗽合剂…………………………………………………110
第二节　净石合剂…………………………………………………111
第三节　豁痰通络汤………………………………………………113
第四节　肾衰灌肠方………………………………………………115
第五节　尿毒症方…………………………………………………116
第六节　柴胡安神方………………………………………………117
第七节　石氏调经方………………………………………………118
第八节　益气护卫汤………………………………………………120
第九节　“治未病”之养生四茶…………………………………121

医案篇　125

第一章　肿瘤类病证医案…………………………………………127
第一节　噎　膈……………………………………………………129
第二节　肺　积……………………………………………………132
第三节　积　聚……………………………………………………134
第四节　虚　劳……………………………………………………136
第二章　疫病类病证医案…………………………………………143
第一节　急性期相关病证…………………………………………145
第二节　恢复期相关病证…………………………………………149
第三章　脑系病证医案……………………………………………157
第一节　头　痛……………………………………………………158
第二节　眩　晕……………………………………………………167
第三节　耳　鸣……………………………………………………175
第四章　肺系病证医案……………………………………………185
第一节　咳　嗽……………………………………………………187
第二节　喘　证……………………………………………………192

第五章　心系病证医案······197
第一节　不　寐······198
第二节　心　悸······211
第六章　脾系病证医案······213
第一节　胃脘痛······215
第二节　腹　痛······218
第三节　腹　胀······224
第四节　泄　泻······226
第五节　厌　食······228
第六节　便　秘······230
第七章　肾系病证医案······233
第一节　慢肾风······235
第二节　血　尿······244
第三节　关　格······248
第四节　阳　痿······255
第八章　气血津液病证医案······261
第一节　消　渴······262
第二节　汗　证······272
第九章　肢体经络病证医案······281
第一节　风寒湿痹······283
第二节　热　痹······287
第三节　尪　痹······292
第四节　腰　痛······296
第五节　颤　证······298
第十章　妇科病证医案······301
第一节　月经先后不定期······303
第二节　月经后期······305
第三节　月经过少······307

第四节　崩　漏……308
第五节　痛　经……311
第六节　带下病……313
第七节　断经前后诸证……315
第十一章　皮肤病证医案……319
第一节　瘾　疹……321
第二节　湿　疮……324
第三节　风瘙痒……327
第十二章　其他类医案……329
第一节　胁　痛……330
第二节　发　热……333
第三节　口　僻……335
第四节　梅核气……337
传承篇　339
第一节　传承工作室建设……341
第二节　传承溯源，岐黄薪火传八闽——记我的老师肖熙教授……345
第三节　从医感言……349
第四节　融中参西悟医道，守正创新育新人……350
第五节　因势利导，针药并举……354
第六节　书山有径，医海无涯……358
第七节　秉明烛师心，携我入杏苑……361
第八节　倾注仁心仁术，诠释大医精诚……365

年谱篇 369

后　记……373

医路篇

第一节　根扎茶乡，医路不悔

2022年，国家中医药管理局公布第七批全国老中医药专家学术经验继承工作室建设项目专家名单，福建省共有40位专家入选，安溪县中医院白剑峰主任医师名列其中，成为安溪县首位国家级中医药专家。中医院校科班出身的白剑峰，长期扎根茶乡大地，以仁心仁术，致力于传承岐黄之术，妙手惠泽苍生。数十年的岐黄之路，勤求古训，博采众长，终成国家级老中医药专家。

一、山路风来草木香

与许多名中医的出身不同，白剑峰并非生长在中医世家。

1967年5月，白剑峰出生在泉州市国营安溪茶厂，排行老三，父母均是茶厂职工。虽然家境清寒，但国营企业的职工家庭，让他有了更多的学习机会。

安溪茶厂地处安溪县官桥镇，生活环境也属于农村。20世纪70年代，广大农村生活艰苦，卫生保健条件十分简陋，缺医少药，很多人靠的是民间土方来治疗简单的疾病，群众都习惯使用中草药解决小疾病。如用官桥豆干炖过饥草头和瘦肉，用于治疗胃病；用鬼针草头治疗盲肠炎。白剑峰的母亲是一位善良的家庭妇女，略懂青草药，常无偿帮助周边群众治病。

少年的他耳濡目染母亲使用青草药外用治疗皮肤疾病，比如，一点红（疔仔草）与冷米粥捣烂外敷治疗疔疮痈肿；马鞭草（甲边草）捣烂外敷治疗甲沟炎；千里光捣烂外敷治疗各种皮肤化脓性感染疗效显著等。那时的白剑峰懵懵懂懂，觉得中医很神奇，想学中医的种子深埋在心里。他还喜欢到乡村医疗室，为的是欣赏中药柜上一个个美丽的草药名，天仙子、透骨香、百灵子、凤凰衣、千日红、当归、佩兰、紫苏……这些唯美芳香的名字，带给人美好的想象。

白剑峰还记得，年少时走在乡村路上，常看到人来车往的路边或十字路口，地上不时倒有喝过的中药渣。好奇的他问过长辈，原来这个习俗还有个美好的故事：古代著名医学家孙思邈医术闻名，找他求诊问药者络绎不绝。有一年瘟疫流行，求孙思邈开药治病的人很多，他忙不过来。孙思邈就想出一个妙策，嘱咐患者把中药煎好后的药渣倒在人来人往的显眼路口，这样可以让更多没钱就医的患者依样到当地药铺抓药。从中医普及的角度看，这种方法也是宣传医学知识的简便方法。

生活中随处有中医知识，中医就在生活之中。对于年少的白剑峰，有时觉得中医很深奥，有时觉得很简单。深奥的是，怎么一根针、一把草、一碗药汤，山间田野随处可见的中草药就能救活人命；简单的是，就是用这一根针、一把山间田野随处可见的草，就能救人治病。为了解开这个谜，白剑峰开始对中医药产生了浓厚的兴趣，并努力学习。他知道，只有自己的学习成绩好，才有可能考进理想的中医院校，才能解开这个谜。

为实现自己的理想，白剑峰从小就爱学习，小学四年级时热衷于阅读古书，当时的古书都是竖排繁体字，有的是清代及民国印刷的书本或手抄本，如《三侠五义》《三国志》《西游记》等小说。当时借到的一本《古文观止》更令他爱不释手。爱好阅读，奠定了白剑峰的古文基础。爱好阅读的习惯提升了白剑峰的古文阅读理解能力，也为以后阅读中医经典奠定了扎实的基础。

白剑峰学业优秀，1981 年考入安溪一中。到了县城，视野开阔了，阅读面也拓展了。他喜欢到图书馆借阅中医书籍，喜欢阅读古诗词，发现古诗词中有不少描写草药名的诗句，其中南宋著名诗人辛弃疾的一首词——《定风波 · 山路风来草木香》，短短的几十个字里，很巧妙地嵌入木香、石膏、防风、常山、栀子、甘松等中药，让人在中药中体会古诗词的美好。学习之余，白剑峰喜欢到新华书店购买中医药相关书籍，如《穷乡便方》《医学衷中参西录》等，这些书籍至今仍摆放在他工作室的书桌上，已伴随他几十年了。

有了学习兴趣，更想学以致用。头脑灵活的白剑峰便按捺不住、跃跃欲试，他将所学中医知识在同学中小试身手，屡屡见效。他曾用铁苋（玉碗捧真珠、野麻草）治愈同学的腹泻，神奇的疗效赢得同学们的惊叹，也坚定了他追求中医的信心。

中医具有数千年发展历史，一直被认为是世界上最神秘的医学之一。在极度缺医少药的时代，中医无疑是老百姓眼中的“救星”。1984 年，白剑峰在填写高考志愿时，义无反顾地在第一志愿填上“福建中医学院”，并以高分被录取。

如果说，高中时期的自学中医，只不过是业余爱好，小打小闹。那么，进入中医本科院校的科班学习，则开启了白剑峰中医人生的专业大门。

在安溪山区，20 世纪 80 年代能考上大学本科的人凤毛麟角，白剑峰十分珍惜难得的求学机会，山区艰苦的生活环境更造就了他吃苦耐劳的品格。

学习中医不仅要读书，还要背书，这是古今医家成才的共同经验。中医药古籍、中医经典著作汗牛充栋，这些大多是古代医家们毕生的心血总结，还经过了长期的临床验证。大学期间，白剑峰如饥似渴，系统学习《黄帝内经》《伤寒杂病论》《金匮要略》《神农本草经》《温病学》等中医经典，认真研读《汤头歌诀》《药性赋》《濒湖脉学》等基础性著作，夯实中医“三基”知识。在学习中，他用心做笔记，做好标注、摘抄，反复揣摩体会。年轻时记忆好，又下了苦功夫，如今，提起经典他常脱口而出，如数家珍。可谓正其本，清其源，方能得其幽微。

山路风来草木香。中医中药的芬芳给白剑峰的青少年时代带来的美好回忆，也伴随了他日后的从医人生。

二、转益多师是吾师

唐代著名诗人杜甫论诗，有一句名言：“转益多师是吾师”，意为学习应无所不师，方能博采众长，业有所成。

文学创作需要“转益多师”，医学研究也需要多方学习，兼收并举，才能使医术水平不断得到提升。在白剑峰的名医工作室，有着一副座右铭：“勤求古训，博采众长。”这句话可谓他一辈子研学研医的写照。

中医博大精深，中医的传承，除了深入学习经典理论外，还要多跟名师临证学习，做到精益求精，采众家之长，师古而不泥古。白剑峰在从医之路上，就有幸得到多位名师的指点。

1988—1989 年，白剑峰在厦门市中医院实习，师从林庆祥老中医。林庆祥出生于安溪中医世家，早年在香港华南国医学院学习，长期从事中医内科临床工作，撰写论文50多篇及多本专著，擅长中医脾胃病的诊治。白剑峰从林庆祥身上学习到一丝不苟、知常达变的治学行医精神，特别是年近七旬的林老先生，古稀之年仍带着学生奔忙于闽南大地，搜集整理“保生大帝药签”，让刚入医门的白剑峰深深感受到林庆祥中医大家的敬业精神，也感受了医神保生大帝吴夲慈济苍生的大爱情怀。

在厦门市中医院，白剑峰也经常跟随中医外科黄仁功老师跋山涉水，四处采集青草药用于临床病例。黄仁功老师是中国中医药学会皮肤性病学术委员会副主任委员，也是传统医药保护项目“厦门青草药”的代表性传承人，可以识别两三千种青草药，并能熟练利用青草药治疗多种疑难杂症，疗效独到。黄老师最常采集千里光和野菊花，用于皮肤感染性疾病（臁疮），疗效显著。民间俗称“串腰龙”的带状疱疹，黄老师只要用青草药蔓石松治疗，患者一周左右就能痊愈，在当时，成本只需一元左右，远比西药来得廉价和有效。

之后，只要有机会，白剑峰都要争取跟诊学习，跟随中医名家临床临证，报病史、写病历、抄处方，在细微之处学习名家为人处世、行医济世的人生道理，并深受影响。

肖熙教授是福建著名的中医肾病专家，对肾病和男科疾病见解独特，不拘一格。1997年，在安溪县中医院工作的白剑峰，有幸能到福州向年近七旬的肖熙教授跟班学习，临床跟师门诊和会诊，随时随地、点点滴滴地记录导师的临证经验。肖熙教授指出，慢性肾功能不全是肾单位受到损伤，体内毒素不能正常地排泄，早期应该寻找其他代偿途径减轻肾的负担，从而保护健存的肾单位。中药灌肠是一种有效的代偿途径，其中生大黄的作用不仅仅是通大便、使氮质从肠道清除，还具有活血化瘀的功能，从而改善患者的高凝、高黏状态，抑制残余肾单位的高代谢状态，还有利尿、纠正脂质代谢的作用；尿血患者除了健脾固肾外，还应加用止血药，益气止血、凉血止血应注意止血而不留瘀，加一些活血止血之药，如三七、蒲黄炭等，对顽固性的尿血常加琥珀粉冲服，以加强活血止血的功效。

在男科病治疗上，肖熙教授很重视辨证。他说，老年性前列腺肥大多属于肾虚为本，或夹瘀夹湿夹热，腰酸膝软、夜尿频多，病本在肾气不足，益肾之法必在于阴中求阳，不宜大温大燥之物；排尿缓慢，其标在血瘀，活血时需加通络之品，如穿山甲、地龙之类，以扩张尿路，解除梗阻。慢性前列腺炎多属于热瘀互结，但临床用药疗效欠佳，原因是慢性前列腺体纤维组织增生，使腺体萎缩，构成渗透屏障，口服药难以透过此屏障。肖熙教授采用温浴法，促进局部血流，增加药物吸收，内外兼治。他强调，阳痿患者的治疗不能只一味壮阳，也应阴中求阳，生鳖甲为血肉有情之物滋补肝肾；淫羊藿味辛甘性温，走肝、肾二经，补命门、益精气，为补肾壮阳之要药；少量生麻黄辛温走窜、开关通闭，现代药理研究证明其能提高勃起中枢和射精中枢的兴奋性。肖熙教授治疗阳痿常用的三药组合，至今仍被白剑峰应用在日常的临床中。

细心跟诊学习的白剑峰，把跟诊心得《肖熙教授男科病经验拾零》发表在1998年第2期的《福建中医药》上。20年来，白剑峰参照肖教授的经验治疗阳痿及前列腺肥大，疗效显著。

福建中医药大学附属人民医院衡先培教授，是中西医结合治疗糖尿病专家、国家中医药管理局重点学科中医内分泌学科学术带头人，在糖尿病的科研和临床上颇有权威。白剑峰有幸跟诊多次，临床辨治时，衡先培教授十分注重科研成果与临床实践相结合，从临床到科研，再从科研到临床，对中药在动物模型上干预糖尿病血管病变的成果信心十足，并在辨证论治和整体观念的基础上加以应用，效如桴鼓。衡教授融中参西的学术特色对白剑峰的临床诊疗有着切实的指导意义。

“医之道最微，微则不能不深究。医之方最广，广则不能不小心。”白剑峰的从医之路，就是一条不断学习进取之路。一路走来，不管是名医大家，还是有一技之长的民间中医，他都虚心请教学习，多方请益。他不仅自己这样做，还要求学生这样做，向书本学习，向实践学习，向名家学习，向同事学习，甚至向患者学习。

南齐褚澄在《褚氏遗书》一书中说，学医者应当“博涉知病”“多诊识脉”“屡用达药”。白剑峰闲暇时的爱好就是翻翻医书、研究医案，与同事交流探讨。安溪县中医界的老前辈王清良主任在肝胆病、痹证、男科病方面造诣颇深，白剑峰经常揣摩王主任的处方，拿着笔记本追问不明之处。细辛在痹证中的应用、白及消除口糜、肉苁蓉治疗前列腺增生等经验，都是在平时的求教中学到的。林金宝主任从医 40 多年，擅长辨病与辨证相结合、审因论治中医内科杂病，白剑峰经常陪他泡茶聊天，聊患者、聊经验、聊教训、聊心得，日积月累，在内科杂病特别是肾病治疗上受益颇多。石玉峰主任出生于六代中医世家，中医妇科经验丰富，在邑内有口皆碑，白剑峰虚心求教，石主任也毫无保留，倾囊相授。“三人行必有吾师”，身边的中医都有自己独特的经验，大家既是同事，也是老师、朋友，相互取长补短，共同进步提高。数年前白剑峰偶闻一肝病患者服用某种草药后血糖也随之下降，并证实有多人受益，立即登门求教，索求药物，查阅历代医书记载，后将该草药试用于多名糖尿病人，发现其对血糖的控制确有疗效。

中医讲究的是天人合一的整体观，人也是一个整体，五脏六腑之间也是相互关联的，中医治病也就是调整人体的阴阳平衡，所以中医也叫整体医学。同时，中医讲究三因制宜（因人、因地、因时），不同体质的人、不同的季节、不同的地区差异，同一种药物可能产生不一样的效果，所以中医也是一种经验医学。不耻下问、求师问业，是中医的良好传统，白剑峰在转益多师中善于总结，触类旁通，学以致用，为他中医人生的成长、成才奠定了坚实的基础。

三、医手丹心济苍生

1989 年 7 月，白剑峰以优异的成绩从福建中医学院毕业。他本可以留在城市医院工作，但当时安溪县是国家级贫困县，根据政策，他只能回到家乡安溪工作。既来之则安之，扎根山区基层的白剑峰，秉持“医者仁心”的理念从医、治病、救人，也成就了名老中医的人生。

大学毕业居家待分配期间，白剑峰就在安溪龙门老家小试牛刀。当地一名白姓患者 3 年前因“食管中段癌”到省城某医院手术，术后半个月出现吞咽梗阻症状，1 个月完全梗阻，米汤难下，诊断为“食管中段术后瘢痕狭窄”。当时没有支架，患者转到福州某大医院进行球囊扩张，但扩张后 1 个月再次发生梗阻，每个月都要前往福州，前后共做扩张手术 28 次，其间遍访名医，症状仍然。走投无路之下，该患者得知白剑峰毕业于中医本科院校，便找到白剑峰，恳求予以医治。初生牛犊不怕虎，白剑峰认真思考 1 天后开出方剂让患者服用 15 剂，竟然延长至 3 个月后才再出现食管梗阻症状，后带中药再往福州扩张后服用，自此，十几年未再发生梗阻。后来，该患者旅居新加坡，因胆总管结石未及时治疗不幸离世（详见“医案篇”下“肿瘤类病证医案”）。初涉杏林便首战告捷，让白剑峰尝到成功的喜悦，也增加了他对中医的自信。该病例诊治的成功，在当地产生极大反响，此后周边乡镇和县城均有食管癌患者慕名前来求诊。

1989 年 9 月，白剑峰被分配到安溪县西坪中心卫生院。当时的农村经济条件较差，卫生院医疗设备简陋，最普通的 B 超机也没有。农村缺医少药的不利条件，却为中医药大显身手提供了广阔的平台。

西坪有一位王姓白血病患者，到市级医院化疗两个疗程后已家徒四壁，主动放弃治疗，出院时高热、贫血、出血，血常规白细胞超过正常值的 20 多倍。白血病在当时属于不治之症，很多大医院也是束手无策。因经济拮据，不忍心放弃治疗的家属便到卫生院向白剑峰讨教救治之法。白剑峰想起医书上记载仙鹤草既有补气摄血之功，又能刺激骨髓造血，就带患者家属翻山越岭识别鲜仙鹤草，嘱每天采一大把加金银花等数味中药煎服频饮。一段时间后，该患者竟热退血止，生活能自理，延长生存期数年（详见“医案篇”下“肿瘤类病证医案”）。经此一役，刚大学毕业不久的白剑峰声名鹊起，医术一时在当地传为佳话，大家都知道西坪卫生院有个白姓医生能治病，特别擅长治疗。

白剑峰勤于学习，勇于实践。空闲之余，阅读中医杂志，学习名医家病案或中医经典。西坪中心卫生院在清理内务时，把 3 本《本草纲目》旧书清出去扔掉，白剑峰知道后，赶紧从废纸堆中翻出来保存、时时阅读。学以致用，白剑峰很注重将所学知识转为临床实践，而且勇于实践。西坪北山某村一患者头痛 20 余年，头痛欲裂常作，止痛药无效，发作时以头撞墙方感舒缓，苦不堪言。白剑峰想到在厦门市中医院实习时，导师曾经提到蒲姜头可以治疗头痛，便嘱患者自采蒲姜头数斤，加入多味草药煎煮，连服多剂，该患者多年顽疾竟烟消云散。

在白剑峰看来，临证如临阵，用药如用兵，切忌照本宣科，而失中医辨证论治之精髓。20 世纪 90 年代初，小儿秋冬季腹泻多发，秋冬季一到病房均被患儿挤满，有个别小儿补液多日，腹泻仍每日十多次，试用七味白术散效果不显。白剑峰便想到用农村烤地瓜的方法，用泥巴包裹烤出煨葛根，再加罂梅合剂（实习时厦门市中医院协定方）治疗，竟然效如桴鼓，成为当地秋冬泻必用的药方。

由于善于思考、用心钻研，工作不久的白剑峰，就在茶乡小有名气，前来求医者络绎不绝，泉州、厦门，甚至港、澳、台同胞及东南亚侨胞也慕名前来求诊。当时，西坪圩是周边几个乡镇的中心圩，很多村民前来赶集，顺便到附近的西坪卫生院找白剑峰问诊成为惯例。每到圩日那天，白剑峰都要看诊 70~80 人，中午也不得休息。虽然劳累疲惫，但欣慰的是群众都很信任他，让他更坚定了对中医之路的信心。20 世纪 90 年代初，西坪卫生院的门诊量和用药量，白剑峰 1 人就占了近 1/2。西坪、虎邱、龙门等乡镇，有的村民爷孙三代人都坚持找白剑峰问诊，只因对他医术医品的信赖。

十年磨一剑，出鞘已锋芒。在西坪卫生院的从医生涯，让白剑峰声名鹊起，这是压力，更是前进的动力。因其医术精湛，工作出色，1995 年白剑峰被调到安溪县中医院工作。县级医院这一更高的平台，给予了白剑峰施展才华的机会。

1997 年，白剑峰到福建省第二人民医院跟随著名的中医肾病专家肖熙教授门诊半年，较全面地学习了肖教授治疗肾脏病的学术经验。回到安溪后，白剑峰便开展“中药灌肠治疗慢性肾衰竭”的课题研究，缓解了大量早、中期慢性肾功能不全患者的病情。湖头有位肾衰竭患者，肾功能严重异常，西医建议血液透析，转求中医治疗，服用白剑峰的中药加灌肠疗法，延缓病情 10 年。龙门有位肾病患者，在厦门因使用大量激素治疗后股骨头坏死，进行髋关节置换，停用激素，经中药治疗 2 个月后，尿常规检查结果转阴。虎邱有位林姓患者，患肾病多年，肾穿刺显示节段局灶硬化，求诊于多家三级医院，治疗近 3 年，规范使用激素、环磷酰胺等，但水肿和尿蛋白始终不能消除。针对患者的病情，白剑峰总结众医家经验，采用中药豁痰通络法治疗半年，水肿和蛋白尿消失，至今 8 年未再复发（详见“医案篇”下“肾系病证医案”）。经过临床实践，“中药灌肠治疗慢性肾衰竭”疗效显著。该课题因此荣获安溪县政府 2015 年度科技进步奖一等奖。福建省中医肾病学会会长魏仲南对该课题成果高度评价，称赞其“中西医结合，适合农村运用，有推广价值”。

药王孙思邈曾说：“读书三年，便谓天下无病可治；治病三年，便谓天下无方可用。”中医治病，贵在辨证，而辨证的关键在于掌握疾病的性质与临床演变规律，以便遣方用药，有的放矢。2003 年，从福建中医药大学毕业后就跟师白剑峰的史秋实副主任医师，现已是安溪县中医院独当一面的医务科长和脑病科主任，他对白剑峰的严谨治医印象深刻。遇到疑难病例，白剑峰都特别感兴趣，问诊旁敲侧击，舌诊和脉诊反复参照，深思熟虑后才开处方，有时处理一个患者就要花半小时，下班后整理档案，进行推理分析，从专业角度探究疾病规范诊治过程，抽丝剥茧，与徒弟们分享经验感悟。

安溪县中医院党委副书记肖志强对白剑峰的仁心仁术深为赞誉。肖志强的小妹经常失眠，外地医院开药治疗效果不佳，而白剑峰用中医治疗，开的不是常规的安神药，而是补药，服用 1 天后马上见效，原来，白剑峰是根据患者的体质施药。有个 20 岁的男性焦虑症患者，在厦门某医院问诊多次，病情都没有改善，经肖志强介绍找白剑峰问诊。白剑峰发现厦门某医院开的处方没有问题，但为什么没有见效？为了对患者负责，他没有当场开出药方，而是说容他再探究一下。回家后，他综合分析，认为该患者症状应为肝郁气滞、气阴两虚、心虚胆怯。找到病因，对症下药，患者很快就康复了。

白剑峰出门诊有个习惯，就是不过多地安排门诊病号，为的是可以有时间慢慢看诊；出门诊时间，他的手机都是静音，为的是不被打扰。问诊过程中，白剑峰都遵循“望、闻、问、切”的中医诊疗规范，问的时候言语和蔼，循循善诱，花的时间多，通过较深入的交谈了解病情，解除患者的压力，也让患者产生信任。主治医师李灿玉是白剑峰工作室的徒弟，在跟诊时负责电脑操作患者的病历，她很佩服白剑峰的准确诊脉，说出来的症状与病历卡显示的大医院或国医堂的名家诊断相符合，难怪白剑峰被誉为茶乡的“脉诊一绝”。

中医讲究天、地、人，环境对人的影响很大。白剑峰曾到安溪一山区义诊，所诊患者阳虚者十有八九，大多形寒肢冷，舌体淡胖齿痕明显。为了探究原因，他深入该村实地调研，发现当地四面环山，山上竹子成林，村民常饮竹根之水，常食竹笋，难免阳气受损。于是，他嘱咐当地人多种生姜，平时多食生姜，可有效调节身体的阳虚问题。

数十年的从医经历中，白剑峰在肾病、糖尿病及内科杂病方面，形成了自己的诊疗特色。在丰富的临床经验基础上，白剑峰善于从理论上总结提升。近年来，他先后撰写《中药灌肠治疗慢性肾衰竭》《豁痰通络法治疗糖尿病周围神经病变》《豁痰通络法治疗慢性肾小球疾病》等多篇论文，在《中医临床研究》《光明中医》等专业刊物上发表。

新冠疫情发生以后，中医药在医疗救治中发挥了重要作用。作为安溪县中医院副院长，白剑峰主动请战，担任“安溪县新型冠状病毒肺炎中医治疗专家组”组长，全程参与本县中医治疗方案的讨论、制订和医疗救助工作。2022 年，泉州发生新冠疫情，受泉州市卫生健康委员会指派，白剑峰带领团队到隔离点，采用中药干预新冠患者核酸复阳和并发症治疗，经过实地沟通探访，四诊合参、辨证施治，制订一套扶正祛邪的治疗方案，核酸单核复阳率得到明显的下降，新冠后急性脱发的并发症好转率达 80%，受到业界和患者的肯定。为了更好地发挥中医守护健康的作用，2022 年 12 月初，白剑峰完成了《安溪县新冠中医防治概要》，推出新冠预防方“加味玉屏风散”、治疗方“加味银翘散”和治疗新冠后咳嗽的“宣肺止咳方”；针对大量新冠阳后乏力气短的患者，他又推出益气生津中医药方“新冠康复方”。

安溪是医神保生大帝的祖籍地，也是清水祖师的发祥地。保生大帝和清水祖师一生治病救人、大爱苍生，在安溪大地留下众多遗迹和感人事迹。作为一名土生土长的安溪人，白剑峰也深受影响。一位受人尊敬的医者，不仅要有精湛的医术，更要有诚心救人的医德。所谓“大医精诚”，唐代孙思邈所著的《备急千金要方》第一卷就提出："凡大医治病，必当安神定志，无欲无求，先发大慈恻隐之心，誓愿普救含灵之苦。"

作为医者，既要医病，又要医心。白剑峰从医30多年来，对患者和家属的心情感同身受，他常说："患者就是上帝的比喻不恰当，因为上帝是让万民膜拜的，而且等级悬殊，医患关系应该是平等的。"他常换位思考、将心比心，用拉家常式的问诊拉近与患者的距离。

合理检查、合理治疗是医生应恪守最起码的道德底线。在门诊中，白剑峰是尽可能少使用检测仪器检查的医生。对所开的中药处方，他也尽量不开价格贵的，只讲究价廉效显，为的是给患者减轻经济负担。站在患者角度考虑，用药简单，不开重药，让患者花最少的钱能取得最大的疗效，这是白剑峰的仁心。对家庭条件差的患者，他往往交代不收挂号费。他还严格要求医护助理定期回访跟进患者病情进展，在生理和心理上都给患者关怀。

"方有君臣佐使，药有升降沉浮，病有寒热虚实，法有温清消补，医者省疾问病，至精至微，务必望闻问切，辨证论治，切忌三部不参，九候仿佛，误人生命"。白剑峰在编辑内部资料《中医基础知识与中医适宜技术》的前言中对广大中医药工作者谆谆教诲，并以身作则，发挥表率作用。

白剑峰参加工作数十年，传承祖国传统医学，勤求经典古籍精华，博采历代医家经验，衷中参西，扬长避短，不断探索各科疾病的中西医结合契合点。医院泌尿外科泌尿系统结石的患者很多，体外冲击波碎石或微创输尿管镜下碎石取石术开展较多，但存在术后细石排泄不净及复发率高的问题，白剑峰精心设计了一个协定方"净石合剂"供西医师应用，对结石较小保守治疗和结石较大的手术患者排石率非常高，对预防结石术后复发也有一定的作用，深受西医人员和病患的认可。

即使担任医院副院长，院务工作繁忙，白剑峰仍坚守临床第一线，坚持每周二、四、六在专家门诊坐诊，并每周定期到西坪、龙涓、尚卿、桃舟、湖头等乡镇一线坐诊，服务广大茶乡群众。

作为名中医，白剑峰平易近人。微信等新兴通信工具流行后，为了方便患者，他建微信工作群，让患者入群，平时发一些常见的健康知识宣传科普，发布下乡义诊的通告，并留下自己的手机号码，随时接受患者的咨询，减少患者往返医院之苦，方便群众寻医问药。对患者在微信群的各种提问，他都不厌其烦，认真解答，受到广大患者的欢迎。对门诊挂号，白剑峰常交代留几个预约号，方便老年患者或没有智能手机的患者就诊。

仁心仁术，普济苍生，为无数饱受病痛折磨的病患排忧解难。2017 年，白剑峰荣获“安溪县首届优秀健康卫士”称号。

第二节　坚守初心，传播不懈

一、乐把金针度与人

白剑峰虽不是“少年不惧岁月长”，但他坚信“彼方尚有荣光在”。其初心，就是逐梦医路守健康。他深知，这个梦应是医者共同的梦。为此，作为中医学科带头人的他，从不吝于与同行分享钻研所得，且不断将技术积累与日常实践相结合，引导、鼓励后辈并肩前行，致力于医药卫生服务的创新与探索。

1995 年，白剑峰调至安溪县中医院，先后担任内科主任、医务科长、副院长等职务。担任安溪县中医院内科主任期间，他带领科室医师积极探索中西医结合的契合点，倡导中西医结合治疗内科常见病、多发病，形成内科优势病种的中医诊疗方案，不断提高临床疗效。担任医务科长期间，他搜集各科常见病，召集院内中医专家，制订各科“中医优势病种诊疗方案”，并印刷成册，分发给临床医师；特别为临床专业的医师举办关于中医舌诊等讲座，提高中医辨证论治的水平。担任副院长后，他更是积极参与安溪县卫生健康局每年主办的乡镇卫生院中医骨干培训班、乡村医生培训班和中医药适宜技术培训班，并精心备课、授课。

1999 年，安溪县拉开了创建“全国农村中医工作先进县”的序幕，时任基层指导科科长的白剑峰多次下基层指导乡镇医院和村卫生所的中医工作。从中医处方的规范，到中医非药物疗法的应用，指导内容事无巨细，他的足迹踏遍全县 24 个乡镇的大多数乡村。其间，他主编了中医药内刊《茶苑撷杏》12 期，大幅度地提高了基层中医药的普及和乡村医师应用地方青草药的能力。2006 年 5 月，安溪县顺利通过全国农村中医工作先进县评审，成为福建省内首个中医先进县，并于 2012 年、2018 年通过复审。

2017 年，为进一步提高基层医务人员的中医药服务水平，白剑峰组织编撰内部资料《中医基础知识与中医适宜技术》，内容涉及中医基础知识、内科常见病、12 种常用中医适宜技术、老年人和儿童中医药健康管理规范、常见病中医药健康管理等，并印刷 2000 册分发给基层医院中医药人员和安溪县所有的村卫生所室乡医，为基层开展中医工作提供了具体的指导措施。他更是在业余花费大量时间、精力，查阅安溪县志，整理传承千年的安溪县中医历史，深入基层遍访县域内 27 位名老中医，收集老中医经验，并将资料汇编成册，命名《茶苑撷杏——安溪县名老中医经验集》，为安溪县中医药事业留下了宝贵的历史资料。

工作中，白剑峰发现有不少乡镇卫生院中药品种不全、饮片储存不当，导致中药房逐步消失，基层中医人员无用武之地，给患者的中医就诊造成了不便。他认为，作为全县中医界的龙头单位，安溪县中医院可以发挥更大作用。他向医院领导建议，可以发挥信息时代的优势，与乡镇卫生院建立医疗共享机制，带动提升基层的中医药服务水平。此后不久，安溪县被福建省卫生健康委员会列入“互联网 + 中药房”试点县。以此为契机，安溪县中医院探索共享药房建设，设立一个全县人民都可以使用的中药房，就医人员随便到县内一家卫生院就诊，医生开出中药方后，通过互联网上传，安溪县中医院就可以审核、配药，并将中药煎好通过快递送到就医人员处或就诊医院。为提高效率，白剑峰带队到泉州市正骨医院学习信息化建设。通过对运行系统的不断改造升级，安溪县中医院以智慧药房代替人工煎药，形成了全市首创“共享药房”的运行模式，提升了效率，打通了中医药服务的“最后一公里”。2019 年 10 月 26 日，中央电视台《焦点访谈》播出“方便看中医，方便用中药”的专题节目，就报道了安溪县中医院创新推出的“共享药房”暖心服务，该做法成为全国提升基层中医药服务的典型成功案例。

在成功创建“共享药房”的基础上，2018 年，安溪县中医院又牵头组建了覆盖全县医疗机构的中医联盟，通过“联盟 + 共享”模式，做到人才、药房、信息、文化四个共享，将基层带起来，最终实现了让“病人留下来”，初步形成分级诊疗格局。成功运作的“联盟 + 共享”模式，获得国家中医药管理局授予的“改善医疗服务县级典型”的荣誉。“组建中医联盟，实现协作共享”入选《中国医改蓝皮书：中国医改发展报告（2020）》和《中国卫生健康统计年鉴（2020卷）》。

无论是“共享药房”模式，还是“联盟+共享”模式，作为安溪县中医院的分管领导，白剑峰都始终参与、全面介入，为医药卫生服务的创新探索付出了艰苦的努力。

2022年，白剑峰先后被确认为全国基层名老中医药专家传承工作室建设项目专家、第七批全国老中医药专家学术经验继承工作指导老师，并成立工作室，探索基层名老中医药专家经验传承和基层中医药人才培养工作。名医工作室收徒9名，他们分别来自安溪县中医院和乡镇卫生院、村卫生所，专业涉及肾病、糖尿病、治未病、神经内科等中医门类。白剑峰根据学员的临床基础和特长，为每位学员规划了相应的发展定位和目标任务，鼓励学员们在各自不同的工作岗位上寻找中西医结合的切入点，充分发挥中医药特色优势。白剑峰为工作室制订了严格的学习培训制度，通过跟班诊疗和学习讨论，让学员学有所得，迅速成长。

学员苏燕婷在跟诊中发现，白剑峰尤其重视中医“辨证、辨症和辨病”的三辨结合。坐诊时，遇到疑难杂症，白剑峰常提醒学员：“这个病症比较典型。”开出药方后，白剑峰喜欢问：“为什么要用这个方？”白剑峰不直接告知答案，而是用提问来启发学员的思考。在跟诊后，学员们还在当天及时做好跟诊总结，整理成文档和演示文稿。受益于白老师的临床教学，苏燕婷跟诊半年时间，就能独立接诊、开处方。白剑峰鼓励她大胆用药，积累临床经验，培养中医自信。

白剑峰要求学员跳出单一思维，树立整体观念、辨证观念，综合发展，全科发展。白剑峰常说：“历代医家都会采药制药、针药并用，现代医院的分科专业化人为地把医、药、针分开，作茧自缚，不利于中医的发扬光大，希望我的学生们以后都能全面发展。”

在工作室教学中，白剑峰要求学员读书与临证相结合，理解与背诵不偏废。他白天诊病，晚上自己做课件，讲授的病案也是自己的诊治病例。对疑难杂症，他组织大家一起讨论，鼓励学员们发表各自的观点。按照工作室的制度，学员每周都要跟师坐诊，每两周集体学习讨论，每个月召开学术研讨会，切磋交流、碰撞交锋、探讨争鸣，分享学习心得。白剑峰率先垂范，首开讲座，截至2023年4月，共开设讲座30场次。

平常的白剑峰虽不苟言笑，但实则外冷内热，倾囊相授临床经验，毫无保留。开展集体讨论活动时，参加对象也不局限于工作室的学员，本院及基层卫生院有兴趣的人员都可以参加。在讨论中，白剑峰坚持“教学相长”与“百家争鸣”的方针，营造生动活泼的讨论氛围，注重理论与实践相结合，引导学员把实践经验提升到理论表达，通过案例剖析，在验证的基础上去粗取精，系统整理，不仅要知其然，还要知其所以然，形成中医思维。

有耕耘就有收获。白剑峰“全国名老中医药专家工作室”创建不到1年时间，就取得显著成绩。2023年4月，“净石合剂”已委托福建中医药大学完成质量标准建立及制剂稳定性考察，即将投入量产。3个研究课题获得县级立项。其中，代饮茶治未病的产品，已经与福建师范大学生命科学学院进行合作研发，实现高端借智，高处嫁接。同时还开发出健脾平糖饮、平肝降压茶、减肥消脂茶、化浊降酸茶等4种有针对性的功能茶，并在安溪县中医院销售。

2023年5月，福建省卫生健康委员会专家组对白剑峰工作室进行年度现场考核，考核组对工作室在能力建设、学科综合发展和课题研究等工作成效给予高度评价，认为工作室不到1年时间就已初步形成体系，成效来之不易。

二、杏花飘雨润乡里

中医药文化是中华文化的瑰宝，中医具有简、便、验、廉的优势。安溪是山区大县，有24个乡镇，人口上百万，老百姓对中医的需求大。白剑峰自从医以来，不仅注重中医临床医疗，更是把弘扬传播中医药文化、普及中医中药知识当作自己的一项使命。从医数十年，不管在什么岗位，白剑峰从不忘中医本色，不忘宣传普及中医知识，以实际行动诠释着杏林的仁爱、仁术，弘扬中医文化的博大精深。

在安溪县中医院工作期间，白剑峰还负责安溪县中医药学会副会长及安溪卫校乡医班的中医教学工作，这为他推广宣传中医药文化提供了更广阔的平台。2010 年，白剑峰被任命为安溪县中医院副院长，他发现糖尿病已成为严重威胁人民健康的常见病，而群众对糖尿病的认识严重不足。于是，他精心准备糖尿病防治知识讲座，到社区、乡镇为群众宣传糖尿病的饮食、运动和中西医结合防治方法，并受邀到安溪电视台《部门直通车》栏目为广大群众宣传糖尿病的相关知识。针对基层医务人员糖尿病防治知识相对薄弱的现状，他制作“糖尿病的诊断与中西医结合治疗”课件，到参内、龙涓、西坪、尚卿、桃舟等卫生院，以及安溪县第三医院培训医务人员和乡医，提高基层医务人员在糖尿病诊断和中西医结合的防治水平，规范县域内慢性病的防治工作。

2013 年，为提升公民科学素养，普及健康的生活方式，在现代医学“健康四大基石”的基础上，白剑峰从中医体质辨识、因人施膳方面提出中医的饮食观，制作“健康知识讲座”等课件，到凤山社区、东北社区、县离退休干部活动中心、安溪文庙明伦堂等开展健康宣讲活动，让群众了解生活中的中医知识、指导大家如何从舌质舌苔判断自己的体质，了解不同体质如何选择不同的养生方法，了解中医“因人、因时、因地”的辨证饮食观。他的讲座内容通俗易懂，形象生动，场场爆满，气氛热烈，提高了群众对中医药的认识，得到群众的广泛赞誉。为推广健康的运动方式，他还多次带领医院团队在不同场合表演中医传统健身功法——八段锦。

他常说：“中医其实并不深奥，它就在我们的生活中。”为了让更多人了解中医，白剑峰经常利用业余时间撰写中医药科普文章，通过传统媒体和新媒体等平台大力宣传中医药文化，传播养生知识。他先后在《泉州晚报》《安溪报》上发表《合理膳食　先辨清自身体质》《健康安溪　中医中药助力》《冬季降温　御寒有术》等文章，就日常三餐荤素搭配、根据个人体质选择食物、辨别风寒感冒和风热感冒等群众关心又能做到的健康知识进行生动诠释，让群众了解日常的生活习惯，皆蕴藏着中医药文化。2018 年 5 月，白剑峰荣获泉州市科学技术协会颁发的“泉州市首批刺桐科学传播学者”荣誉；2019 年 3 月，被安溪县委宣传部任命为“清溪讲坛”特聘讲师。

“圣人不治已病治未病，不治已乱治未乱”。对于引导群众预防疾病，白剑峰也做了大量工作。2019 年底，他通过查阅经典，汲取历代医家和现代医家的经验，精心制作“中医治未病”课件，提出“未病先防、欲病防病、已病防变、病后防复”的“治未病”理念，并在基层中医护理适宜技术推广培训班讲授，得到了广泛的赞誉。此后，白剑峰多次受邀到安溪县的其他单位宣讲，他的研究作为泉州市卫生健康局中医药系列讲座在网上直播。2023 年，两次受县委组织部邀请在县管干部进修班开展“文化自信之中医药文化”专题讲座，多名学员表示：中医药文化确实是中华优秀传统文化的代表，源远流长、博大精深，凝聚着古人的智慧，让我们深切感受到文化自信。

面对部分西医人员对中医药认识的偏差，白剑峰深感忧虑。“如何让西医人员全面认识祖国传统医学”成为他新的研究课题。经过半年的策划和推动，安溪县首届“西学中”班于 2019 年 3 月开班，现场座无虚席，来自县级综合医院和专科医院、各基层医疗单位和中医院近 300 名西医、西药、护理人员济济一堂。白剑峰首开讲座“初识中医”，他用通俗易懂的语言讲述了中医的历史渊源和发展，剖析了阴阳和五行，分析对抗医学和整体医学不同的哲学渊源。他说：“中医不仅仅是一门医术，更是一门哲学，几千年来为中华民族的繁衍昌盛做出了巨大的贡献，它天人合一的整体观念、辨证论治的个体化诊疗模式和治未病的理念得到了全世界的认可和推崇；医学的发展永无止境，不管是中医还是西医，我们永远都站在同一条战壕里，我们都拥有一个共同的目标，就是人民的身体健康。”这个学习班举办将近一年，西医人员突破西医的思维定式，扬长避短，促进中西医的互补与融合，为全县的卫生健康事业打造了一支融中贯西的队伍。

视中医为使命，待患者如亲人，白剑峰谱写了爱岗敬业的典范，用医者仁心辉耀杏林春暖。2022 年 3 月，白剑峰入选国家中医药管理局“全国基层名老中医药专家传承工作室建设项目专家”。同年 5 月，入选第七批全国老中医药专家学术经验继承指导老师。这些荣誉不仅是白剑峰的个人殊荣，也是对茶乡安溪中医药水平的高度肯定。

作为全国老中医药专家，白剑峰不但是“余光分人”，更是“金针度人”，以宽阔胸襟和大爱思想，慷慨传授精湛医术，普及中医药文化，让中医药这一绚丽的优秀文化之花，在茶乡大地广泛开花结果，造福苍生百姓。

一身白衣，一生承诺。在精研岐黄之路上，白剑峰以一种情怀，一种坚持，做一个有温度、有高度的健康守护者，生动地诠释了“大医精诚”的内涵，树立起茶乡医者的标杆！

医论篇

第一章 学术研究

第一节　百病皆由痰作祟

痰，是体内津液停聚所形成的稠浊而黏滞的病理产物，多因脏腑气化功能失调，水液代谢障碍而产生。痰的产生与脏腑的功能密切相关，《黄帝内经》中“饮入于胃，游溢精气，上输于脾。脾气散精，上归于肺，通调水道，下输膀胱。水精四布，五经并行”，说明痰饮的病机，与肺、脾、肾三脏关系最密切。在正常生理情况下，肺为水之上源，主宣降，输布津液，有通调水道的作用；脾有运化水湿的功能，肾司开合，蒸化水液，分清泌浊，三脏互相协作，共同完成水液的吸收、运行和排泄。

津液包括脏腑、躯体及人体各个器官和孔窍的内在液体及分泌物，来源于饮食和水谷精微，通过多个脏腑的运化而成并协调分布于全身各处，可以起到滋润濡养和充养血脉的作用，是多个脏腑协调配合产生的人体内除血液外的正常水液。当脏腑功能失调导致津液运行受阻并在局部停留，就产生了水饮代谢过程中的病理产物——水饮痰湿。水饮痰湿虽同出一源，但其形态及特性却有所不同。水是清稀状的，饮要比水稍微偏浑浊一些，但水与饮最为相近，常并称为水饮；湿者，潮湿之气也，散之如雾，为无形之邪，聚之成痰。水饮痰湿的形成可概括为“从无形到有形、从弥漫到聚集、从清稀到浓稠”，积水为饮，饮凝为痰，水清、饮稀、痰稠。

一、病因病机

痰证的形成无外乎外感六淫、内伤七情和饮食劳逸。

外感寒湿，气候寒冷，或冒雨涉水，或久居湿处，而致寒湿外侵，肺卫失宣，湿邪浸渍肌表，湿困脾阳，水湿不化，而成痰饮。《景岳全书》中“风寒之痰，以邪自皮毛侵袭于肺，肺气不清乃致成痰”，为外感六淫。

情绪抑郁，肝气郁结，气结痰凝，痰气互阻所致；或肝风内动，挟痰阻络。《儒门事亲》中“夫愤郁而不得伸，则肝气乘脾，脾气不化，故为留饮”，为内伤七情。

饮食所伤，暴饮过量之水，或过食生冷之物，中阳暴遏，脾不运化，水液停聚而为痰饮。《临证指南医案》中“若内生之湿，多因茶汤生冷太过，必患寒湿之证”，为饮食所伤。

劳欲所伤，劳倦过度而伤脾阳，纵欲行房，则伤肾阳。脾肾阳气亏虚，气化失司，水液难以输化，停积而为痰饮。《儒门事亲》中“人因劳役远来，乘困饱水，脾胃力衰，因而嗜卧，不能布散于脉，亦为留饮”，为过劳所致。

二、病机特点

痰饮的病机，与肺、脾、肾三脏密切相关。若三者功能失调，则通调、输转、蒸化失权，必致水液停积成为痰饮。在肺、脾、肾三脏中，以脾的健运与否最为关键。若脾阳一虚，则上不能输精以养肺，下不能助肾以制水，造成水液的潴留而成为饮患，故痰饮的形成，与脾的关系最为密切。所以中医有“脾为生痰之源、肺为贮痰之器、肾为生痰之本”之说。

（一）脾为生痰之源

脾主运化，不止运化食物也运化水液，水液的上腾下达，都依赖于脾气的枢转，只有脾运化水液功能发挥正常，水精四布，才没有痰饮水湿的停聚。思虑耗神，久居湿地，淋雨涉水，嗜食肥甘厚味、生冷油腻之物都能伤脾而使其运化功能减弱，造成水湿内停，凝结成痰。反过来，脾受痰湿之困，恶性循环，脾越虚，痰越多。

（二）肺为贮痰之器

肺主行水，调节全身水液的输布和排泄。将水液宣发上行润泽皮毛、肌腠和头面诸窍，宣降下行，濡润五脏六腑。脾生之痰上输于肺，当肺的行水功能失常，脾转输到肺的水液不能正常布散，肺就变成贮存痰的脏器。

其实痰分为有形之痰和无形之痰，肺为贮痰之器主要针对的是有形之痰，古人看得见、摸得着的有形之物；而看不见的无形之痰随气上下，无处不到，正如清代汪昂《医方集解》曰：“在肺则咳，在胃则呕，在头则眩，在心则悸，在背则冷，在胁则胀，其变不可胜穷也。”《类症治载》“痰饮篇”有更细致的说明：“在肺则咳，在胃则呕，在心则悸，在头则眩，在背则冷，在胸则痞，在胁则胀，在肠则泻，在经络则肿，在四肢则痹，变幻百端。”

（三）肾为生痰之本

《黄帝内经》“肾者水脏，主津液”，肾在津液的传输中起决定性作用。肾对水液的输布调节，主要依靠肾阳温煦蒸化的气化作用。脾的运化、肺的宣降都依赖于肾的气化作用。如果气化失职，脾的运化、肺的宣降都会受到影响，水液输布调节失常，水湿停滞，便聚而成痰。

此外，肝主疏泄有利于水液输布；三焦为水液运行的通道；膀胱为州都之官，主贮尿和排尿。故肝、三焦及膀胱的功能失常，也参与痰的形成。

三、百病由痰生

明代张介宾说“痰生百病，百病多兼有痰”。痰在肺胃，咳嗽、呕吐出来的痰涎看得见，为有形之痰，大家都比较熟悉，此处便不再赘述。而在经络、在肢体、在其他脏腑的无形之痰留伏不去、变幻百端，产生各种各样的病症如头痛、眩晕、胸痹、痹证、癫狂等。其之所以谓之“无形之痰”也是受限于古代的科学条件，在物理光学不断发展的现在，显微技术下的血栓、免疫复合物等何尝不可认为就是“痰”。

（一）风痰上扰清窍

脾湿生痰、湿痰壅遏、引动肝风，风痰上扰清空、蒙蔽清阳而导致的眩晕、头痛，常以化痰息风、健脾祛湿的半夏白术天麻汤为主方。

（二）肝风夹痰上扰之中风

因肝阳暴亢或阴虚风动夹痰上扰，直冲犯脑，脑脉痹阻或血溢脉外，导致猝然昏倒，不省人事，伴有口角歪斜、语言不利、半身不遂为主要症状的中风。

（三）风痰阻络之面瘫

阳明内蓄痰浊，太阳外中于风，风邪引动内蓄之痰浊，风痰阻于头面经络，经隧不利，筋肉失养，则弛缓不用，故口眼歪斜，或面肌抽动，或偏头痛，常用祛风化痰、通络止痉的牵正散加减，用于治疗面神经麻痹、三叉神经痛、偏头痛等属于风痰阻络者。

曾治一鼻塞伴嗅觉障碍的患者，第一次用宣肺通窍治疗症状很快消失；半年后新冠阳性再次发生依前法治疗，鼻腔通了但嗅觉一直不能恢复，时过 1 个月竟未获寸功；考虑病毒感染引起的嗅神经损害与面神经炎相似。试用牵正散为主方加减以化痰通络，嗅觉才逐步恢复（详见“医案篇”下“疫病类病证医案”）。

（四）痰热扰心和痰蒙心窍

心为“君主之官”，“心主神志”，痰液随人体气机流窜，蒙扰心脏时，就会导致神志活动“紊乱”。痰热上扰心窍，就会出现烦躁、失眠、多梦等，可以使用黄连温胆汤治疗；痰浊蒙蔽心窍，神明失用，则会发生意识昏迷或模糊的重症，可以使用礞石滚痰丸降火逐痰开窍。

（五）痰阻肾络

引起慢性肾小球肾炎的免疫复合物产生与水肿的病机类似，均与肺、脾、肾三脏有关，而痰的形成也是肺、脾、肾三脏功能失调产生的病理产物，顽痰不化、阻滞脉络、久病入络、先痰后瘀，进而导致脾虚失摄、肾虚不固、精微外泄、循环反复、缠绵难愈。所以白剑峰认为沉积在肾基底膜上的免疫复合物应属中医的“痰”，以前所谓的“无形之痰”在现代显微镜下变成可见的“有形之痰”，治应益气固肾、豁痰通络。

曾治一安溪虎邱湖西村林姓肾病患者，多方求诊，肾穿刺示：节段局灶硬化。规范使用激素及足量的环磷酰胺，治疗 2 年多效果欠佳，尿蛋白波动，从未转阴。以中药益气固肾、豁痰通络治疗数月内尿常规检查结果转阴，随访至今已 10 年，每年复查 4 次，从未复发（详见“医案篇”下“肾系病证医案”）。

（六）痰窜经络

经络有运行全身气血、连结四肢百骸的重要作用。当痰液流窜，阻塞经络时，就会使人体气血运行受阻，引发相应病症，如手足麻木、偏瘫不利、疼痛等。曾治一腰椎间盘突出伴坐骨神经痛病例，使用多种方法治疗，包括以补益肝肾、强腰壮骨、通络止痛中药治疗无效，后加数味化痰通络药而愈（详见“医案篇”下“肢体经络病证医案”）。

四、化痰基础方——二陈汤

二陈汤首见于宋代陈师文《太平惠民和剂局方》。 以半夏、橘红（各五两），白茯苓（三两），甘草（一两半）。上为㕮咀，每服四钱，用水一盏，生姜七片，乌梅一个，同煎六分，去滓，热服，不拘时候。

二陈汤为燥湿化痰的基础方，临床随证化裁，可用于多种痰证，功效卓著，被誉为“千年祛痰方”。方中“陈皮、半夏贵其陈久，则无燥散之患，故名二陈”（《医方集解·除痰之剂》）。治湿痰，可加苍术、厚朴以增燥湿化痰之力；治热痰，可加胆南星、瓜蒌以清热化痰；治寒痰，可加干姜、细辛以温化寒痰；治风痰眩晕，可加天麻、僵蚕以化痰息风；治食痰，可加莱菔子、麦芽以消食化痰；治郁痰，可加香附、青皮、郁金以解郁化痰；治痰流经络之瘰疬、痰核，可加海藻、昆布、牡蛎以软坚化痰。由二陈汤衍变出很多临床常用而又有效的方剂，如导痰汤、苍附导痰丸、涤痰汤、半夏白术天麻汤、保和丸、温胆汤等。

或曰：有痰而渴，宜去半夏，代以瓜蒌、贝母。吴鹤皋《医方考·卷二》曰：渴而喜饮水者，易之。渴而不能饮水者，虽渴犹宜半夏也。此湿为本，热为标，湿极而兼胜已之化，非真象也，按贝母寒润，主肺家燥痰。半夏温燥，主脾家湿痰。虽俱化痰，而寒湿燥润各异。脱或误施，贻害匪浅，用者宜审之。

中医自古便有“百病皆由痰作祟”之说，先贤朱丹溪说“怪疾多属痰，痰火生异证”；沈金鳌说“痰为诸病之源，怪病皆由痰成”。古代医家普遍认为“怪病、难证”多药少效时，直用治痰之法，多会取得较好的疗效。在临床中，如果遇到棘手无措、山穷水尽的时候，可以考虑从痰论治，也许会迎来柳暗花明。

第二节 浅析桂枝汤

桂枝汤是《伤寒论》中的第一个方子，这个方子里面包含了很多治病的思路。将其列在第一的位置，可见张仲景也是非常重视此方的，后世甚至称此方为伤寒第一方。

一、桂枝汤条文复习

太阳病，发热，汗出，恶风，脉缓者，名为中风。

太阳中风，阳浮而阴弱，阳浮者，热自发；阴弱者，汗自出。啬啬恶寒，淅淅恶风，翕翕发热，鼻鸣干呕者，桂枝汤主之。

太阳病，头痛，发热，汗出，恶风，桂枝汤主之。

太阳病，下之后，其气上冲者，可与桂枝汤，方用前法。若不上冲者，不得与之。

若酒客病，不可与桂枝汤，得之则呕，以酒客不喜甘故也。

太阳病，初服桂枝汤，反烦不解者，先刺风池、风府，却与桂枝汤则愈。

服桂枝汤，大汗出，脉洪大者，与桂枝汤如前法。若形似疟，一日再发者，汗出必解，宜桂枝二麻黄一汤。

服桂枝汤，或下之，仍头项强痛，翕翕发热，无汗，心下满微痛，小便不利者，桂枝去桂加茯苓白术汤主之。

太阳病，外证未解，脉浮弱者，当以汗解，宜桂枝汤。

太阳病，外证未解，不可下也，下之为逆，欲解外者，宜桂枝汤。

太阳病，先发汗不解，而复下之，脉浮者不愈。浮为在外，而反下之，故令不愈；今脉浮，故在外。当须解外则愈，宜桂枝汤。

病常自汗出者，此为荣气和。荣气和者，外不谐，以卫气不共荣气谐和故尔。以荣行脉中，卫行脉外。复发其汗，荣卫和则愈。宜桂枝汤。

病人脏无他病，时发热，自汗出而不愈者，此卫气不和也。先其时发汗则愈，宜桂枝汤。

伤寒，不大便六七日，头痛有热者，与承气汤。其小便清者，知不在里，仍在表也，当须发汗。若头痛者，必衄。宜桂枝汤。

伤寒，发汗已解，半日许复烦，脉浮数者，可更发汗，宜桂枝汤。

发汗后，不可更行桂枝汤，汗出而喘，无大热者，可与麻黄杏仁甘草石膏汤。

伤寒医下之，续得下利清谷不止，身疼痛者，急当救里；后身疼痛，清便自调者，急当救表。救里宜四逆汤，救表宜桂枝汤。

太阳病，发热汗出者，此为荣弱卫强，故使汗出。欲救邪风者，宜桂枝汤。

下后，不可更行桂枝汤，若汗出而喘，无大热者，可与麻黄杏子甘草石膏汤。

阳明病，脉迟，汗出多，微恶寒者，表未解也，可发汗，宜桂枝汤。

病人烦热，汗出则解。又如疟状，日晡所发热者，属阳明也。脉实者，宜下之；脉浮虚者，宜发汗。下之与大承气汤，发汗宜桂枝汤。

太阴病，脉浮者，可发汗，宜桂枝汤。

下利，腹胀满，身体疼痛者，先温其里，乃攻其表。温里宜四逆汤，攻表宜桂枝汤。

吐利止，而身痛不休者，当消息和解其外，宜桂枝汤小和之。

二、什么是营卫

《黄帝内经·灵枢》“营卫生会”说：“谷入于胃，以传于肺，五脏六腑，皆以受气，其清者为营，浊者为卫。” 而所谓“营”指营气，是循行于脉中的营养物质。《黄帝内经·素问》“痹论篇”云：“营者，水谷之精气也。和调于五脏，洒陈于六腑，乃能入于脉也。故循脉上下，贯五脏，络六腑也。”而所谓的“卫”指卫气，顾名思义是保卫身体的气。《黄帝内经·灵枢》“本藏”云：“卫气者，所以温分肉、充皮肤、肥腠理、司开合者也。”难道卫气只分布在体表?《黄帝内经·素问》“痹论篇”则云：“卫者，水谷之悍气也，其气慓疾滑利，不能入于脉也，故循皮肤之中，分肉之间，熏于肓膜，散于胸腹。”可见营气与卫气不仅在表，也循行于身体内部五脏六腑之间。

其实卫气和营气是不可分开的，营是营养物质，而卫气就是运送它的力量，卫气将营气运送往全身，在体表就是去防卫外邪入侵，在体内就是为身体脏腑输送营养，而仲景所描述的“以卫气不共营气谐和故尔”的意思，是卫气出了问题，推动输送营气的功能有问题了。“卫强营弱”的实质是营卫皆弱，“卫强”只是相对的，正气不足之人遇到外邪入侵，不足的卫气忙于在体表组织抵抗，被外邪所遏制而壅滞于表，显得“卫强”，可是力量还是不够，因为无法正常控制营气而导致“汗出”了，所以“营卫不和”本质就是营卫皆弱。

三、桂枝汤的辨证要点

柯琴在评价桂枝汤时说：“此为仲景群方之魁，乃滋阴和阳，调和营卫，解肌发汗之总方也。凡头痛发热，恶风恶寒，其脉浮而弱，汗自出者，不拘何经，不论中风、伤寒、杂病，咸得用此发汗，若妄汗、妄下，而表不解者，仍当用此解肌。如所云头痛、发热、恶寒、恶风、鼻鸣、干呕等病，但见一证便是，不必悉具，唯以脉弱自汗为主耳。”

（一）汗出

桂枝汤所治疗的外感是正气不足的“表虚证”，是外邪来袭想要反抗，却力量不足的表现，“汗出”是判断桂枝汤证的关键。这种人其实不仅外感时出汗，平时也是经常自汗的，一旦感受外邪，身体要组织抵抗，此时“阳浮者，热自发”；“阴弱者，汗自出”的阴弱并不是阴不足，而是控制阴的能力弱，汗失去控制不断流出就是“汗出”。

（二）脉弱

“太阳病，发热，汗出，恶风，脉缓者，名为中风”，缓并非迟，而是与紧相对应，应该理解为弱。“太阳病，外证未解，脉浮弱者，当以汗解，宜桂枝汤”，所以脉象有表证的应该是浮弱，而无表证的应该只是弱或细弱。

（三）“恶寒”与“恶风”

“啬啬恶寒，淅淅恶风，翕翕发热”就是外感风寒后怕冷怕风的表现，这是外感风寒的共同特点。“恶寒”“恶风”无表证者可以忽略，所以柯琴说“唯以脉弱自汗为主耳”。

桂枝汤是治疗太阳中风的主方，但桂枝汤却不仅仅限于治太阳中风证，还包括：①本属太阳伤寒证，经过汗下之后表邪仍不解，或虽经汗解，但又复感风寒病在表者，均可以用桂枝汤再行解表。②“常自汗出”或“时发热自汗出而不愈”，这种既非太阳中风，又“脏无他病”的营卫不和证，也可用桂枝汤，使营卫调和则愈。③阳明病、太阴病表未解的。

四、桂枝汤药物解读

桂枝（去皮）三两　芍药三两　甘草（炙）二两　生姜（切）三两　大枣（擘）十二枚

（一）桂枝

现在教材上多说桂枝辛温解肌，和麻黄为一类，通常感冒需要发汗时采用。但是考察《神农本草经》时发现，在当时桂枝与肉桂这两味药并没有被分开，书中描述的功效和现在教材上说的差距很大。《神农本草经》：“牡桂味辛温。主上气咳逆，结气喉痹，吐吸，利关节，补中益气。久服通神，轻身不老。生山谷。”通过《神农本草经》的描述可以发现，“桂”无论是桂枝还是肉桂，当时都没有提出有发汗的功效，而是强调了其补中益气的作用，除了补中还有通行气分的功能。在唐代之前的桂，无论桂枝还是肉桂用的都是嫩枝；宋代以后开始逐渐区别桂枝与肉桂，肉桂用干燥树皮，浓实治疗五脏疾病；桂枝用干燥嫩枝，清轻可以解表发汗。

《医学衷中参西录》认为桂枝：①味辛能散，善宣通，其宣通表散之力旋于表里之间，能和营卫、暖肌肉、活血脉，俾风寒解麻痹自开；其宣通之力又能引三焦下通膀胱以利小便；桂枝非发汗之品，其欲得汗必啜热粥；亦非止汗之品，阳强阴虚者误服则汗脱。《神农本草经》言主咳逆上气。小青龙汤麻桂并用，喘者去麻黄加杏仁而不去桂枝，去桂枝则不能定喘矣；医者皆知麻黄泻肺平喘，而鲜知桂枝降气定喘。②味甘善和脾胃，使脾气之陷者上升，胃气之逆者下降，脾胃和留饮自除、积食自化。③善抑肝木之盛使不横恣，又善理肝气之郁使之条达。综上，桂枝能升大气（宗气）、降逆气（冲气肝气）、散邪气，苓桂术甘汤用之治短气取其能升也；桂枝加桂汤治奔豚取其能降也；麻黄、桂枝汤治外感取其能散也。

（二）芍药

古时白芍与赤芍也是不分的，《神农本草经》中说：“芍药味苦平。主邪气腹痛，除血痹，破坚积寒热，疝瘕，止痛，利小便，益气。”赤芍苦寒，清热凉血，散瘀止痛，血痹，疝瘕，止痛，赤芍多活血化瘀止痛；桂枝汤中的芍药用量加倍治疗腹痛，根据临床可以认为是白芍；白芍也有“益气”的作用，可以理解为补益阴气，它更善于通行血分的通道，还可以利小便，其功效为养血调经、敛阴止汗、柔肝止痛、平抑肝阳。

可见桂枝汤中桂枝与白芍都有“益气”的功效，都有补正的作用，同时可以通行营卫之通道。白芍被认为有酸性，具有收敛的功效，但事实上论酸性，白芍不及五味子、山萸肉。

（三）生姜

生姜味辛，性温；功能解表散寒，温中止呕，温肺止咳，解毒。其实功用不过两种，辛可解表驱寒，温可暖中止呕行水。

（四）大枣

《神农本草经》中说：“大枣味甘平。主心腹邪气，安中养脾，助十二经，平胃气，通九窍，补少气，少津液，身中不足，大惊，四肢重，和百药。久服轻身长年，叶覆麻黄，能令出汗。生平泽。”《吴普本草》曰：“枣主调中，益脾气，令人好颜色，美志气。”现代中药学认为大枣可以补脾和胃、益气生津、调营卫、解药毒，用于治疗脾胃虚弱便溏、气血津液不足、营卫不和、心悸怔忡，妇人脏躁。

周伯度认为“生姜味辛色黄，由阳明入卫，大枣味甘色赤，由太阴入营。其能入营由于甘中有辛，惟其甘守之力多，得生姜乃不至过守；生姜辛通之力多，得大枣乃不至过通，二药并用所以为和营卫主剂”。

（五）甘草

甘草被称为“国老”，像是个“和事佬”调节诸药，使诸药平和。《神农本草经》中说：“甘草味甘平。主五脏六腑寒热邪气，坚筋骨，长肌肉，倍力，金创，解毒。久服轻身延年。”《神农本草经》中强调了甘草的补益肝肾脾的效果和解毒疗疮的效果。炙甘草现在都为蜜炙，南北朝以前的炙甘草的炙法中没有蜜炙这个方法，多为炒或者火烤，也有酒炙等，到了唐代才开始有了蜜炙甘草。现在认为生甘草可以清热解毒，缓和苦药和石药对胃的刺激，而炙甘草微温，用于虚寒证，具有补中益气的作用，所以补益药中常用炙甘草。

从桂枝汤的药物组成中可以看出，桂枝汤中五味药中有四味药都是具有补益作用的。同样的药物组成，芍药量增加一倍再加上饴糖，就成了补脾胃建中焦的经典方——小建中汤。所以桂枝汤还有补足中焦，增强向人体运送营卫之气的功能，历代方书对桂枝汤的解释都认为是“平补阴阳第一方”。

桂枝汤以桂枝为君，补足正气之外，通行经络，解肌发表；又用芍药为臣，益阴敛营；桂枝与白芍相结合，除补足正气，一治卫强，通行卫气的运行，一治营弱，通行营气的运行，合则调和营卫，是相须为用。生姜辛温，助桂枝解肌，温卫气之通道；大枣甘平，益气补中，养营气之基础；更重要的是生姜与大枣相合，可以升发脾胃之气，是谓补中，这是营卫之气的来源。炙甘草则是典型的守中之药，坐镇中焦。所以本方虽只有五味药，但配伍严谨，散中有补，故称为“仲景群方之魁”。

五、桂枝汤的剂量

桂枝（去皮）三两　芍药三两　甘草（炙）二两　生姜（切）三两　大枣（擘）十二枚

《伤寒论》中药物的剂量争议颇大，现在教材一般按一两是三克，桂枝三两就是九克，似乎剂量偏小；按汉代的衡器一两是约十五克（15.625g），桂枝三两就是约四十五克，整整多了五倍，剂量又似乎偏大。白剑峰比较认可采用原剂量的1/3，原因如下。

其一，汉代没有现代的饮片制度，医家以行医为主，背着药箱四处走，所用的药多数不是干品，如果是干品一般会注明。比如《伤寒论》中的干姜、干地黄，还有的药注明“去皮”“洗”，可见当时有用生鲜药材的习惯，生鲜药材自然量要重一些，一般三斤生药材晒一斤左右的干药材。

其二，《伤寒论》里的一剂药不是一上来就全都喝掉的，而是先喝一小部分，看看是否出汗，如果微微出汗，代表气血运行通畅了，一旦气血通畅，意味着这一小部分就是起效的药量了，后面的药就不必再服用了，就是所谓的“不必尽剂”。如果没有出汗，则再喝剩下的一小部分，这样依次进行，直到出汗为止，“乃服至二三剂”。

其三，古人用药一般都是一两剂，药简力专，“一剂知，二剂已”，下药必效，与现在服用中药的习惯不同。当然，受限于药典剂量的限制，一天服用两次是可以变通的。

综上所述，按照《伤寒论》原剂量的1/3是比较合理又比较折中的办法，古今剂量相差不会太大，桂枝汤折算下来的剂量是桂枝15g，芍药15g，生姜15g（切），炙甘草10g，大枣4枚。

六、桂枝汤的煎服法和注意事项

上五味，㕮咀三味，以水七升，微火煮取三升，去滓，适寒温，服一升。服已须臾，啜热稀粥一升余，以助药力，温覆令一时许，遍身漐漐微似有汗者益佳，不可令如水流漓，病必不除。

若一服汗出病瘥，停后服，不必尽剂；若不汗，复服，依前法；又不汗，后服小促其间，半日许令三服尽。若病重者，一日一夜服，周时观之，服一剂尽，病症犹在者，复作服；若汗不出，乃服至二三剂。禁生冷、黏滑、肉面、五辛、酒酪、臭恶等物。

（一）服桂枝汤后要喝一碗热粥

桂枝汤的治疗重点在于调和营卫，实质上是营卫皆弱，而营气和卫气的重点在于脾胃，脾胃运化水谷精微的能力健全，营卫自然就和谐。所以，张仲景让病患服桂枝汤后喝一碗热粥“以助药力”，一方面借热粥的温热来促进散寒，另一方面借助谷物之气以滋补脾胃。

（二）温覆

在服用此类药物后一定注意不能吹冷风，最好盖被躺着，把脸盖上，盖脸的主要作用是鼻子保暖，只要鼻子保暖，就更容易出汗。中医的理念与西医很不一样，西医要物理降温，是典型的对抗医学；而感冒后中医提倡要“慎起居，避风寒”，汗出来病可能就好了。所以中医是非对抗医学，也称为整体医学，也可以称之为平衡医学。

（三）“不可令如水流漓，病必不除”

即不要大汗，因为大汗会亡阳；其实桂枝汤证已经有汗出了，为什么还要发汗呢？发汗并不是为了祛邪，如果是，那应该是汗越多越好，那就陷入对抗医学的方法了；桂枝汤是增加脾胃之气，通畅营卫运行的通道的，一旦营卫之气充足通畅，则会微微汗出，微微汗出只是一个标志而已，代表着气血通畅、阴阳调和，符合“正气存内邪不可干”的道理，也正是整体医学与对抗医学的不同之处。

河北名医李士懋先生的《论汗法》一书中对汗法以正汗法与邪汗法等加以说明。其中正汗的特点有四：①微微发汗，而非大汗或者无汗。②遍身皆见，而非局部汗出。③持续不断，一般可持续 1 小时，严重的患者要持续 3~5 个小时的微微发汗。④随汗出，脉静身热退，阴阳调和而愈。

（四）忌口

“禁生冷、黏滑、肉面、五辛、酒酪、臭恶等物。”生冷的饮食是要忌口的，否则会影响脾胃的功能；黏滑，桂枝汤证的患者基本都是脾胃虚弱，黏滑的食物有碍脾胃的运化；肉面平时吃是可以的，此时不可多吃，应以清淡为主，因为油腻和湿面有碍药物吸收，不但会增加脾胃负担，还会化痰生湿；五辛指的是各种辛香辛辣之食物，过去道家将韭、薤、蒜、兴渠、胡荽等五辛列为禁食，此时患者阳气已浮，而阴气尚弱，五辛会影响气血运行，阻碍阴阳的调和；

“酒酪、臭恶等物”主要指的是发酵的食品，是在烈日下暴晒干燥发酵的。发酵多需要湿度与阴凉，所以有阴凉之性，阳虚之人喝酸奶有的会胃脘冷痛就是这个道理。

七、桂枝汤的禁忌证

（一）典型的、单纯的太阳伤寒表实证

《伤寒论》第 16 条：太阳病三日，已发汗，若吐、若下、若温针，仍不解者，此为坏病，桂枝不中与之也。观其脉证，知犯何逆，随证治之。桂枝本为解肌，若其人脉浮紧、发热、汗不出者，不可与之也。常须识此，勿令误也。

（二）湿热内盛者

《伤寒论》第 17 条：若酒客家病，不可与桂枝汤，得之则呕，以酒客不喜甘故也。

（三）毒热内盛者

《伤寒论》第 19 条：“凡服桂枝汤吐者，其后必吐脓也。”《伤寒例》：“桂枝下咽，阳盛则毙；承气入胃，阴盛以亡。”

八、对桂枝汤的误解

“桂枝汤”出现在《伤寒论》的条文中，其最先的症状就是：“太阳病，发热，汗出，恶风，脉浮缓，为中风。”又说：“太阳中风，阳浮而阴弱。阳浮者，热自发；阴弱者，汗自出。啬啬恶寒，淅淅恶风，翕翕发热，鼻鸣干呕者，桂枝汤主之。”这就确定了“桂枝汤”辛温解肌的前提；后人认为桂枝汤为治疗虚人外感的第一方，因为脉浮缓、汗出为表虚证，所以认为桂枝汤是治疗因虚而有邪、汗出的方剂。又因为《伤寒论》被历代中医认为是一本治疗感风寒而发热的著作，所以其首方“桂枝汤”也被认为是个治疗感冒发热的方子。这是一个很大的误解，严重限制了桂枝汤的使用范围。

现在教材把桂枝归类为解表药也不是完全合适的。因为桂枝如果是解表药，那么应该在发汗后便不能再使用了，但《伤寒论》中麻黄汤发汗后的表不解，大多使用桂枝汤，比如“发汗过多，其人叉手自冒心，心下悸，欲得按者，桂枝甘草汤主之”。从此条可以看出，发汗过多，导致了心中阳气与津液损伤，这时候还要用桂枝加甘草来治疗，如果桂枝发汗岂不是火上浇油？且桂枝的辛味与生姜、大蒜、辣椒比起来相距甚远，所以桂枝这味药其实是很平和的，大量使用不会产生太多的副作用。

从《神农本草经》中可以看出桂枝汤并不是发汗的方子，而是以补益中气为主，为天下第一补益方剂。桂枝汤可以用于脏无他病，时发热，自汗出；或因为营卫不和常自汗出，其具有补虚敛汗的作用。临床中很多疾病都可以使用桂枝汤加减治疗，除了治疗虚人感冒外，还可治疗伤风咳嗽，以及长期低热，均可获满意疗效；合玉屏风散以治流行性感冒，加减治疗鼻炎、多种皮肤病，主要是起协调营卫的作用；风寒之邪内闭的尪痹、足肿痛、关节肌肉风寒痹等，均可用本方加减治疗。

九、历代医家解读摘选

太阳中风，阳浮者热自发，阴弱者汗自出，啬啬恶寒，淅淅恶风，翕翕发热者，此方自汗风邪干卫者，乃为相宜。仲景以解肌为轻，发汗为重，故汗吐下后身痛者津液耗也，虽有表邪，止可用桂枝解肌也。《黄帝内经》曰：“风淫于内，以辛散之，以酸收之，以甘缓之。”故以桂枝为君，芍药为臣，甘草为佐，姜枣为使，姜枣行脾之津液而和营卫者也；麻黄汤不用姜枣者，为其专于发汗，不待行化，津液自通耳；桂枝麻黄二汤，为冬月伤寒而设，若春温夏热之病，决不可用。（引自明代李中梓《伤寒括要》）

名曰桂枝汤者，君以桂枝也。桂枝辛温，辛能发散，温通卫阳。芍药酸寒，酸能收敛，寒走荣阴。桂枝君芍药，是于发汗中寓敛汗之旨；芍药臣桂枝，是于和荣中有调卫之功。生姜之辛，佐桂枝以解表；大枣之甘，佐芍药以和中。甘草甘平，有安内攘外之能，用以调和中气，即以调和表里，且以调和诸药；

以桂芍之相须，姜枣之相得，借甘草之调和，阳表阴里，气卫血荣，并行而不悖，是刚柔相济以相和也……粗工妄谓桂枝汤专治中风，不治伤寒，使人疑而不用。又谓专走肌表，不治他病。不知此汤，倍芍药、生姜，加人参，名桂枝新加汤，用以治荣表虚寒，肢体疼痛；倍芍药加饴糖，名小建中汤，用以治里虚心悸，腹中急痛；再加黄芪，名黄芪建中汤，用以治虚损、虚热、自汗、盗汗。因知仲景之方，可通治百病也。（引自清代吴谦《医宗金鉴》）

愚按本方主以桂枝者，以桂枝能入营而作汗，非徒取其能驱风也；辅以芍药者，以芍药能和营而息风，非徒取其能止汗也；桂枝得芍药，于发汗之中，仍寓敛液之义；芍药得桂枝，于益血之内，仍收化气之功；而桂枝又借生姜之力，攘之于外，以导风邪之出路；芍药又得甘草、大枣之力，安之于内，以断风邪之入路。凡读仲景方，宜深求制方之义。

再按仲景于桂枝汤一方，独自注云，桂枝本为解肌，解肌者，乃解肌表之邪，不使扰动营血，以是示微发汗于不发汗之中也；而要之桂枝本入营作汗之品，赖有芍药以收敛汗之功，今人误谓桂枝一味，能固卫而敛汗，失之远矣。观其服法云："服已须臾，啜热稀粥一升余，以助药力，温覆令一时许，遍身漐漐微似有汗者益佳，不可令如水流漓。"此段斡旋之法，具有精义，热稀粥者，欲借谷气以助营血而资其汗，若如水流漓，则营弱者益不能胜，故曰病必不除，此中用法之妙，全在营卫强弱上讨消息，处桂枝汤方者，先须参透此一关。（引自清代吕震明《伤寒寻源》）

"桂枝汤一方，乃调和阴阳，彻上彻下，能内能外之方，非仅治仲景原文所论病条而已。今人不明圣意，死守陈法，不改变通，由其不识阴阳之妙，变化之机也" "桂枝汤方，原不仅治一伤风证，凡是太阳经地面之病，皆可用得。"并将经验列出十条：①治胸腹痛，背亦彻痛者。②治通身寒冷。③治小儿角弓反张，手足抽掣。④脑后生疮。⑤治周身皮肤作痒，时而恶风。⑥治足跟痛，痛彻腰股。⑦治小儿两腮肿，发热恶风。⑧治小儿发热痘出。⑨治妇人妊娠恶阻。⑩治发热、恶风、下痢，日数十次。（引自清代郑钦安《医法圆通》）

（一）桂枝加桂汤

烧针令其汗，针处被寒，核起而赤者，必发奔豚。气从少腹上冲心者，灸其核上各一壮，与桂枝加桂汤，更加桂二两也。

气从少腹上冲，行至小腹则胀，至心则气短心悸、出冷汗，舌多淡嫩，脉多无力。此证中医名“奔豚”，皆因心阳虚于上，坐镇无权，下焦肾之阴邪得以上冲，奔豚气所过之处，则发胀、憋气、心悸等相继出现。桂枝加桂取其能降逆气也。

（二）桂枝加葛根汤

太阳病，项背强几几者，反汗出恶风者，桂枝加葛根汤主之。

本方由桂枝汤加葛根而成，葛根甘平，《神农本草经》谓葛根主消渴，身大热。可见葛根是一清润性的解热药，而有解肌及缓解筋脉拘急的作用，尤其有解项背强急的作用。今加味于桂枝汤，故治桂枝汤证而又见项背强急者。临床上遇到桂枝汤证又有项背不适者均可应用，虚人大量使用抗生素和激素者也常出现此症状，使用桂枝加葛根汤常获良效（详见“医案篇”下“气血津液病证医案”）。

（三）桂枝加厚朴杏仁汤

喘家作，桂枝汤加厚朴杏子佳。

太阳病，下之微喘者，表未解故也，桂枝加厚朴杏子汤主之。

本方由桂枝汤加厚朴、杏子而成，治疗太阳病中风证兼见气喘，表现喘、汗出、恶风，苔白，脉浮缓。此证之喘若与麻杏甘石汤证相比，则有寒热之异，与麻黄汤证相较，则有虚实之别。

（四）桂枝加附子汤

太阳病，发汗，遂漏不止，其人恶风，小便难，四肢微急，难以屈伸者，桂枝加附子汤主之。

本方即由桂枝汤加附子而成。治疗发汗后，汗漏不止，恶风，小便难，四肢微急，难以屈伸等。本方有固阳摄阴止汗等作用，对老年人阳虚感寒，脉沉而汗出恶风的，用本方加减；对产后自汗不止、四肢不温、小腿拘急、恶风寒、小便短少者，因汗血同源，阴血亏损太过损及卫阳，亦可用本方。

（五）小建中汤

伤寒，阳脉涩，阴脉弦，法当腹中急痛，先与小建中汤，不瘥者，小柴胡汤主之。

伤寒二三日，心中悸而烦者，小建中汤主之。

虚劳里急，悸，衄，腹中痛，梦失精，四肢酸疼，手足烦热，咽干口燥，小建中汤主之。（《金匮要略》）

妇人腹中痛，小建中汤主之。（《金匮要略》）

本方是桂枝汤倍芍药加饴糖而成，饴糖温中补虚，芍药缓急止痛，把桂枝汤的外行疏表转为内守温煦，中土煦暖，气机流畅，肝木自升，且得桂枝之助，则木调土运，气血充足，腠理通达而一身温煦，则虚劳自愈。附子理中汤虽能温中，但无缓急之功；小建中汤辛甘化阳而温里，酸甘化阴而缓急。

（六）桂枝新加汤

发汗后，身疼痛，脉沉迟者，桂枝加芍药生姜各一两，人参三两新加汤主之。

本方由桂枝汤加重芍药、生姜用量，再加人参而成。治疗发汗后身疼痛，脉沉迟等。临床治妇女产后，或行经后，因失血营虚不能充养肢体出现的身体疼痛，脉迟涩无力等用此方往往获效。

（七）桂枝加龙骨牡蛎汤

夫失精家，小腹弦急，阴头寒，目眩发落，脉极虚芤迟，为清谷、亡血、失精。脉得诸芤动微紧，男子失精，女子梦交，桂枝龙骨牡蛎汤主之。（《金匮要略》）

失精是因为肾失封藏、精关不固；梦交因肾阴不足、心肝火旺、神不守舍、相火妄动。精血不足，头目失于濡养，故目眩、发落；阳气不足，不能温煦下焦，则少腹弦紧，阴头寒冷；此时心阳虚不能下温于肾，肾阴虚不能上济于心，表现为阴阳两虚之心肾不交的证候。肾水不足，相火易起，牡蛎养其本、涩其精，龙骨潜其浮越之阳气、敛其火，龙骨牡蛎交通心肾，则升降出入平衡。

（八）黄芪桂枝五物汤

血痹阴阳俱微，寸口关上微，尺中小紧，外证身体不仁，如风痹状，黄芪桂枝五物汤主之。（《金匮要略》）

本方是桂枝汤去甘草倍生姜加黄芪。加黄芪是因为黄芪走表；重用生姜是因为“关上微”；本方益气温经、和血通痹，主治血痹，肌肤麻木不仁，脉微涩而紧。可当作调理体质的方剂。

（九）当归四逆汤

手足厥寒，脉细欲绝，当归四逆汤主之。

本方以桂枝汤去生姜加当归、细辛、通草组成。手足厥寒与厥冷程度有别，冷重而寒轻；脉细欲绝与脉微欲绝也程度有别，脉细欲绝是血虚寒凝，脉微欲绝是真阳衰微；四肢为诸阳之本，阳虚寒郁、血脉挛缩、阳气不能温达四末，以桂枝汤和营卫、益气血，当归养血活血、通达四末，佐细辛、通草以温经活血，祛手足麻木痛感，用于尪痹之晨僵有良效。本方用通草宣通气血而不用生姜，因为生姜易耗气血，反而容易加重病情。

第三节 中医治未病

《黄帝内经·素问》“四气调神大论篇”：“是故圣人不治已病治未病，不治已乱治未乱，此之谓也。夫病已成而后药之，乱已成而后治之，譬犹渴而穿井，斗而铸锥，不亦晚乎。”治未病不仅是在完全健康状态下的疾病防范，还包括消除疾病于萌芽时期、阻止疾病的传变加重和防止疾病的反复发作。概括为未病先防、欲病防病、已病防变、病后防复。

一、未病先防

未病先防是指在未病之前先行采取防范措施，以避免疾病的发生，未病先防重在养生。《黄帝内经》：“上古之人，其知道者，法于阴阳，和于术数，食饮有节，起居有常，不妄作劳，故能形与神俱，而尽终其天年，度百岁乃去。”

（一）和于术数

1. 五禽戏

相传五禽戏是东汉医学家华佗继承古代导引养生术，依据中医学阴阳五行、脏象、经络、气血运行规律，模仿五种动物形态动作，有虎之威猛、鹿之敏捷、熊之笨拙、猿之活泼、鸟之轻灵，创编的一套养生健身功法。能起到调养精神、调养气血、补益脏腑、通经活络等作用。

2. 八段锦

八段锦起源于北宋，至今共八百多年的历史。也是根据中医五脏六腑、经络循行规律创编的一套养生健身功法，其中双手托天理三焦、调理脾胃需单举、五劳七伤往后瞧、摇头摆尾去心火都跟脏腑调理相关。

3. 太极拳

太极拳是以中国传统儒、道哲学中的太极、阴阳辨证理念为核心思想，集颐养性情、强身健体、技击对抗等多种功能为一体，结合易学的阴阳五行之变化，中医经络学，古代的导引术和吐纳术形成的一种内外兼修、柔和、缓慢、轻灵、刚柔相济的中国传统拳术。太极拳动作柔和、速度较慢，而且架势的高或低、运动量的大小都可以根据个人的体质而有所不同，能适应不同年龄、体质的需要，是一种老少皆宜的健身功法。

（二）食饮有节

中医的饮食观提倡辨证施膳，根据不同的人群、不同的季节、不同的地域三因制宜，因人、因时、因地施膳。

1. 因人施膳

小儿处于生长、发育阶段，脏腑娇嫩，故宜易消化、多样化、富有营养的食物，不宜大寒大热及过食生冷、油腻损伤脾胃。

孕妇恐动胎气，不宜用活血滑利之品，如山楂、薏苡仁。

老年人脏器退化，五脏不足，表现为体力下降、记忆力减退、头晕、失眠、性功能减退、腰酸腿软、夜尿多、腹胀、纳差等“虚”的表现；又因血脉不通畅，痰湿内阻，出现动脉硬化、骨质及组织增生等“实”的表现。所以饮食不宜过补，也不宜攻伐太过。

2. 因时施膳

春季气候温和，万物生长向上，饮食宜辛甘发散，如小麦、大枣、豆豉、花生、葱、香菜、芹菜等。养生原则是：升发阳气，条达肝气。韭菜是“养阳”的佳肴，民间有“春之蔬，韭为先”的说法。春季养生以养肝为先，而韭菜正是温补肝肾之物，有助于疏调肝气，增进食欲，增强消化功能，常用韭菜炒蛋。玫瑰花茶、参枣茶可作为春季养生茶饮。

夏季炎热，心火偏旺，人体喜凉，故宜清补，宜养心降心火，可多选苦味及酸味，多食新鲜水果如西瓜、番茄、菠萝等，蔬菜如苦瓜、冬瓜、黄瓜、豆芽、芥蓝、莲藕等。养生原则是：健脾益气，清暑化湿。饮料如绿豆汤、乌梅小豆汤、金银花、菊花、鲜芦根均为解渴消暑之佳品；西瓜盅、荷叶丝瓜粥是常用的药膳；鸭肉性甘微寒，具有健脾补虚清暑之功，是夏季可多食之食物。

秋季阳气渐收，阴气生长，根据“春夏养阳，秋冬养阴”的原则，饮食应以滋阴润肺为佳，可适当食用梨、银耳、葡萄、甘蔗、蜂蜜、枇杷、莲藕、萝卜等。养生原则是：润燥益肺，兼调心脾。常用药膳：银耳茶、百合杏仁粥。尽量少吃葱、姜、蒜、韭菜等辛味之品。

冬季气候寒冷，阳气深藏，饮食应遵循“养肾防寒”的原则，故宜温补，冬令进补以立冬后至立春前这段时间最为适宜，养生原则是：健脾补肾，蛰藏精气。民间有“冬令进补，上山打虎”的说法，羊肉、牛肉、核桃、栗子、松子、黑木耳、黑芝麻均是冬季适宜的食物；常用药膳：大枣枸杞茶、北芪党参炖羊肉、归芪鸡。

3. 因地施膳

我国地域辽阔，气候条件有天壤之别，各地人民在长期的生活实践中逐步形成具有当地特色的饮食文化。比如潮湿之地宜温燥辛辣以燥湿，四川盆地地气潮湿，长期居住易湿困脾胃，为了祛湿喜食辣椒、花椒等燥热食物，形成以麻辣为特色的火锅；寒冷之地宜温热之品以温阳，西北地区天气寒冷，常食大温大热之品如羊肉、狗肉以散寒；湿热之地宜清凉甘淡以清解，岭南地区多湿热，所以广东的凉茶闻名遐迩。

（三）起居有常

“起居有常”主要是指起卧作息和日常生活的各个方面要有一定的规律并合乎自然界和人体的生理常度，这是强身健体、延年益寿的重要原则。清代名医张隐庵说：“起居有常，养其神也，不妄作劳，养其精也。夫神气去，形独居，人乃死。能调养其神气，故能与形俱存，而尽终其天年。”

1. 寤寐有常

古人说“日出而作，日落而息”，良好睡眠是最好的养生方法，也是人们身心健康的重要标志。

2. 三餐有常

三餐有节。现在提倡“早吃好，午吃饱，晚吃少”。饮食要营养均衡，主食粗细搭配适当、副食荤素配伍合理。

3. 排便有常

保持二便通畅，及时排解大小便就是排解体内毒素，也是气机升降出入的重要机制和关口。大便通畅不干不黏为常，小便不能过频、不宜憋尿。

4. 洗漱有常

保持干净卫生，适当温水浴或冷水浴，保持口腔清洁健康。

5. 劳作有常

可进行适当的体力和脑力活动，培养健康的个人爱好有助于身心愉悦，但应注意劳逸结合。

6. 居所有常

居处要熟悉安全、温馨安静，安居方能安神，心境有常，形与神俱，精神内守，真气从之。

二、欲病防病

《黄帝内经 · 素问》“八正神明论篇”：“上工救其萌芽……下工救其已成，救其已败。”明代张景岳解释“祸始于微，危因于易。能预此者，谓之治未病”。欲病状态相当于亚健康状态，人体体质的偏颇是阴阳失去平衡的标志，只是尚未达到“已病”的状态，此时调理体质偏颇、促进阴阳平衡也可达到治未病的效果。由北京中医药大学王琦教授主持的研究提示，中国人存在九大体质，除了平和质是正常的体质参照“未病先防”调理外，气虚体质、阳虚体质、阴虚体质、痰湿体质、湿热体质、血瘀体质、气郁体质、特禀体质均有不同的调理方法，现分述如下。

1. 气虚质

元气不足，表现为平素语音低弱，气短懒言，容易疲乏，精神不振，易出汗，易头晕，活动量减少，舌淡红，舌边有齿痕，脉弱。一般形体偏胖，肌肉松软不实。易患感冒和内脏下垂等病。

饮食宜选用性平偏温、健脾益气的食物，如大米、小米、南瓜、胡萝卜、山药、大枣、香菇、莲子、白扁豆、黄豆、豆腐、鸡肉、鸡蛋、鹌鹑（蛋）、牛肉等。尽量少吃或不吃槟榔、生萝卜、空心菜等耗气的食物。不宜多食生冷苦寒、辛辣燥热的食物。

参考食疗方：①山药粥。山药 30g、粳米 180g。具有补中益气、益肺固精、强身健体的功效，适合气虚体质者食用。②黄芪童子鸡。童子鸡 1 只、生黄芪 15g，葱、姜、盐、黄酒各适量。具有益气补虚功效，适合气虚体质易自汗者食用。本方补气力量较强，对气虚表现比较明显者，可每隔半个月食用一次，不宜长期连续服用。

穴位保健：气海、关元。

2. 阳虚质

阳气不足，表现为平素畏冷，以胃脘、背部、腰膝多见，手足不温，喜热饮食，精神不振，舌淡胖嫩，脉沉迟。肌肉松软不实。易患痹证、咳喘、泄泻等；感邪易从寒化。

饮食宜选用甘温补脾阳、温肾阳为主的食物，如羊肉、鸡肉、带鱼、黄鳝、虾、刀豆、韭菜、茴香、核桃、栗子、腰果、松子、红茶、生姜、葱、蒜、花椒、辣椒、胡椒等。少食生冷、苦寒、黏腻食物，如田螺、螃蟹、海带、紫菜、芹菜、苦瓜、冬瓜、黄瓜、西瓜、香蕉、柿子、甘蔗、梨、绿豆、蚕豆、绿茶、冷饮等。即使在盛夏也不要过食寒凉之品。

参考食疗方：①当归生姜羊肉汤。当归 20g、生姜 30g、羊肉 500g 剔去筋膜，料酒、盐各适量。具有温阳补血、祛寒止痛功效，适合阳虚体质者冬日食用。②韭菜炒胡桃仁。生胡桃仁 50g，开水浸泡去皮，韭菜 200g，加麻油先炒胡桃仁至焦黄，再加入韭菜、盐翻炒至熟。具有温肾助阳功效，适合阳虚体质腰膝冷痛者。③韭菜炒虾仁。鲜虾仁、韭菜、料酒、盐、胡椒粉各适量。具有补肾助阳、温中散寒的功效。

穴位保健：关元、命门。

3. 阴虚质

阴液亏少，表现为眼睛干涩，口燥咽干，鼻微干，皮肤干燥、脱屑，偏好冷饮，大便干燥，舌红少津，脉细数。体形偏瘦。易患便秘、失眠、燥证、消渴。

饮食宜选用甘凉滋润的食物，如鸭肉、猪瘦肉、百合、黑芝麻、蜂蜜、荸荠、冬瓜、鳖、海蜇、海参、甘蔗、银耳、燕窝等。少食温燥、辛辣、香浓的食物，如羊肉、韭菜、茴香、辣椒、葱、蒜、葵花子、酒、咖啡、浓茶，以及荔枝、龙眼、樱桃、杏、大枣、核桃、栗子等。

参考食疗方：①蜂蜜银耳蒸百合。百合 120g、蜂蜜 30g、银耳适量。具有养阴生津润燥的功效，适合阴虚体质常感咽干口燥、皮肤干燥者食用。糖尿病患者不宜使用本方。②莲子百合煲瘦肉。莲子（去芯）20g、百合 20g、猪瘦肉 100g。具有养阴润肺、益气安神的功效，适合阴虚体质见干咳、心烦失眠多梦者食用。③海蜇荸荠汤（又名雪羹汤，清代名医王孟英所创）。海蜇头 50g、鲜荸荠 100g，调味适量。具有养阴生津、清热化痰的功效。

穴位保健：太溪、三阴交。

4. 痰湿质

痰湿凝聚，表现为面部皮肤油脂较多，多汗且黏，胸闷，痰多，口黏腻或甜，喜食肥甘甜黏，苔腻，脉滑。体形肥胖，腹部肥满松软。易患鼾症、中风、胸痹等。

饮食宜选用健脾助运、祛湿化痰的食物，如冬瓜、白萝卜、薏苡仁、赤小豆、荷叶、山楂、金橘、生姜、葱、蒜、芥末、荠菜、紫菜、海带、鲫鱼、鲤鱼、鲈鱼、文蛤等。少食肥、甜、油、黏（腻）的食物 。

参考食疗方：①荷叶粥。鲜荷叶 1 张切细，煎取浓汁 150mL 去渣，入粳米 50g、冰糖适量，加水 400mL 同煮为稀粥食用。具有祛湿降浊的功效，适合痰湿体质者，夏令尤宜。 ②冬瓜海带薏米排骨汤。冬瓜、海带、薏米、猪排骨（少量）、生姜。具有健脾祛湿、化痰消浊的功效，适合痰湿体质腹部肥满的老年人食用。③鲤鱼汤。鲤鱼 1 条、赤小豆 50g、陈皮 6g、红椒 6g、草果 6g，填入鱼腹，加适量姜片、料酒、葱、胡椒、食盐煮汤。具有祛湿化痰的功效。

穴位保健：丰隆、足三里。

5. 湿热质

湿热内蕴，表现为面垢油光，口苦口中异味，身重困倦，大便黏滞不畅，小便短黄，男性易阴囊潮湿，女性易带下发黄，舌质偏红，苔黄腻，脉滑数。形体中等或偏瘦。易患皮肤湿疹、疮疖、口疮、黄疸等。

饮食宜选用甘寒或苦寒的清利化湿食物，如绿豆（芽）、绿茶、芹菜、空心菜、苋菜、黄瓜、苦瓜、西瓜、冬瓜、薏苡仁、赤小豆、马齿苋、藕等。少食羊肉、动物内脏等肥厚油腻之品；韭菜、生姜、辣椒、胡椒、花椒，以及火锅、烹炸、烧烤等辛温助热的食物也应尽量避免。

参考食疗方：①老黄瓜赤小豆煲猪肉汤。老黄瓜、赤小豆、瘦猪肉（少量）、陈皮、生姜各适量。具有清热利湿、理气和中的功效，适合湿热体质者食用。②绿豆薏米粥。生薏苡仁、绿豆各适量。具有清热利湿解毒的功效，适合湿热体质易长疮疖者食用。③凉拌芹菜。芹菜 500g，海蜇 150g，盐、麻油各适量，凉拌。具有清肝利湿化痰的功效。

穴位保健：支沟、阴陵泉。

6. 血瘀质

血行不畅，表现为肤色、目眶晦暗，色素沉着，容易出现瘀斑，肢体麻木，好卧，口唇暗淡，舌暗或有瘀点，舌下络脉紫暗或增粗，脉涩。易患胸痹、癥瘕及痛证、血证等。

饮食宜选用具有调畅气血作用的食物，如生山楂、金橘、醋、玫瑰花、桃仁（花）、黑豆、油菜等。少食收涩、寒凉、冰冻之物，如乌梅、柿子、石榴、苦瓜、花生米，以及高脂肪、高胆固醇、油腻食物，如蛋黄、虾、猪头肉、猪脑、芝士等。还可少量饮用葡萄酒、糯米甜酒，有助于促进血液运行，但高血压和冠心病等患者不宜饮用。女性月经期间慎用活血类食物。

参考食疗方：①黑豆川芎粥。川芎 10g（纱布包）、黑豆 25g、大米 50g，加适量红糖。具有活血祛瘀的功效，适合血瘀体质者食用。②红花三七蒸老母鸡。老母鸡、参三七、红花、陈皮各适量。具有活血行气功效，适合血瘀体质患有胸痹、痛证者食用。③山楂茶。山楂 15~30g，红糖适量，煮水代茶饮用。具有活血化瘀、消食化积的功效。

穴位保健：期门、血海。

7. 气郁质

气机郁滞，表现为神情抑郁，紧张焦虑，烦闷不乐，有孤独感，容易受到惊吓，舌淡红，苔薄白，脉弦。性格不稳定，敏感多虑。易患不寐、郁证等。

饮食宜选用具有理气解郁作用的食物，如黄花菜、葱、蒜、海带、海藻、萝卜、菊花、玫瑰花、茉莉花、大麦、金橘、柑橘、柚子等。少食收敛酸涩的食物，如石榴、乌梅、青梅、杨梅、草莓、杨桃、酸枣、李子、柠檬、南瓜、泡菜等。

参考食疗方：①三花茶。茉莉花、菊花、玫瑰花各适量，泡茶饮。具有行气解郁功效，适合气郁体质者饮用。②黄花菜瘦肉汤。黄花菜（水焯）、猪瘦肉、生姜、油、盐各适量。具有疏肝解郁的功效，适合气郁体质者食用。③橘皮粥：橘皮（研末），粳米，先煮粥至稠时放入橘皮末再煮 10min 即可。具有疏肝解郁、调中理气的功效。

穴位保健：合谷、太冲。

8. 特禀质

过敏体质者，禀赋异常，表现为常见哮喘、风团、咽痒、鼻塞、喷嚏等；易患哮喘、荨麻疹、过敏性鼻炎及药物过敏等；遗传疾病如血友病等。

饮食宜均衡、粗细粮食搭配适当、荤素配伍合理，宜多食益气固表的食物，尽量少食辛辣、腥发食物，不食含致敏物质的食品，如蚕豆、白扁豆、羊肉、鹅肉、鲤鱼、虾、蟹、茄子、辣椒、浓茶、咖啡等。

参考食疗方：①固表粥。乌梅 10g、黄芪 30g、当归 10g、粳米 100g，先将中药（纱布包）水煮取汁，加入粳米熬成粥。具有益气养血脱敏的功效，适合过敏体质易发皮肤过敏者食用。②葱白红枣鸡肉粥。粳米、红枣、连骨鸡肉、葱、姜、香菜各适量，姜片与鸡肉先煮开，放入粳米、红枣熬45min，最后加入葱白、香菜、调味品。具有增强免疫力的功效。③黄芪首乌藤炖猪瘦肉。黄芪、首乌藤、猪瘦肉、食盐、葱、生姜、料酒、味精各适量。具有益气养血、祛风脱敏的功效，适合过敏体质者食用。

穴位保健：神阙、曲池。

三、已病防变

《难经·七十七难》："经言'上工治未病，中工治已病'者，何谓也？然，所谓治未病者，见肝之病，则知肝当传之于脾，故先实其脾气，勿令得受肝之邪，故曰治未病焉。中工治已病者，见肝之病，不晓相传，但一心治肝，故曰治已病也。"已病防变就是得病之后，及时采取各种措施防止疾病继续加重或者疾病传变扩散。清代《医学源流论》明确指出："病之始生浅，则易治；久而深入，则难治。"一般而言，疾病在早期病情大多轻而浅，对人体正气的损伤也不甚严重，故易治且易于恢复健康，但若不及时治疗，病邪就有可能逐渐加重，治疗也就愈加困难；疾病的传变也是有一定规律的，外感病有六经传变和卫气营血传变规律，内伤病有五脏传变规律等，传变使得病情越来越深入、越来越复杂，也越来越难治，掌握疾病的发展传变规律，及时采取治疗措施，可以阻止病情进一步发展或者恶化。

比如糖尿病相当于中医"消渴"，一般认为其病机是阴虚燥热，而以阴虚为本，燥热为标；阴虚燥热，耗津灼液使血液黏滞，血行涩滞而成瘀；清代唐容川《血证论》言："瘀血既久，亦能化痰。"痰浊和瘀血均为糖尿病慢性并发症过程中所产生的病理产物。祝谌予教授提出要及早应用活血化瘀药，意在"未病先防"。糖尿病早期肾病、视网膜病变、周围神经病变及糖尿病血管的其他病变均可从中医活血化瘀中进行防治（详见"医案篇"下"气血津液病证医案"）。

目前基本公共卫生服务中的慢病管理，针对高血压、糖尿病等常见慢性病跟踪管理，目的就是减少慢性病并发症的发生，从而减少致残率和死亡率，也是践行“已病防变”的中医治未病理念，慢病管理中医药也大有可为。

四、病后防复

一方面指疾病初愈正气尚虚，机体功能还没有完全恢复，做好疾病后期的治疗与调理，以防止疾病复发。这种情况很多是隐藏于体内的邪气没有清理干净，即所谓的“伏邪”未尽，《黄帝内经》：“冬伤于寒，春必温病；春伤于风，夏生飧泄；夏伤于暑，秋必痎疟；秋伤于湿，冬生咳嗽。”另一方面是指一些慢性季节性疾病，如慢性咳嗽、慢性荨麻疹、哮证、喘证、慢性泄泻、痹证等。

临床上泌尿系统结石的复发率非常高，泌尿系统结石有“肾结石、输尿管结石、膀胱结石、尿道结石”几大类。目前治疗方法有保守药物排石、体外冲击波碎石术（ESWL）、微创经皮肾镜或输尿管镜及膀胱尿道镜下碎石取石术、开放性切开取石术等，但治疗后复发率可高达 50%，特别是草酸盐结石。中医药分清别浊、利尿通淋在促进结石排出和预防结石复发方面有特殊的作用。

中医特色治疗方法“冬病夏治”是从《黄帝内经》“春夏养阳”“长夏胜冬”发展而来的中医养生治病方法。“冬病”是指某些好发于冬季或在冬季易加重的虚寒性疾病，由于机体素来阳气不足，又值冬季外界气候阴盛阳衰，以致正气不能祛邪于外，造成一些慢性疾病如慢性咳嗽、哮喘、慢性泄泻、痹证等。“夏治”是指在夏季三伏时令，自然界和机体阳气最旺之时，通过温补阳气、散寒驱邪、活血通络等治疗措施（如三伏灸），一方面能增强机体抵抗病邪能力，另一方面又有助于祛除阴寒之病邪，从而达到治疗或预防上述冬季易发生或加重的疾病的目的。

备注：文中体质辨识的相关内容参照国家中医药管理局 2013 年版《中医药健康管理服务技术规范》编写。

第二章 临床探索

第一节　疫病探索

新型冠状病毒经过数次的病毒变异和多轮世界范围内的传播，给人民的生命健康和国民经济带来灾难性的破坏；参与疫情防控与治疗，我们摸着石头过河，有一些教训也有不少收获，现将中医参与疫情防治的临床感悟与同仁分享。

新型冠状病毒感染是因为感受疫戾之气——疠气，属于中医“疫病”范畴，病位在肺，根据 2022 年底发病情况诊断为“寒湿疫”比较适合。中医药治疗提倡早预防、早治疗、扶正气、重祛邪、防传变。中医学强调因人、因时、因地制宜，安溪地处闽南，多雨潮湿，山峦起伏，竹林茶园延绵，水质偏寒，且恰遇冬令季节，天气转凉，虽然湿邪易从热化，但虚寒体质者不宜轻言化热，临证应予详辨。

一、中药预防

原则上不推荐预防性使用中药，特别是预防性使用大剂量的清热解毒药。如果过早使用寒凉药物，会影响脾胃运化水湿功能，导致湿邪加重，反而影响人体的抗病能力。《黄帝内经》：“不相染者，正气存内，邪气可干，避其毒气，天牝从来，复得其往，气出于脑，即不邪干。”预防疫病还是以增强体质，提高抗病能力为主。

推荐处方：加味玉屏风散。

推荐药物：生黄芪 12g，炒白术 9g，防风 6g，藿香 6g，蝉蜕 3g，金银花 6g，生甘草 3g。

服法：每日 1 剂，水煎 200mL，分 2 次温服，可以连续服用 3~6 天。

功效：益气固表，化湿祛邪。

方解：该方以玉屏风散益气固表，藿香芳香化湿、解表和胃，少量蝉蜕疏风清热、轻宣透邪，金银花甘寒清热解毒，又可调和其他药物之温性，达到未病先防的效果。该方在 2022 年底大量使用，在多个大家庭中适当隔离患者，未病者服用确有一定预防效果。

二、中药治疗

（一）早期治疗

早期疫病初犯，卫气被郁，开合失司，肺失宣降而致发热头痛、畏寒或微恶风、无汗或汗出不畅、或咳嗽咽痛；湿邪黏滞，湿邪重浊而下趋，故而怠倦乏力，肌肉酸痛困重尤以腰以下明显。治以辛凉透散、清泄肺热、芳香化湿。

推出新冠治疗方“加味银翘散”。金银花 10g，连翘 10g，桔梗 10g，蝉蜕 6g，淡竹叶 10g，牛蒡子 10g，生甘草 5g，荆芥 10g，黄芩 6g，柴胡 10g，石膏 15g，滑石 15g，佩兰 10g。

方中金银花、连翘轻宣透表、清热解毒；桔梗、牛蒡子宣肺止咳、利咽散肿；蝉蜕疏风清热、轻宣透邪；淡竹叶清热祛湿；荆芥辛而微温，透邪外出，配伍在辛凉药中，可增强透表之力；柴胡、黄芩和解退热；佩兰、滑石芳香化湿；石膏清热泻火；甘草调和诸药。

本方由安溪县中医院于 2022 年 12 月 16 日推出，中药饮片包装及代煎药液打包后在医院门口及网上超市售出数万剂，大多病例服用 2 剂热退身平。但部分群众反映服用后出现腹泻，嘱每剂加生姜 3 片，多能改善。本方虚寒体质者应慎用。

（二）中期治疗

新冠热退后常因痰湿化热，痰热壅肺，肺失清肃，故而出现咳嗽咳痰黄稠，难以咳出；且因咽喉连于肺胃，为肺胃之系属，热毒内蕴，上出于咽喉，故而咽痒、咽喉刺痛；痰热阻碍气机，则胸膈满闷。安溪县中医院于 2022 年 12 月 31 日推出“宣肺止咳方”，治以清热化痰，宣肺止咳。金银花 10g，连翘 10g，桔梗 6g，僵蚕 6g，蝉蜕 6g，生甘草 3g，荆芥 6g，牛蒡子 10g，桑白皮 10g，浙贝母 10g，杏仁 6g，胆南星 5g，芦根 12g。

方中金银花、连翘轻宣透表、清热解毒；桔梗、牛蒡子宣肺止咳、利咽散肿；僵蚕、蝉蜕是清代名医杨栗山治瘟名方“升降散”中升阳中之清阳的药物，僵蚕能散风除湿、清热解郁，既能宣通火郁之邪，又能透风湿于火热之外；蝉蜕为轻清之品，辛可宣散，凉可去热，故能治温病初起热郁于内之证，有透邪达热，解毒利咽之功；胆南星清热化痰，又能息风止痉，对于痉挛性咳嗽尤为合适；桑白皮泻肺气泻肺火，浙贝母清肺化痰又能散结，合用则清肺化痰力强；杏仁降利肺气以宣上，荆芥祛风止痒，恐热盛伤津，故加芦根以清热生津；甘草调和诸药。

本方由安溪县中医院中药饮片包装及代煎药液打包在医院门口及网上超市售出10万余剂，深受群众欢迎，甚至配送全国多地，止咳疗效肯定。

（三）后期治疗

因新冠属“寒湿疫”，寒则伤阳气，湿则伤脾胃，而湿郁化火可伤津液，后期大部分患者出现肺脾气虚或气阴两虚的临床表现，出现倦怠乏力、容易疲劳、畏风怕冷、虚汗口干、食欲不振、大便稀溏等症状。2023年1月7日安溪县中医院推出“新冠康复方”。党参12g，生黄芪12g，茯苓12g，炒白术9g，陈皮6g，半夏6g，藿香6g，炒麦芽10g，蝉蜕6g，芦根12g，生甘草3g。

中医有“邪之所凑，其气必虚”的说法，特别是寒气所伤，所以气虚者居多。该方以四君子汤益气健脾祛湿，更加黄芪增强本方益气扶正之功，是为“扶正”；二陈汤理气化痰燥湿，《医方集解》“治痰通用二陈”，《丹溪心法附余》：“盖补脾则不生湿，燥湿渗湿则不生痰，利气降气则痰消解，可谓体用兼赅，标本两尽之药也。”蝉蜕疏风利咽、透疹外出，张伯礼院士认为该药能“透邪外出，避免闭门留寇”；藿香芳香化湿，炒麦芽健脾和中开胃，芦根以清热生津，共奏健脾养肺、益气生津、扶正祛邪、减少复阳的功效。

白剑峰团队曾经在2021年12月16日至2022年4月18日对安溪县龙门音乐学院新冠隔离点新冠后隔离人员118例进行跟踪观察，其中对自愿接受中药干预治疗66例以上方为主进行干预，中药由安溪县中医院免费代煎配送3剂为1个疗程，最多不超过6个疗程，观察对比核酸复阳率。结果对照组52例出现核酸单靶阳性13例、双靶阳性1例（复阳确诊）占26.92%；治疗组66例出现核酸单靶阳性9例，占13.64%；中药治疗组较对照组核酸检测单靶阳性复阳率明显下降，差异具有统计学意义。

新冠复阳的中医干预属于中医治未病“病后防复”的范畴，是“伏邪”未除而导致。中医的伏邪学说有悠久的历史并不断拓展提升，明代以前基本上以《黄帝内经》的“冬伤于寒，春必温病”为理论根据，其基本内容为“伏寒化温”论，但长期以来墨守伤寒的条条框框由表及里的治疗原则，采用辛温发散和扶阳的方剂，显然不适合治疗温病；至明代王安道提出“温病不得混称伤寒”，并且提出除伏寒化温者外，“且温亦有先见表证，而后传里者”，实开新感温病之先声（《医经溯洄集·伤寒温病热病说》）；及至清代刘吉人的《伏邪新书》曰：“感六淫而不即病，过后方发者总谓之曰伏邪……有已发治愈，而未能尽除病根，遗邪内伏后又复发亦谓之伏邪……夫伏邪有伏燥、有伏寒、有伏湿、有伏暑、有伏热。”突破了“伏寒”这一病因上的旧说，把“邪”的概念由“伏寒”扩大为“六淫伏邪”，且认为伏气温病四时皆有；任继学教授在《伏邪探微》一文中曾提到疫病与伏邪理论的相关性，指出外邪侵犯人体，正气被束，不能托邪外出，使邪气得以伏匿，或伏于募原，或伏于肌腠，或伏于肌核，或伏于脂膜，逾时而发即可导致温病（即疫病）。所以我们认为，“伏邪”不仅指感染后经过长短不一潜伏期后才发病的病邪，还包括“治愈”后遗邪内伏再复发的病邪，新冠的复阳显然属于后者。

（四）后遗症的治疗

新冠隔离点观察时的流行病株以德尔塔病毒为主，大多是由东南亚一带境外返回人员，以无症状感染者和轻症为主，治疗组 66 例中发生不同程度脱发者 18 人，占 15%；易出汗 8 人，占 6.67%；睡眠障碍 6 人，占 5%；味觉、嗅觉障碍 4 人，占 3.33%。后期的奥密克戎病毒传染性更强、传播速度更快、无症状感染者更少，后遗症乏力、自汗比例明显增多，脱发者似乎少一些。新冠后遗症有一定的自限性，大多数症状在新冠康复后会逐步消失，但有的缠绵难愈，超过半年者也有，中医药干预治疗显然有积极的意义。

1. 脱发

中医认为“发为血之余”，因为“精血同源”“肝肾同源”，还有清代王清任提出的血瘀脱发，所以治疗脱发大多以补益肝肾、养血填精，或凉血散风、活血祛瘀等，但这些治疗方法针对的脱发应该有一个慢性的过程，而新冠后的脱发却是急性脱落，数日内头发明显稀疏，用以上的治疗方法显然不相合拍。因为新冠属“寒湿疫”，病位在肺，疫病初犯，卫气被郁，开合失司，肺失宣降，而“肺主皮毛”，所以我们认为新冠并发急性脱发是因为肺失宣肃而致，肺失宣肃则毛发不固，余热未除则毛发失养，用新冠康复方健脾养肺、益气生津的基础上加桑白皮、侧柏叶以宣肺化痰、清热养发，大多数在半个月之内症状明显改善，有效率达 80%。

2. 味觉与嗅觉障碍

味觉与嗅觉障碍常同时出现，但往往味觉障碍先缓解，而嗅觉障碍顽固难愈。《黄帝内经》：“肺气通于鼻，肺和则鼻能知臭香矣；脾气通于口，脾和则口能知五谷矣。”这说明嗅觉与肺有关，味觉与脾相关，如果患者兼有肺脾气虚的表现，用新冠康复方健脾养肺、益气生津的基础上加桔梗以宣肺气，加石菖蒲以开九窍，多能获益；后期治疗嗅觉障碍的患者多兼有鼻炎而鼻塞流涕，用苍耳子散加清热燥湿、宣肺开窍治疗多能起效（详见医案篇疫病类病证医案）。但曾治一名患者第一次嗅觉消失用苍耳子散加减宣肺通窍治疗 5 剂症状消失，数月后再次发生用原方竟然无效，鼻腔通了但嗅觉一直不能恢复，且逾月未获寸功。考虑病毒感染引起的嗅神经损害与面神经炎发病机制相似，寒湿化热、酿湿成痰、痰随气上下、挟风阻络闭窍，试用牵正散为主方加减以豁痰通络，嗅觉才逐步恢复（详见“医案篇”中“疫病类病证医案”）。

3. 睡眠障碍

《黄帝内经·素问》“灵兰秘典论篇”：“心者，君主之官也，神明出焉。”《黄帝内经·素问》“宣明五气篇”：“五脏所藏：心藏神，肺藏魄，肝藏魂，脾藏意，肾藏志。”心为神明之脏，主宰精神意识思维及情志活动，心主血脉与藏神功能是密切相关。感染新冠后痰热壅盛，痰热内扰心神可致心烦不寐，黄连温胆汤可以起效；后期“邪之所凑，其气必虚”而致肺脾气虚，累及心脾两虚，心失所养而出现心悸怔忡、健忘失眠等。曾治一女性患者失眠10 余年，以小柴胡汤加减治疗症状消失并稳定 2 个月，新冠感染后症状再发，依原方治疗无效，改用归脾汤加安神定志丸而愈（详见“医案篇”下“疫病类病证医案”）。

古代关于瘟疫的记载最早出现于先秦时期，至《黄帝内经》概括出瘟疫“无问大小，病状相似”的特点，并强调了瘟疫的传染性。张仲景在《伤寒杂病论》言“建安纪年以来，犹未十稔，其死亡者，三分有二，伤寒十居其七。感往昔之沦丧，伤横夭之莫救，乃勤求古训，博采众方”。及至明清，瘟疫肆虐，吴又可的《温疫论》奠定了中医温病学的基础，创立了“戾气”病因学说，强调温疫与伤寒完全不同，明确指出“夫温疫之为病，非风、非寒、非暑、非湿，乃天地间别有一种异气所感”。清代叶天士、吴鞠通等医家都认为，温病是由温、暑、燥、湿等不同邪气自口鼻侵入人体所引起，首先犯肺而发病，叶氏创立了卫气营血辨证，而后吴氏创立了三焦辨证，在治疗上认为伤寒宜辛温解表，而温病则最忌辛温而用辛凉。著名老中医蒲辅周曾指出，“瘟疫实与四时温病不同，是杂气为病”。

在抗击疫情的过程中，中医药发挥了重大的作用，积累了大量经验，经过时间的验证也显现出中医药的优越性。但是因为气候条件、饮食习惯、医疗环境的不同和其他复杂因素，现代的疾病与古代也有所差异，我们要谨守中医基础理论，师古而不泥古，积极探索，传承创新，不断迎接新的挑战！

第二节　从痰瘀论治肾小球疾病

慢性肾小球肾炎（简称慢性肾炎），是我国的常见病、多发病，临床表现有水肿、高血压、蛋白尿及血尿等，但更多的是无症状或仅有乏力、尿常规检查蛋白尿阳性等表现。其病程较长，甚至病情隐匿，部分患者会出现不同程度的肾功能减退，最终可能出现终末期肾衰竭，严重威胁患者的身体健康。据黎磊石等报道，我国导致终末期肾衰竭的病因以肾小球疾病为主，占 54.4%。蛋白尿不仅反映肾小球损伤，而且与小管间质纤维化的发生和发展密切相关，是一个独立导致肾脏病变进展的主要因素。

从西医的角度来看，慢性肾炎是由于免疫复合物沉积于肾脏后导致肾小球选择滤过功能发生障碍，原本不可能漏出的蛋白和红细胞随尿液滤出，病理分型常分为微小病变、系膜增生、局灶硬化、膜性肾病等，晚期出现肾纤维化。应用激素及免疫抑制剂只能抑制免疫复合物沉积于肾脏时的炎症反应，减轻其免疫损伤，暂时消除蛋白尿，但不能根本上清除免疫复合物，更不可能改善肾纤维化，所以病情反复，难以痊愈。

中医自古有“百病皆由痰作祟”的说法，免疫复合物就是“痰”，以前所谓的“无形之痰”，从现代显微镜下是可见的“有形之痰”。顽痰不化，久病入络，先痰后瘀，循环反复，缠绵难愈。豁痰通络是治疗慢性肾小球肾炎的关键，在临床中也取得了较好的疗效。

一、慢性肾炎辨证分型标准的回顾

慢性肾炎是临床常见病之一，在发展中国家仍占导致发展成终末期肾衰竭患者的首位病因，严重影响社会稳定及人民健康。现代医学对于慢性肾炎的认识，虽然基础研究已较深入，但临床治疗仍不能尽如人意。中医对慢性肾炎的辨证研究已有 40 多年，先后 4 次制订了中医辨证分型的标准，从历次辨证分型标准来看，中医对慢性肾炎的病机认识经历了一个逐步深入的过程。

1965年，在重庆举办的“全国慢性肾炎中医座谈会”上所定的辨证分型特点是强调正虚，主要表现为脾肾阳虚，分为肾阳虚、肾阴虚、阴阳两虚3个证型。脾肾阳虚是慢性肾炎的主要病机，肾阴虚及阴阳两虚多是阳损及阴所致，这可能与当年肾炎多有较明显的水肿症状，从而表现为阳虚有关。

1977年，在北戴河举办的“全国肾炎座谈会”开始注意正虚和邪实两个方面。分型标准定为气虚型、阳虚型、阴虚型、湿热型及瘀血型。本次分型特点是认识到慢性肾炎标实的病机和证型，正虚之中提出了气虚的证型。表明中医对慢性肾炎的发病情况已有了早期发现，对本病的认识已得到了提高。

1983年，在昆明举办的“第一次全国中医肾病学术交流会议”将慢性肾炎分为3阶段共有10型，即水肿阶段的风水相搏型、水湿逗留型、水湿泛滥型，肾劳阶段的脾肾气虚型、肝肾阴虚型、肾气亏虚型、肾虚湿热型、肾虚瘀滞型，肾衰阶段的正虚邪实湿浊聚集型、肾元衰竭浊邪壅闭型。本次分型特点是分阶段，说明病势的转归，二是定性与定位相结合，可以提高用药的准确性。但本次分型将中医水肿等同于慢性肾炎肾功能正常者，对于无水肿的患者认识不足。

1986年，在南京举办的“全国中医肾病专题学术讨论会”通过了《慢性肾炎辨证分型试行方案》，该方案将其分为本证和标证。本证包括肺肾气虚、脾肾阳虚、肝肾阴虚及气阴两虚。标证有外感（风寒和风热）、水湿、湿热、瘀血、湿浊，并且强调指出，慢性肾炎的病机关键为本虚标实，每种正虚都可以兼夹邪实，或数种标邪，也可以以标实为主。此标准更加全面，更加切合临床实际，比较合理地解决了正虚与邪实之间的关系，但此种辨证分类对慢性肾炎的发生发展过程没有说明，在标邪的认识中仍未能全面概括。

二、痰的形成及致病特点

（一）痰的形成

《黄帝内经》“饮入于胃，游溢精气，上输于脾。脾气散精，上归于肺，通调水道，下输膀胱。水精四布，五经并行”，人体水液的正常输布与排泄，主要依靠肺、脾、肾的相互作用，并与三焦、膀胱的气化功能有密切联系。因为肺主一身之气，有治节、通调水道、下输膀胱的作用，如肺失宣降，津液不布，水道不利，就聚水而生痰饮；脾主运化，有化水输湿，布散水精的功能，如果脾失健运，水湿内生，可以凝聚生痰；肾主开合，有蒸化水液、通利小便的职责，如果肾阳不足，水液不得蒸化，也可停而化生痰饮；三焦为决渎之官，主疏通水道，如果三焦水道不利，津液失布，也能聚水生痰；膀胱为气化之腑，赖肾气而司排泄。由于各个脏腑各司其职，相互配合，保证了水液的正常代谢。

如果机体水液代谢障碍，或水谷精微不能正常转化，就可以形成水湿痰饮等病理产物。此外，痰饮的形成还与某些外感或内伤因素直接相关，如外感湿邪，留滞体内；火邪伤人，煎灼津液；食肥甘厚味，湿浊内生；七情内伤，气郁水停；血行瘀滞，水液不行；饮食不化等，也可导致痰饮的生成。这种病理产物一旦形成，就会作为一种新的致病因素作用于机体，使各脏腑组织器官的功能失调，从而引发各种复杂的病理变化。

水之为病，易泛溢体表而引起眼睑、头面、四肢、腹部或全身浮肿；饮之为病，多停于体内局部，随着病位及形症的不同，分为四饮：若饮停肠胃，脘腹坚满，胃中有振水声，呕吐清涎，或肠间辘辘有声者为痰饮；流于胁下，胸胁胀满，咳唾引痛者为悬饮；溢于肢体，身体沉重，肢体浮肿者为溢饮；支撑胸肺，咳逆喘满不得卧，痰吐白沫量多者为支饮。总之，水邪质地清澈澄明，多溢于体表；饮邪较水邪稍稠，质地仍清稀，饮多在脏腑组织的间隙或疏松部位停留。

湿邪，形质不如水、饮、痰明显、多呈弥散状态布散全身，可以说湿是无形的，湿的形成可因为外感湿邪，特别是暑常挟湿，也可以是脾失健运导致水湿内停；致病时容易困阻脾土，一般无明显的异形异物，但其分泌物、排泄物量多黏浊，头重如裹或四肢酸重，病程缠绵持久。

痰质地稠浊，可以因为“水停成饮，饮凝成痰”，也可以“湿郁化热、酿湿成痰”，痰的形成可以归纳为“从无形到有形、从弥漫到聚集、从清稀到浓稠”，积水为饮，饮凝为痰。

总之，水湿痰饮都属于阴邪，虽有区别，但也有一定的联系。从形态看，水饮痰有形，而湿无形；从质地上看，水属清液，饮为稀涎，湿性黏滞，痰多厚浊。但很多情况下水湿痰饮又难以截然分开而常相提并论。四者源出一体，又每可相互转化，故中医历来有“积水不散，留而为饮”“积饮不散，亦能变痰”“痰从阴化为饮，饮从阳化为痰”“水泛为痰”“痰化为水”“积湿生痰”等论述，指明了痰、饮、水、湿相互之间的联系及转变。

（二）痰的致病特点

痰一旦形成，可随身体之气上下窜行，从表里的皮肉筋骨，到内里的经络脏腑，痰之为病，无处不到，全身每处都能到达，且致病范围广泛，症状变化多端。

1. 阻滞气血的运行

痰可随气流行，或停滞于经脉，或停滞于脏腑，阻滞气机，妨碍血行。如果痰流注于经脉，就会导致经络气机阻滞，气血运行不畅，出现肢体麻木、屈伸不利，甚至半身不遂，或形成瘰疬痰核、阴疽流注等。若痰留滞于脏腑，会阻滞脏腑气机，使脏腑气机失常。如痰湿壅肺，肺气失于宣降，则见胸闷气短、咳嗽吐痰等；痰湿停胃，胃失于和降，则见恶心呕吐等；痰浊痹阻心脉，血气运行不畅，可见胸闷心痛等。

2. 影响水液代谢

痰本为水液代谢失常的病理产物，但是痰一旦形成之后，可作为一种继发性致病因素反过来作用于人体，进一步影响肺、脾、肾等脏腑的功能活动，影响水液代谢。如痰湿困脾，脾气不升，导致水湿不运；痰浊壅肺，肺气宣降失职，导致水液不布；痰饮停滞下焦，影响肾气的蒸化，可导致水液停蓄。所以，痰致病能影响人体水液的输布与排泄，使水液进一步停留于体内，加重水液代谢障碍。

3. 容易蒙蔽心神

痰为浊物，而心神性清净。所以痰之为病，随气上逆，尤易蒙蔽清窍，扰乱心神，使心神活动失常，出现头晕目眩、精神不振等症，或者痰浊上犯，与风、火相合，蒙蔽心窍，扰乱神明，以至出现神昏谵妄，或引起癫、狂、痫等。

4. 致病广泛，变幻多端

痰饮随气流行，内而五脏六腑，外而四肢百骸、肌肤腠理，可停滞而导致多种疾病。由于致病面广，发病部位不一，且又易于兼邪致病，因而在临床上形成的病症繁多，症状表现十分复杂，故有“百病皆生于痰”之说。痰饮停滞于体内，其病变的发展，可伤阳化寒，可郁而化火，可挟风、挟热，可化燥伤阴，可上犯清窍，可下注足膝，且病势缠绵，病程较长。

三、瘀的形成及致病特点

“瘀血”最早见于《金匮要略》，大致和《黄帝内经》里的“恶血、留血、血枯、凝血、着血、衃血”相当，按照《说文解字》的解释：“瘀，积血也。”所谓的瘀血，是血行滞缓或凝结体内的病理产物，已经不是机体正常的营血。可分为如下几种：①离经之血，蓄积脏腑体腔或经络腠理之间或排出体外。②指瘀血宿积脏腑经络形成的肿块。③营血受邪而变为污秽，或为血脉肌肉坏死组织，血行涩滞迟缓，血脉不畅。

（一）瘀血的形成

血与气，是人体生命活动中两种最基本的物质，血行脉中，周流全身，赖气的推动固摄。所以，凡能影响气之运行致其升降出入失常者，亦可有碍于血。因于推动无力，则血行迟滞；因于固摄失权，则血溢脉外，皆可形成瘀血。

血是人体生命活动的物质基础，其统摄、生化于脾，总统于心，藏受于肝，宣布于肺，施泄于肾，与五脏皆相关联，故脏腑功能失调，都能导致血行障碍，形成瘀血。

（二）瘀血形成的病因病机

1. 气虚

《黄帝内经》说“气为血之帅”，《濒湖脉诀》也说“脉不自行，随气而至”。气有推动、固摄、温煦、卫外、气化等功能作用。卫护于外，免受外邪袭扰；温煦于里，促进气化的正常进行；推动固摄，相反相成，使血行于经脉之内而不致外溢。当气虚之时，脏腑衰弱，卫护无力，外邪乘虚而入，影响脏腑，阻滞气机，可致瘀血；血不得温煦而凝滞，或推动无力而迟缓，或固摄无权而外溢，皆可形成瘀血。

2. 气滞

外邪闭阻，或情志郁结，造成气机阻溢，影响血液正常运行，停滞不畅，则停蓄成瘀。“气行则血行，气滞则血瘀”，正此之谓。

3. 寒凝

《金匮要略》“妇人杂病脉证并治”说“血寒积结，胞门寒伤，经络凝坚”。寒为阴邪，具有凝滞收引之性。血液得温则行，遇寒则凝。外感寒邪或阴寒内盛，一方面，阳气受损，失去温煦推动之功能，致血运不畅而成瘀血；另一方面，又因感寒之后，血脉缩拘急，促进或加重瘀血。

4. 热结

外感温热或脏腑郁发，热结在里，煎熬津血，血液黏滞不畅而成瘀。或因血热互结，灼伤脉络，血溢脉外，停蓄脏腑组织之间而成瘀。

5. 津亏

津血同源，血的正常运行，除赖气的推动，尚需津液运载。“血犹舟也，津液水也，水津充沛，舟才能行。”化源不足和耗损过多，是造成津液不足的两个方面。津液亏耗，不能载血，血行不畅而瘀塞成瘀。

6. 外伤

各种外伤，如跌仆、金刃、虫兽所伤、负重过度等，或外伤肌肤，或内伤脏腑，使血离经脉，停留体内，不能及时消散或排出体外，或血液运行不畅，从而形成瘀血。

7. 七情

《黄帝内经·灵枢》“举痛论”：“怒则气上，喜则气缓，悲则气消，恐则气下……惊则气乱……思则气结。”所说的基本都和瘀血有关。七情过激，血之与气，并走于上，损伤脉络；或因气机郁滞，气滞血瘀；或因五志化火，煎灼津液，津亏而致瘀血。

8. 痰浊

水不利则病血，血不利则病水。瘀血、痰浊都是疾病过程中形成的病理产物，二者成因不同，但形成之后，往往相互影响，既可因瘀致痰，亦可因痰致瘀。因痰致瘀基本病机仍为阻滞，或因阻滞气机影响血运，或因直接阻滞脉络，也可在致病之因的基础上形成瘀血。

9. 经水致瘀

胞脉阻滞可致经水运行不利。《金匮要略》“水气病”所说的“经为血，血不利则为水”，指的就是经血瘀阻。

10. 产后瘀血

根据产后多虚、多瘀的特点，由于生产时难免有创伤，导致营血外溢，经脉不畅而成瘀血。

11. 治疗不当

治疗出血证，不究根源，专事止涩，或过用误用寒凉、致使离经之血凝而不得温化，未离经之血郁而不畅，均可导致瘀血。

综上所述，瘀血的形成主要有两个方面：一是由于气虚、气滞、血寒、血热、情志等内伤因素，导致气血功能失调而形成瘀血；二是由于各处外伤或内出血等损伤因素，直接形成瘀血。

（三）瘀血的致病特点

瘀血，是在疾病过程中受各种因素影响而形成的，形成之后，即会影响全身或局部的血液循行，产生疼痛、出血，或使经脉瘀塞不通而发生癥积，亦可因“瘀血不去，新血不生”而成为进一步引起其他疾病的原因。因此，瘀血既是病理产物，又是一种继发性的致病因素。经脉内连脏腑，外络肢节，遍布全身。血行脉中，循环不息，人体各脏腑组织都有瘀血为患的可能，因此决定了瘀血致病具有影响部位广泛，症状复杂多变的特点。其致病特点如下。

1. 影响气机

瘀血形成之后，不但会失去正常的营养濡润作用，而且会阻滞于局部，影响气血运行，出现经络阻滞、气机失调、血运不畅的各种病理变化。

2. 阻塞经脉

指血瘀经脉而致血运不畅或血行停滞。经脉阻塞之后，血液不能正常运行，受阻部位得不到血液的濡养，组织失营，出现疼痛，甚则坏死等病变。

3. 易生险证

此指瘀阻脏腑。如瘀阻于肺、瘀阻于心、瘀阻于脑、瘀阻于肠等。

瘀血形成之后，因瘀阻部位不同，症状表现极为复杂，但常常具有特征性的表现，其共同特征如下。

（1）疼痛：因经脉阻滞和组织失营而致。疼痛的特点为刺痛，痛处固定、拒按、夜间加重，或久痛不愈、反复发作。

（2）肿块：由血瘀经脉、脏腑及组织之间，或外伤而致。局部可见青紫肿胀，瘀积脏腑可形成癥积，按之有块，固定不移。

（3）出血：因瘀血阻滞，经脉不畅，血溢脉外而见出血，血色多呈紫暗，如因瘀而致的崩漏下血等。

（4）紫绀：面部、爪甲、肌肤、口唇青紫。

（5）舌象：舌质紫暗，或有瘀点瘀斑，或舌下静脉曲张等，是瘀血最常见最敏感的特征。

（6）脉：细涩、沉弦或结代。

此外，面色黧黑，肌肤甲错，皮肤紫癜，精神神经症状等也较为多见。

四、痰、瘀在慢性肾病中的致病机制

慢性肾小球肾炎的发生主要是外邪伤及日久，或者因为房室劳倦所伤导致脏腑功能失调。由于风、寒、湿、热等邪气侵袭或饮食酒色、劳倦等因素的作用下，肺、脾、肾三脏的功能受到损伤，进而导致人体正常的水液代谢产生紊乱，水液精津失布而成，所以慢性肾病最常见的症状就是水肿；水液代谢异常，“积饮不散，亦能变痰”“饮从阳化为痰”，水液停聚体内形成痰浊，痰一旦形成，可随身体之气上下窜行，无处不到，从而阻滞局部经络脉道，血行不畅，血液停滞凝而成瘀，而瘀血作为病理产物又成为新的致病因素，又会导致局部津液、气血运行阻滞，痰浊与瘀血可相互转化、胶结，痰瘀互结，进而导致脾虚失摄，肾虚不固，精微外泄，循环反复，缠绵难愈。

故慢性肾炎的病理特点总属本虚标实，本虚最常累及肺、脾、肾，本虚作为其发病的关键，其最主要表现为脾肾亏虚。《医学纂要》中记载：“夫痰即水也，其本在肾，其标在脾。”说明痰饮皆由体内正常津液所化，津液输布代谢正常，则不会出现痰饮水湿病理产物，津液输布与代谢异常，痰饮水湿内生，其原因与脾肾功能失常有关；《诸病源候论》指出：“水病者，由肾脾俱虚故也……故水气盈溢，渗液皮肤，流遍四肢，所以通身肿也。”指出脾肾虚弱，水液代谢失常，则水液泛溢肌肤，身体肿满而发为水肿。脾主运化水湿，脾脏健运，水湿得以运化；肾主水，主司脏腑气化，肾的气化功能正常，则津液可输布代谢。

其标实则概之外感、水湿、湿热、血瘀、痰浊诸邪，导致其慢性化的原因就是痰瘀。唐容川在《血证论》中也指出：“病血者未尝不病水，病水者亦未尝不病血也。”“血积既久，亦能化为痰水。”指出瘀血停积日久，可导致痰浊的出现；瘀血与痰浊可相互转化，痰瘀互结，使疾病病程日久，难治难愈，故在临床治疗时，化痰浊与祛瘀血之治法应协调并重，化痰祛瘀之法并用。

五、现代研究

现代研究表明，慢性肾小球疾病是由于免疫复合物沉积于肾脏后导致肾小球选择滤过功能发生障碍，原本不可能漏出的蛋白和红细胞随尿液滤出，病理分型常分为微小病变、系膜增生、局灶硬化、膜性肾病等，晚期出现肾纤维化，而附着于肾小球表面的免疫复合物可视为中医学的无形之痰，其被不断发展的现代检查、检验技术所发现。

吴松鹰等通过临床调查表明：痰浊、肾虚、瘀血是血脂代谢紊乱较重要的易患因素组合。孙刚等对痰浊证型与非痰浊证型患者糖、脂等代谢指标进行检测：结果发现痰浊证型中胆固醇、甘油三酯以及纤维蛋白原明显升高。因此痰证与血脂升高有密切的关系。氧自由基是体内代谢积累下来的“痰浊”，自由基被清除的时间、数量以及它吸附于细胞壁上的时间和能力、数量多少，都能反映出一个人体内“痰浊”的多少以及药物化痰降浊能力的高低。研究表明：痰证患者体内超氧化物歧化酶（SOD）下降、脂质过氧化物（LPO） 升高及丙二醛（MDA）升高，化痰治疗可使上述指标恢复正常。因此，体内自由基代谢与痰证关系密切。而脂质异常、氧自由基聚集及超氧化物歧化酶下降等也正是慢性肾小球肾炎发病过程中所有出现的，这也是慢性肾炎患者存在痰证的现代依据。

此外，现代医学通过电镜和免疫荧光检查证实，慢性肾小球肾炎患者存在着血液黏度增高及微循环和红细胞凝集的现象。

六、豁痰通络法治疗慢性肾小球疾病

慢性肾小球疾病早期可因风、因湿、因热、因毒而致，可予疏风利水、清热解毒、利湿通淋治疗，湿浊热毒的缠绵不解，也是肾病慢性化的一个原因，临床上经常有慢性隐匿性炎症病灶的持续存在，导致肾小球疾病的缠绵反复，清热解毒或西医的抗感染可以改善这类肾病的预后。到了中晚期患病日久，皆因顽痰不化，久病入络，先痰后瘀，所以治疗上就应用豁痰通络法，顽痰得化，经络通畅，气血调和，顽症可除，豁痰通络中应采用多味虫类药，虫类走窜，入络搜剔，具有攻冲之性，善入细微孔隙之处，对于痰瘀阻络、正虚邪深之痼疾，具有活血化瘀、涤痰通络的作用。白剑峰在长期的临床中自拟“豁痰通络汤”治疗慢性肾小球疾病，取得满意的疗效（详见医案篇肾系病证医案），兹介绍如下。

药物组成：生黄芪 30g，皂角刺 10g，白芥子 6g，僵蚕 10g，川芎 10g，牛膝 15g，泽兰 10g，丹参 15g，王不留行 10g，赤芍药 10g，生甘草 5g。

加减法：脾虚明显者加党参、白术；蛋白尿明显者加金樱子、芡实；兼有尿血者加黑蒲黄、生茜草。

分析：《丹溪心法》云“善治痰者，不治痰而治气。气顺则一身之津液亦随气而顺矣”。肺主气而布津液，肺气虚不能布散津液，则必生痰浊；脾主运化，运化无力则痰浊内生。痰随气行、亦随气化、气足则津化，气衰则津停而痰湿生。方中重用生黄芪，归肺脾经，善补肺气以固表、补脾气以升阳，且气为血之帅，气行则血行，益气有利于化痰通络。牛膝性善下行，能补益肝肾、祛瘀通经，泽兰活血破瘀，行气通经行水消肿，牛膝配泽兰能利腰膝间死血；“一味丹参功同四物”，丹参具有养血活血、通经止痛的作用；王不留行走而不守、善行血脉，又能行水，赤芍药能清血分实热，散瘀血留滞；甘草调和诸药。此外，方中剔顽痰、化瘀结的皂角刺、白芥子、僵蚕分别阐述如下。

1. 皂角刺

皂角刺又名皂刺、皂针、天丁，性温，味辛，归肝、肺、胃经，《本草崇原》：“去风化痰，败毒攻毒。定小儿惊风发搐，攻痘疮起发，化毒成浆。”其性极锐利，能迅速直达病所，具有搜风托毒、化痰排脓之功效，是临床上常用的一种温化寒痰药物。现代医学研究发现，皂角刺具有良好的抑菌、抗炎、抗氧化、免疫调节、抑制静脉血管内皮细胞增殖的作用，而慢性肾病发病过程中出现的炎症反应、免疫系统异常、肾脏血管内膜增生、氧化反应等，正与皂角刺的治疗作用相吻合。

2. 白芥子

白芥子辛温，利气豁痰，通络止痛，消肿辟恶。《本草纲目》记载其“利气豁痰，除寒暖中，散肿止痛。治喘嗽反胃痹木脚气，筋骨腰节诸痛”。《药性解》言：“其可消痃癖，辟鬼邪，驱疰气，除皮里膜外痰涎。”《本草经疏》说它“搜剔内外痰结，及寒痰、冷涎壅塞者有殊功”，明末贾所学在其著作《药品化义》“专开痰结，痰属热者能解，属寒者能散。痰在皮里膜外，非此不达；在四肢两肋，非此不通”。《本草求真》也提出“白芥子内外宣通，而无阻隔留滞之弊”，白芥子消痰虽然被誉为“无处不尽消”，不但善消有形之痰，更消无形之痰，“消皮里膜外之痰”意思是能消散一些络脉、角落、偏僻之处的痰浊，所以更善于祛除阻滞于经络中的无形之痰。

此外，《药鉴》中说：“味大辛，气温……尤能祛辟冷气，解肌发汗，消痰癖疟痞，除胀满极速。因其味厚气轻，故开导虽速而不甚耗气。”又如《本草新编》所言：“消痰之药，或安肺而不安胃，或安胃而不安肺，总不如白芥子之能安五脏也。”白芥子独特的味厚气轻之性，使其药力宏厚，作用迅速，可达到化痰而不伤正的目的，使邪去而无损五脏之气。慢性肾小球疾病为本虚标实之证，白芥子寓补于消安五脏，正符合慢性肾病之病机。

3. 僵蚕

僵蚕，辛咸平，《神农本草经》：“主小儿惊痫夜啼”，《本草纲目》：“僵蚕，蚕之病风者也。治风化痰，散结行经，所谓因其气相感，而以意使之者也”“散风痰结核，瘰疬，头风……痰疟癥结，妇人乳汁不通”。僵蚕僵而不腐，得清化之气，故能治风化痰，散结行经而散相火逆结之痰；该药具有祛风止痉、化痰散结的作用，常与川芎配对消除蛋白尿，赵氏治疗肾病的肾络通也包含此药对。

白芥子—皂角刺—白僵蚕为治疗入络之顽痰的常用中药组合。其中白芥子以化痰为主，皂角刺搜风化痰、直达病所，僵蚕有入络搜剔、化痰散结之功效，不仅对痰阻肾络之肾病，对多种痹痛和一些属于痰阻脉络的神经性病变也有良好的治疗效果。

第三节 从痰瘀论治中风后麻木

中风，现代医学称为脑卒中，是指脑部血液循环障碍引起脑组织缺血缺氧而造成的局灶性神经功能缺损的急性脑血管意外事件。根据病因可划分为缺血性卒中和出血性卒中。我国脑血管病是严重影响国民寿命、致残的病因。中风并发症治愈率仍不高，留下不同类型的后遗症状，例如偏瘫、感觉障碍、失语、痴呆等神经传导通路损害的病症，其中躯体感觉障碍占45%~80% 。中风后麻木为最常见的一种躯体感觉障碍，给患者的身心带来困扰，严重者出现焦虑、抑郁等精神障碍，影响患者正常工作及生活。因此，寻找中风后麻木治疗的有效方案，减轻患者的痛苦，是我们临床工作的重中之重。

脑卒中后感觉障碍为感觉传导通路遭到破坏所致，大多与脊髓丘脑束受损有关。其药物治疗多在脑卒中指南治疗基础上选用营养神经、促神经生长因子等药物对症治疗，也可加用传统的抗抑郁药，或者用于控制癫痫发作的药物如加巴喷丁、普瑞巴林等，但往往治疗效果不佳。临床上非药物治疗以康复训练为主，但是单纯感觉障碍，康复手段少，疗效差。因此，应用当前治疗方案，疗效欠佳，尤其是顽固性麻木，伴有焦虑不适感的患者，单纯使用药物治疗及康复训练很难达到理想疗效，难以有效控制疾病。

在临床中积极探索中风后麻木的中医辨治，发现常规的养血祛风和益气活血对症状的改善效果有限，如果把“血栓”当作一种“顽痰”，痰随气上下，无处不到，轻者在头则眩，重者痰瘀互结，蒙闭清窍；而头为“诸阳之会”，《黄帝内经》：“十二经脉，三百六十五络，其血气皆上于面而走空窍。”《医易一理》认为“脑者人身之大主，又曰元神之府”，“脑气筋人五官脏腑，以司视听言动”，“人身能知觉运动，及能记忆古今，应对万物者，无非脑之权也”。清窍蒙闭，元神失司，经络气血逆乱，则产生肢体局部的不仁与不用。所以，白剑峰认为，用痰瘀蒙窍来解释中风后的肢体麻木比较恰当，“豁痰、开窍、通络”为中风后肢体麻木的临床治疗带来新的思路。

一、历代中医对中风后麻木的认识和治疗进展

（一）对中风后麻木的认识

祖国医学对本症尚无明确的命名，但对“不仁”的记录《黄帝内经》就有。《黄帝内经·灵枢》“刺节真邪”：“虚邪偏客于身半，其入深，内居营卫……发为偏枯。”《黄帝内经·素问》“逆调论篇”：“荣气虚，卫气实也。荣气虚则不仁。卫气虚则不用。荣卫俱虚，则不仁且不用。”《黄帝内经·素问》“痹论篇”：“痛者，寒气多也，有寒故痛也。其不痛不仁者，病久入深，荣卫之行涩，经络时疏，故不通；皮肤不营，故为不仁。”“痹在于骨则重，在于脉则血凝而不流，在于筋则屈不伸，在于肉则不仁，在于皮则寒，故具此五者，则不痛也。”不痛但是麻木的，是因为病久了，邪气较深，荣卫二气不通畅，皮肤没有血气的滋养，所以感觉不到疼痛，出现麻木的情况。

李东垣曰“麻木乃气不行”，提出了由于气之不行而发为麻木的观点。朱丹溪在《丹溪心法·中风》一书中明确阐述气虚痰盛是导致“四肢麻木不仁”的主要原因。汪机提出“气虚不能导血作麻木者”的论断。林佩琴就麻木的正虚病因有了更为详细和完善的观点，具体详述了不同类型的气之不行（卫气、肺气、营气）所引起的不同症状，并且给出了各自对应的诊疗方法，完善了朱丹溪、李东垣提出的由气虚痰盛、麻木乃气不行导致麻木的说法。清代王清任在众多前辈医家学派中特立独行，在《医林改错》一书中主要专注于阐述“瘀血”对麻木的影响。随着时代的变迁，中医对中风后麻木的认识不断在发展，其病因病机大致可总结为年老体弱，或久病气血亏损，或劳倦内伤烦劳过度，伤耗阴精，加之感受风、寒、暑、湿等邪气，脏腑功能失调，内生痰、瘀邪气，营卫运行不畅，阻滞经络而发偏身麻木。

（二）对中风后麻木的治疗

早在秦汉时期，祖国医学采用中药汤剂治疗中风后麻木症状，《金匮要略》“血痹虚劳病脉证并治”：“血痹阴阳俱微，寸口关上微，尺中小紧，外证身体不仁，如风痹状，黄芪桂枝五物汤主之。”《灵兰秘典》提出“神效黄芪汤”

治疗“半身麻木”。明代秦景明在《症因脉治》“中风总论”提出“羌活连翘续命汤”治疗“指节挛痛，麻木不仁”。清代李用粹认为气血虚衰，痰凝可致麻木，并在“神效黄芪汤”补益气血治疗的基础上增加钩藤、竹沥及姜汁等化痰涎治疗此病，与此同时期的喻昌以“气虚则麻”立论，治以“人参补气汤”。

王新志教授认为麻木患者多生郁，郁易气滞化热，久则生瘀，肌肤失养，麻木生，故以“疏肝清热通络”立论治疗中风后麻木，早期柴胡疏肝散加减，中、晚期丹栀逍遥散加减，取得满意疗效，为今后从肝论治中风后麻木提供了新思路。

戚艳认为中药熏蒸疗法对中风后肢体麻木患者具有祛风湿、温经络、行气血等作用，故选用黄芪桂枝五物汤中药熏蒸治疗与常规疗法对比，有效率达96.25%，高于常规组90%，提示黄芪桂枝五物汤熏蒸疗法能够有效改善中风后肢体麻木患者局部血液循环。

秦周顺等认为中风后偏身肢体麻木是由于气血亏虚，外邪趁虚而入，而致血脉痹阻，并以温阳行痹、活血通络为治法，故治以中药汤剂黄芪桂枝五物汤加减与中成药复方丹参片比较，总有效率达86.7%，高于对照组66.7%，提示黄芪桂枝五物汤能够很好地改善中风后偏侧肢体麻木症状。王媞等以补气养血，温阳通络法为卒中后肢体麻木正治，故方选补阳还五汤，总有效率达95.2%，提示补阳还五汤能够有效治疗丘脑梗死后肢体麻木。

杨阿根等认为中风肢体麻木是肢体不遂，久之气滞、血瘀、痰湿互结所致，故采用身痛逐瘀汤配合西药治疗与单纯西药治疗对照，总治愈率达96.0%，高于对照组91.1%，提示身痛逐瘀汤加减治疗中风肢体麻木疗效确切。

中医治疗具有便利性、毒副作用小、经济有效等特点，诸多医家各自提出自己的观点治疗中风后麻木，发挥中医药优势，为我们临床提供了一定帮助。

二、“痰瘀”贯穿了中风麻木始终

中风是以卒然昏仆、不省人事，伴口眼㖞斜，半身不遂，语言不利，或不经昏仆而仅以㖞僻不遂为主症的常见病、多发病，相当于现代医学的急性脑血管病，包括急性缺血性脑血管病、短暂脑缺血发作、急性脑梗死、原发性脑出血、蛛网膜下腔出血等。病机“不外虚、火、风、痰、气、血六端”，气血逆乱，产生风火痰瘀，导致脑脉闭阻或血溢脉外而致病。痰是中风病整个病程中的基本病机，食饮不节，过食肥甘，是痰浊形成的重要病因。合理膳食是预防中风的基本环节，在中风急性期及时采取祛痰为主或配合祛痰方法治疗是降低病死率、减轻致残率的重要措施，也是近年来中风病研究的重要课题之一。

（一）脾为生痰之源

脾主运化，不止运化食物也运化水液，水液的上腾下达，都依赖于脾气的枢转，只有脾运化水液功能发挥正常，水精四布，才没有痰饮水湿的停聚。思虑耗神，久居湿地，淋雨涉水，嗜食肥甘厚味、生冷油腻之物都能伤脾而使其运化功能减弱，造成水湿内停，凝结成痰。反之，脾受痰湿之困，恶性循环，脾越虚，痰越多。

（二）痰因于食，因食致痰

痰为水液代谢障碍所致病理产物之稠浊者。正常生理情况下，水液的化生、输布、代谢，在肺、脾、肾、三焦等相互作用下维持协调平衡，当病因如六淫、饮食、七情等影响脏腑致功能失调，则水液停而为痰，凝而为饮，且痰与饮同源，饮聚每易成痰。强调饮食不节致痰者，经文多有所述，正如《黄帝内经·素问》“通评虚实论篇”“……仆击、偏枯……肥贵人则高粱之疾也”。《金匮要略心典》说“谷入胃而不能散其精，则化而为痰，水入脾而不能散其气，则凝而为饮，其平素饮食所化之精津，凝结而不布，则为痰饮”。《临证指南医案》更直接指出：“饮食变痰。”

有人对数百例饮食不当营养过剩致肥胖者的中医体质进行调查，强调肥胖者的体质为痰湿型，随着肥胖程度的加重，痰湿型体质的发病率亦增高。随着人们物质生活水平的提高，饮食不节作为致痰之因即“痰因于食，因食生痰”日益突出。痰之为病，非常广泛，据其特异症状、生成原因不同，在性质上有寒、热、燥、湿、风之分，致中风者，多为风痰、湿痰、热痰（或痰火）。如

《景岳全书》“厥逆篇”：“所谓猝倒，暴仆之中风，亦即痰火上壅之中风。”《临证指南医案》“中风”：“风阳上僭，痰火阻窍，神志不清。”《医经溯洄集》“中风辨”：“中风者，若肥盛则间有之，亦是形盛气衰而如此。”“因于湿者，类中风。”此湿者，当为湿痰。以上说明痰邪蒙蔽清窍，横窜经络，可致神志不清等症状的中风。《丹溪心法》也指出：“半身不遂，大率多痰。”强调了“风因于痰，因痰生风”。

尽管“痰因于食，风因于痰，因食生痰，因痰生风”，食、痰、风内在密切联系，是中风的不同环节，但痰应视为直接的中心环节，是其基本实质的病理产物。

（三）风因于痰，因痰致风

中风患者多有高脂血症、脑动脉粥样硬化也可佐证食、痰、风的关系。现代中医临床认为，高脂血症为血中之痰浊，痰浊是高脂血症整个病程中的基本病机。有学者认为，脂质代谢紊乱，过氧化脂质对血管内皮的损伤导致动脉粥样化，其病理与中医的痰浊密切相关。首先，脑动脉粥样硬化是与脂质代谢有关的疾病，胆固醇等脂质沉着于动脉内膜，形成粥糜样硬化斑块，进而损伤血管内膜，激活整个凝血系统，遂引血液凝固致脑血栓形成；若病变部位形成小动脉瘤，当血压突然升高，可致脑动脉瘤突然破裂而发生脑出血。不难看出，脑动脉粥样硬化易发展成中风。其次，动脉粥样硬化的基本病理产物脂质与中医之痰似有某种特异对应关系。近年来，关于痰的物质基础研究较多，认识较统一并被广泛接受的痰的物质基础主要有血胆固醇、甘油三酯、低密度脂蛋白升高等，从陈氏等所治高脂血症从痰浊或痰湿内蕴入手疗效较快、较好看，就说明这一点。既然治痰可使血脂降低，从致病性角度推论，血脂可以理解中医之“痰”。再从高脂血症、动脉粥样硬化的形成看，过食肥甘厚味又为其重要原因，因为“食物中胆固醇含量较高的地区，人群中血液胆固醇较高，动脉粥样硬化症发病率也较高；用胆固醇喂养家兔、猴等动物，能引起实验性动脉粥样硬化”。可见，饮食不节—高脂血症、动脉粥样硬化症—中风的病理过程，是因食致痰、因痰致风的过程。据痰与风的内在联系，在阐述中风的病因病机时，诸多临床工作者日益重视和强调痰在中风发病中的重要作用。邵念方等认为：痰、火、风、虚、瘀是中风的基本证候，通过对600例患者的动态观察，发现中风初期以痰、火、风、瘀为主，中经络以痰、瘀、风多见，中脏腑以痰、火、风为主。提出了痰是中风致病的首要因素。李爱中等通过对600例患者的观察，认为中风舌象变化是痰、火、风、瘀、虚几种病因病机的反映，其中初期以痰热壅盛为主，极期以痰火互结，熏灼舌络为主。徐向青等认为：出血性中风急性期以风、痰、火（热）为主，恢复期则以风、痰、瘀为主；而缺血性中风，不论急性期或恢复期，均以风、痰、瘀为主。上述结论均表明无论出血性中风或缺血性中风，其病程各个阶段均与痰有关。

（四）中风因痰瘀阻络、清窍蒙闭

另外，从病机六端中的病理产物痰和血（即瘀血）的关系看，痰还能致瘀。如前所述，血液黏稠度增高，纤溶酶活性降低，血小板聚集性增高的高脂血症，易致血流缓慢或血栓形成而为瘀，治宜从痰而取效，正好反证了痰易致瘀之理。又如北京中医药大学附属第一医院发现："苔黄腻者，血小板聚集性百分率明显增高，表明痰热与血小板聚集性似有一定关系。"揭示了痰与瘀的密切关系，故治疗中风化瘀每兼祛痰。

痰瘀阻络、清窍蒙闭是导致中风的关键病机，急性期多用化痰祛瘀类方，慢性期多有肝肾亏虚，宜用固本祛邪类方，且全程应注意健脾化痰、痰瘀同治。当人体的脏腑、经络功能失调，风、火、痰、瘀等病理因素随之而生，后互为因果导致气血逆乱，上冲于脑发为中风；其中缺血性中风是由于痰、瘀、浊毒阻滞脑络，出血性中风则是肝阳暴亢，上冲于脑，血溢脉外。总结其病机为肝肾气阴不足，痰瘀毒损脑髓。从以上内容可以看出，无论是关于中风患者相关证素的临床数据研究，还是现代医家对于中风病病因病机的理论思想，都表明"痰、瘀"贯穿中风疾病的全过程。

三、醒脑开窍治疗中风后麻木

（一）自拟“醒脑开痹汤”

组方：陈皮6g，法半夏10g，茯苓15g，制南星6g，石菖蒲10g，天麻10g，丹参15g，白附子6g，僵蚕10g，地龙10g，全蝎3g。

方以涤痰汤合牵正散化裁而成，涤痰汤涤痰开窍，主治中风痰迷心窍证；牵正散具有祛风化痰、通络止痉的作用，主治风痰阻于头面经络；天麻息风止痉，为息肝风之要药，地龙息风通络，丹参活血养血，诸药合用，活血与通络并行，祛风与化痰并重共奏化痰开窍、祛风止痉、活血通络之功，痰瘀疏通、脑窍苏醒、营卫调和、麻痹自除。临床中可以根据麻木病变部位选用不同的引经药，如上肢加用羌活、桑枝、葛根等，下肢加用牛膝、土鳖虫等，并适当选用藤类药。

（二）配合醒脑开窍针刺法加强开窍醒脑

醒脑开窍针刺法是石学敏院士根据自己多年的临床实践和教学实践提出的。在继承中医基础理论和结合现代医学理论的基础上，对中风病的总病机提出了“窍闭神匿，神不导气”的新观点。醒脑开窍针刺法广泛应用于治疗中风和中风后遗症、合并症，并取得良好的疗效。临床上应用“醒法”治疗中风有大量报道。郭威堂等应用醒脑开窍针刺法治疗脑梗死患者30例，研究发现，治疗后的总有效率为90%，表明值得临床推广应用。石学敏在9005例中风患者中应用醒脑开窍针刺法，研究结果提示，该法可有效改善患者的脑血流状态，减轻脑组织损伤，促进脑组织的康复。冯同忠的研究显示，应用醒脑开窍针刺法治疗中风的临床效果优于普通针刺法，该法对患者的肢体和语言功能有明显的改善作用，能降低致残率和促进恢复进程。

由于普通中草药难以通过血脑屏障起效，而针刺穴位特别是刺激神经可直达中枢系统，予以针刺开窍在临床中可以弥补中药起效慢之不足，中药也能弥补针刺疗效不能持续的短缺，两者交相呼应。白剑峰团队临床上常配合醒脑开窍针刺法加强开窍醒脑，活血补气。醒脑开窍针法选穴以督脉、阴经为主，并强调穴位刺激量的重要性。内关为八脉交汇穴之一，具有和阴阳、调血脉、调神明之效；三阴交属肾、肝、脾三经交汇穴，具有生髓益脑、补肾滋阴之效；水沟属督脉、手足阳明之会，具有醒脑开窍之效；尺泽、极泉、委中穴可通经气、调经络，改善机体阴阳平衡。现代研究显示，醒脑开窍针法可改善缺血区微血管系统形态及功能，拮抗自由基损伤，减少细胞凋亡，促进神经网络重建。醒脑开窍针法联合康复训练可发挥较好的协同作用，缩短康复治疗周期。痰瘀阻滞经络、气血运行失畅、筋脉失养。醒脑开窍手法通过一定的手法操作，使机体阳气隆盛、经气充盈，以此加强机体气血的运行，使经脉疏调、气血畅通、筋脉得养、肢体功能得以恢复。从现代医学角度讲，醒脑开窍针法作为一种强刺激手法可兴奋神经，使条件反射重新建立，从而达到肢体功能恢复的目的。

通过探索中风偏身麻木的病因，提出痰瘀阻络、清窍蒙闭、元神失司、经络气血逆乱的病机，并自拟“醒脑开痹汤”配合醒脑开窍针刺法治疗，临床中取得了一定的疗效，但因样本量不足，有待后续进一步研究。

第四节　消渴与糖尿病

西医认为，糖尿病是一种与遗传因素有关，同时又与多种环境因素相关联的全身性慢性内分泌疾病。病理机制是由于体内胰岛素的相对或绝对不足而引起的糖、脂肪、蛋白质的代谢紊乱。其病程绵长，若调治失宜，则容易并发多种急性合并症以及慢性神经和血管，乃至各个组织和器官的合并症。

糖尿病属于中医“消渴”的范畴，《黄帝内经》把本病分为 3 大期。1 期称为“脾瘅”，因过食肥美引起五谷之气溢甚形成，其病机是“五气之溢”，与糖尿病前期类似，包括糖耐量减低、空腹血糖升高、代谢失常综合征阶段。2 期称为“消渴”，因过食甘美，使甘甜之气过盛而上滋形成，其病机是“甘气上溢”，与 2 型糖尿病发病期类似。3 期称为“消瘅”，因消渴未能控制，复加恼怒之气上逆，即“怒则气上逆，胸中蓄积，血气逆留，宽皮充肌，血脉不行，转而为热”，其病机是“怒气上逆”，相当于糖尿病并发症期。以下主要讨论 2 期“消渴”的病因病机和治疗。

一、病因

（一）五脏柔弱，禀赋不足

脾瘅的发病不仅与饮食相关，还与先天体质因素有关，《黄帝内经·灵枢》“五变”曰：“五脏皆柔弱者，善病消瘅。”《黄帝内经·灵枢》“本脏”中也有关于五脏损伤易发展为消瘅的记载，说明消渴与五脏虚损均存在关联，在张志聪的《灵枢集注》注曰：“盖五脏主藏精者，五脏皆柔弱，则津液竭而善病消瘅矣。”结合《黄帝内经》中的论述及各派医家学者的注释可得知，素体先天禀赋不足及后天五脏之虚损，是引起消渴的内在因素，同时也是先决条件，这也为后世消渴的五脏六腑及三焦辨证提供了理论支撑。对于年老体弱患者，由于五脏功能衰退，易出现阴阳失调、阴液亏损，脾为太阴及阴中之长，故易伤及脾阴，又因老年人阴常不足，阴精耗伤，从而引发消渴。

（二）劳倦过度

《黄帝内经》云："有所劳倦，形气衰少，谷气不盛，上焦不行，胃气热，热气熏胸中故内热。"可见过度劳倦可使形体虚衰，导致中焦内热，发为消渴。除此之外，若房劳过度亦可损伤肾精，肾精不足导致虚火内生，同样与上述第一点五脏柔弱相关。由于脾虚导致水谷精微不能输布完全，水愈竭则虚火愈烈，反之水因虚火烈而愈竭，最终由于津液亏虚导致肺燥、食积而脾胃湿热、过劳而肾精亏虚等一系列病理变化，继而发为消渴。

（三）饮食不节

中满内热是脾瘅的核心病机，病理中心在肠胃。《黄帝内经·素问》"奇病论篇"云："此肥美之所发……转为消渴。"《黄帝内经·素问》"通评虚实论篇"曰："消瘅仆击，偏枯痿厥……则高粱之疾也。"《黄帝内经·素问》"腹中论篇"云："夫子数言热中消中……夫热中消中者，皆富贵人也。"不仅描述了肥胖型糖尿病由多食肥胖通过脾瘅转为消渴的疾病发展过程，提出了富贵人为该病的易感人群，同时也揭示了核心病机。在《黄帝内经·素问》"通评虚实论"中也有相应原文可得到论证；因为此类人群养尊处优，数食肥美之物，久坐不动而无消耗，导致形体丰腴，日久发病，此均在阐明饮食偏于厚腻可导致脾胃蕴结而中焦生热。

（四）情志失调

《黄帝内经·素问》"举痛论篇"曰："百病生于气也。"《黄帝内经·灵枢》"五变"曰："人之善病消瘅者，何以候之？少俞答曰……怒则气上逆，胸中蓄积，血气逆留，宽皮充肌，血脉不行，转而为热，热则消肌肤，故为消瘅。"由此可看出《黄帝内经》中认为消渴的发生还与心理因素有关。

（五）感受外邪

《黄帝内经·灵枢》"五变"曰："余闻百疾之始期也，必生于风雨寒暑……或为消瘅……奇邪淫溢，不可胜数。"指出外感六淫、四时之气均会影响消渴病的发生，即外邪也可导致消渴。

现代医学认为是遗传因素与环境因素综合作用，使人体胰岛素分泌缺陷和（或）作用缺陷，从而使血糖升高为主要表现的一种内分泌代谢性疾病。遗传因素的参与昭示着先天禀赋的不足，脏腑功能的柔弱。各种内外杂因导致气机失畅、气化失司，使脏腑功能失常，精不化气，三焦不利，元气通行受阻，气化障碍无以通行诸气、鼓舞脏腑功能；气血精液间转化、生成、利用障碍，使脏腑更加虚弱；代谢功能紊乱，精微物质不归正化，形成湿浊、痰凝、气滞、血瘀诸病理产物滞留于体内，进一步加重气机失畅、气化失司，最终均郁久而化热成消渴。

二、消渴的发展规律

（一）消渴早期以郁为主

消渴早期，气郁、食郁最早形成，进一步引起湿郁、痰郁，而后发展为热郁、血郁。而气郁的根本在肝失疏泄，食郁的根本在脾胃失健。消渴早期相当于现代医学所谓的空腹血糖受损或糖耐量异常期，以胰岛素抵抗为主。患者多有好食懒动的习惯，体形多肥胖，且无明显的消渴症状存在。把“郁”作为糖尿病前期的主要病机特征符合糖尿病的发病特点。

1. 肝失疏泄

肝的主要生理功能是主疏泄，即指肝具有疏通、畅达、宣泄的功能，其本质内涵是调畅气机。气机失畅，造成机体功能紊乱，从而引发疾病。清代黄元御有云：“消渴者，足厥阴之病也。”认为消渴病基本病理过程是由于肝失疏泄，气郁内结，久而化火，耗液伤津而成。饮食不节、情志失调可导致肝失调畅，进而引发消渴，并成为消渴病进一步发展的重要病机。

2. 脾胃失健

饮食不节，过食厚腻肥甘，过度饮酒及食用辛香燥烈之品，皆可使脾胃受伤，伤则消化转运失健，不仅不能运化津液以供养全身，而且还会导致饮食积滞于脾胃，久而生热，灼伤阴津，则阴津亏耗，阴亏则热又生，如此形成恶性循环。古人对脾失健运导致消渴病的发生与发展早有认识，《黄帝内经》所提及的“脾脆，善病消瘅”“口甘者为脾瘅，久食肥甘化热转为消瘅”。李东垣立脾胃论，认为脾胃衰可以引发百病，并认识到“脾气不足，津液不升，口渴欲饮”。在临床中大多数消渴病人“三多一少”症状并不明显，而常见倦怠乏力，食欲欠振，食后胃胀，舌质淡胖有齿痕，苔薄白或薄黄而腻，部分患者有大便溏薄，易出汗等，脾虚或兼有脾虚生湿、湿久郁热的表现。

（二）消渴发生期以热为主

这一阶段，由于食郁、气郁等郁滞积蕴，久而化生内热，内热充斥于体内，或郁滞在脾胃大小肠，或炎上在心肺，又或趋下以注肾与膀胱。胃热则消谷善饥；心肺热则口渴引饮；肠热则便秘难下；肝热则易怒口苦；肾及膀胱热则小便量多频下。消渴由此而发生。

（三）消渴发展期以虚为主

这是疾病的发展阶段，临床最为常见，病机也较为复杂。从其发展的进程来看，可以将其归纳为“燥热伤阴→气阴两虚→阴阳两虚”。从郁热阶段进入此阶段，郁而化热，热久积盛，燔灼阴津，阴津亏耗，内生燥热，燥热与阴虚互为因果，不断恶性循环。燥热伤肺，输布无力，一者导致水津直趋下行，故而尿量频多；二者津液上承无力，口失去润养，则渴而多饮。燥热伤胃，胃火炽盛则多食易饥易消。燥热伤脾，脾气被耗，脾阴不足，脾气虚则无力传输和摄纳水谷精微，任其下注膀胱，随小便而出，故小便味甘；肌肉缺乏水谷精微之濡养，故而形体消瘦。肾阴亏虚则虚火内生，火势上炎，至于中焦脾胃则结热而消谷，至于上焦心肺则烦渴而多饮。肾气不足，固摄纳藏无力，则精微随小便而出，故而多尿且味甜。津能载气，壮火食气，火盛则气衰，津亏则气耗，久则气阴两虚；病情继续发展，由阴及阳，由气亦可及阳，最终导致阴阳两虚。此阶段总以各种不足为其主要矛盾，主要表现于各脏腑的阴虚、气阴两虚、阴阳两虚。但其病机往往又多虚实夹杂，在以本虚为主的基础上，多夹杂热、湿、痰、瘀等。由于脾气失于健运，水饮聚而生湿；水谷精微不归正化，往往注于脉中，形成痰浊；气机失畅、燥热内灼、津液亏耗、气阴耗伤、阳虚寒凝等又皆能致瘀。综上所述，可见以虚为本，致使湿、热、痰、瘀等病理产物的产生，标本相互作用，共同促使消渴进一步发展。

（四）消渴后期以损为主

消渴发展至其后期阶段，由于本虚至极，其病理产物不能有效地得到祛除，各种病理产物之间相互作用，日久则入络，造成脉络损伤，脏腑损害，变证丛生。据消渴的现代研究，这一时期的根本在于脉络受损，其脉损则为大血管病变，络损为微血管病变，多发生在各脏腑官窍以及肢体末节，其损害面广，程度严重，是造成消渴高致残率和高死亡率的直接原因。对于此期的病情发展机制大致可以概括为“浊毒蕴结→痰瘀内阻→络损脉伤→脏腑损害”。

人体是以五脏为中心，并通过经络联络脏腑、四肢百骸、五官九窍的有机整体。“五脏之气，皆相贯通”，脏与脏之间不是孤立的而是在形态结构、生理活动和病理变化上彼此密切联系的。《黄帝内经·灵枢》“五变”云：“五脏皆柔弱者，善病消瘅。”该论述指明了糖尿病的根本病机，即糖尿病的病位主要在脾胃，同时与肝、肾、心、肺功能失调亦密切相关。脾虚是消渴的重要病机，脾气虚弱与糖尿病的发生、发展有着密切关系，大多数糖尿病患者在整个病程中有不同程度的脾气虚弱证候，糖尿病前期的病因病机中，脾的运化功能失常是导致发病的关键原因之一，脾失健运从而化痰生湿，湿气蕴脾阻滞中焦，日久则积而化热。

中医学之“脾脏”，实质包括现代解剖学之“胰腺”在内。胰腺的两个主要功能为分泌胰液来消化食物，还能分泌出胰岛素来调节糖代谢，为人体发挥其生理作用。胰腺的这些生理功能是类似中医脾的功能如“主运化”和“溢精气”等多种生理功能。机体过高的血糖、血脂虽本为机体生理需要的精微物质，但此时已经浊化成了有害于机体的壅滞之气，这种壅滞之气内存于血脉，着而不去，不能及时被排出体外，耗气伤阴而化热，酿生毒性，就会进一步阻碍脏腑气机，变为蕴积于血脉中的浊邪，导致湿热蕴结，从而发为消渴。

三、防治原则

传统认为消渴病机为阴虚燥热，由此延伸的三消辨证一直是指导消渴治疗的核心理论，但时至今日阴虚燥热的发病理论以及三消辨证在临床的地位正逐渐弱化。从临床特征方面糖尿病首先应分胖瘦，二者或从脾瘅起病，或从消瘅起病。消渴表现的多样性造成了病机认识的分化，临床应根据消渴不同的表现进行辨证论治而不应固守阴虚燥热的病机认识和三消辨证。将糖尿病的发展分为郁、热、虚、损四个阶段，可以代表整个疾病从早期到末期的发生发展过程。不同阶段核心病机不同，主要证候表现也不同。脾瘅属早中期郁热阶段，以中满内热或脾虚胃热为核心病机，以肝胃郁热证、肠道湿热证、胃肠实热证等为主要证候表现；消渴属中期热、虚阶段，以阴虚燥热为核心病机，以阴虚内热、气阴两虚、阴阳两虚为主要证候表现；消瘅则属于损的阶段，兼夹痰、瘀、毒等各种病理产物。对糖尿病的郁热虚损的动态分期以及不同阶段的证候分型有利于精准把握糖尿病的治疗时机，避免治疗上的时间错位。

四、辨证论治

古代对于消渴的辨证论治虽以“滋阴清热”为主流，但随着中医对疾病的认识加深，各期医家对糖尿病的治疗认识也是发展的。现代医家或考古籍原文发现总结，或结合现代发病机制，另掘角度论治糖尿病，已不局限于临床用单一某种辨证方法。

（一）脾瘅期（糖耐量减低、糖耐量异常）

脾瘅期因处于疾病的早期，机体尚可处于代偿状态。禀赋异常、脾肾亏虚、痰湿体质为发病的基础；过食肥甘、体力活动减少、体形肥胖为发病主因；肝失疏泄、情志失调为发病的重要环节；脾胃壅滞、湿热蕴结、脾虚痰湿、肝郁胃热、湿浊痰瘀、气阴两虚为常见证候。

1. 脾胃壅滞证

治法：行气导滞。

代表方：厚朴三物汤加减。

常用药：厚朴、大黄、枳实、炒莱菔子等。

加减：腹胀便溏者减大黄，加黄连、干姜；多食易饥、阴伤口干者，可选用玉女煎加减。

2. 湿热蕴结证

治法：清热化湿。

代表方：半夏泻心汤合葛根芩连汤加减。

常用药：半夏、黄连、黄芩、干姜、葛根等。

加减：热重口干便秘者加大黄、知母等；湿重大便黏滞、舌苔厚腻者加藿香、佩兰、土茯苓等；伴有非酒精性脂肪肝者加茵陈、丹参等。

3. 脾虚痰湿证

治法：健脾化湿，理气化痰。

代表方：二陈平胃散化裁。

常用药：陈皮、半夏、茯苓、白术、苍术、太子参、厚朴、佩兰、藿香、生薏苡仁等。

加减：头重头晕者加天麻、菊花；伴有血尿酸升高者加土茯苓、秦皮、陈皮等。

4. 肝郁胃热证

治法：疏肝清胃。

代表方：丹栀逍遥散。

常用药：牡丹皮、栀子、柴胡、白芍药、白术、茯苓等。

5. 湿浊痰瘀证

治法：利湿降浊，化痰活血。

代表方：越鞠丸。

常用药：苍术、香附、杭芎、神曲、栀子等。

6. 气阴两虚证

治法：益气养阴。

代表方：七味白术散。

常用药：人参、白茯苓、炒白术、藿香叶、木香、甘草、葛根等。

白剑峰团队根据脾瘅期肝郁化热、脾虚湿浊、脾不散精、湿浊化热、热盛伤津的病理机制，在治未病科推出了健脾平糖饮，用炒白术健脾益气、燥湿升清，佩兰芳香醒脾、理气化浊，虎杖清肝利胆、活血定痛，天花粉养阴润燥、清热生津。四味药疏肝健脾、燥湿化浊、清热泻火、养阴生津，覆盖了糖尿病脾瘅期的整个病理过程，对空腹葡萄糖受损、糖耐量异常或轻度糖尿病患者有较好的控制作用，受到群众的广泛欢迎。

方药：炒白术 10g，佩兰 10g，虎杖 15g，天花粉 10g，甘草 3g。

功效：健脾化浊，清热生津。

主治：用于糖尿病早期患者。

服用方法：每日 1 剂，煎汤代茶。

注意事项：不宜与附子、乌头同用；虚寒体质者慎用，孕妇忌用。

（二）消渴期

消渴期即为消渴临床期。由于不同患者先天和后天的影响因素不同，所以消渴发生时，临床出现的常见证型有不同，常见的证型有浊毒内蕴、气阴两虚。

1. 浊毒内蕴证

治法：化浊解毒。

代表方：大黄黄连泻心汤化裁。

加减：渴甚加石斛、麦冬；便如羊粪加生地黄、火麻仁；血糖高加知母、天花粉；血压高加夏枯草、钩藤；血脂高加红曲、蚕沙。

2. 气阴两虚证

治法：益气养阴。

常用药：党参、黄芪、山药、苍术、玄参、丹参、葛根、生地黄。

加减：阴虚有火分三消加味：上消——黄芩、天冬、麦冬、桑白皮、地骨皮、太子参；中消——生地黄、石膏、知母、石斛、玉竹、黄连、天花粉；下消——山药、枸杞、黄精、黄柏、生地黄、熟地黄。

（三）消瘅期

消瘅期为消渴日久不愈，产生变证，消瘅期即消渴并发症期。消瘅的症状表现为性情急躁易怒，怕热，肌肉瘦削，多食易饥，大便溏。由于个体差异，并发症的发生并不完全相同，主要以全身病变及主要脏器受损的症状为主，可出现脑血管病、周围神经病变等并发症。

1. 糖尿病肾病

消渴病长时间不能治愈，热盛伤阴，阴损及阳，最终发展成为阴阳两虚，消渴病病久入络后形成了痰、热、瘀等病理产物，这些病理产物积聚在肾之络脉形成“微型癥瘕”，最终造成肾体受损，肾用失司。早期脾虚水湿不化，中期脾肾阳虚，晚期肾阳衰微、毒浊内生。故其治疗以真武汤合五苓散为基础方加减，用药多采用健脾祛湿（茯苓、猪苓、白术）佐以行气药（枳壳）、温肾阳（干姜、肉桂、附片）及活血通络（川芎、莪术、全蝎）。

2. 糖尿病性周围神经病变

本病多因消渴日久，耗伤气阴，气血阴阳亏虚，血行瘀滞，脉络痹阻所致，病位在肌肤、筋脉，涉及肝、脾、肾等脏腑，属本虚标实，虚实夹杂。其中气血阴阳亏虚是本病的病理基础，痰浊瘀血作为本病的重要病理产物，影响了本病的发展，是本病的病理关键。①气阴两虚型，治以益气养阴，佐以活血通络，方选六味地黄汤合生脉散加减。②脾虚湿滞型，治以健脾益气、化湿通络，方选葛根芩连汤合平胃散加减。③肝肾阴虚型，治以滋阴益肾、疏肝柔肝，方选滋水清肝饮加减。④痰瘀交阻型，治以豁痰通络，自拟豁痰通络汤（生黄芪、皂角刺、白芥子、僵蚕、川芎、牛膝、泽兰、丹参、王不留行、赤芍药、路路通）等，可加鬼箭羽、虎杖、土鳖虫、地龙等加强通络之功。

3. 糖尿病视网膜病变

多采用中药汤剂治疗气阴两虚、郁热夹瘀证，可选用决明子、石决明、白芍、佩兰、小蓟、仙鹤草、白茅根、乌梅、三七、夜明砂等。

4. 糖尿病足

糖尿病肢端坏疽发病之本为肝肾阴虚、营卫不足，其标为血瘀、热毒及痰湿。治疗上常采用益气养阴润湿以扶正，解毒化瘀通络以祛邪，可选用四妙勇安汤为主，酌加豁痰通络、清热解毒的药物，并结合中医外治法治疗。

五、现代中药药理研究

近年来国内外涌现诸多中药降糖研究。经过研究发现，具有降糖作用的有效中药活性成分主要有多糖、生物碱、皂苷、黄酮类、蒽醌类、多肽类香豆素等。

（一）黄连

1. 黄连的用量

调理脾胃用量多在 1.5~6g，清热泻火解毒多在 6~15g，降糖 15~30g 为常用量。糖尿病火热内盛可用 30~45g。血糖控制后长期调理，平均日用量 3~6g；治疗糖尿病胃轻瘫呕吐或腹泻 3~6g，糖尿病汗证 9~12g，糖尿病失眠 3~9g。

2. 黄连的副作用

（1）苦寒伤胃：用黄连降糖，长期用苦寒之药最易伤胃，应视血糖下降情况而递减。

（2）必配干姜，调脾胃黄连与干姜用量比例为 6 ∶ 1，脾胃虚弱者 3 ∶ 1 至 1 ∶ 1，可存降糖之用而去苦寒之性。

（3）处方中配伍知母、黄芩之类，协同增强黄连清热泻火的能力，黄连用量亦可相对减少。

（4）糖尿病中半数有不同程度便秘，黄连有止泻涩肠的作用，故应用黄连时常伍大黄 6~9g 以通下。

（5）肝毒性：剂量不宜过大，时间不宜过久，需定期复查肝功能。

研究表明，黄连降糖作用成分主要有小檗碱、黄连碱、黄连多糖等。临床应用中发现黄连在降糖、降脂及降压方面都有很多益处，故黄连在糖尿病及其并发症的防治中应用越来越广泛。研究证实，小檗碱的降糖机制是多种途径的共同作用，主要是通过增加胰岛素受体活性的表达，促进葡萄糖酵解，抑制各种途径的糖异生，增加葡萄糖的消耗和转化，改善胰岛 β 细胞功能等多个方面来整体改善机体的高血糖状态，并可显著改善糖尿病周围神经病变的症状。黄连多糖能够抑制糖基化终末产物（AGEs）的生成，可以有效地延缓糖尿病并发症的出现并在一定程度上治疗糖尿病并发症。酒蒸黄连总生物碱一方面能明显降低血糖及糖化水平，恢复胰岛 β 细胞功能，降低胰岛素抵抗（IR），增加胰岛素敏感性；另一方面能明显改善糖尿病模型小鼠认知功能障碍，提高学习记忆能力，有确切的改善胰岛素认知功能的作用。

（二）葛根

《神农本草经》云："葛根，一名鸡齐根。味甘，平，无毒。治消渴。身大热，呕吐，诸痹，起阴气，解诸毒。"现代中药学教材将葛根归为发散风热药，认为其具有解肌退热、生津止渴、透疹、升阳止泻、通经活络、解酒毒的功效。用于治疗发热表证、麻疹不透、热病口渴、阴虚消渴等。国内外许多研究证实，葛根降糖的主要成分为葛根黄酮，在改善内分泌、抗组织细胞氧化及维持心血管系统功能稳定方面均有广阔的应用前景。

现代药理研究表明，葛根中所含黄酮类其降糖机制主要是促进胰岛 β 细胞分泌。静滴葛根素能改善 2 型糖尿病患者的胰岛素抵抗，增加机体对胰岛素的敏感性，改善并延缓糖尿病眼、肾、心等其他并发症的发生与发展。

（三）黄芪

《神农本草经》云："黄芪，一名戴糁。味甘，微温，无毒。治痈疽久败疮，排脓止痛，大风癞疾，五痔，鼠瘘，补虚，小儿百病。生山谷。"现代中药学教材将黄芪归为补气药，认为其有补气升阳、固表止汗、利水消肿、生津养血、行滞通痹、托毒排脓、敛疮生肌的功效，将其广泛应用于心血管病、内分泌代谢疾病、消化系统及皮肤病等各临床领域。现代药理研究表明，黄芪多糖具有降糖调脂作用。黄芪多糖降糖的作用机制可能与降低 IR 并且增加肝组织合成糖原能力有关。

（四）地黄

《神农本草经》云："干地黄，一名地髓。味甘，寒，无毒。治折跌绝筋，伤中。逐血痹，填骨髓，长肌肉。作汤，除寒热、积聚，除痹。生者尤良。久服轻身，不老。生川泽。"现代中药学教材将生地黄归为清热凉血药，认为其有清热凉血、养阴生津的功效。用于热病伤阴、津伤烦渴等各种阴虚证的治疗。现代药理研究表明，地黄浸剂醇浸膏及地黄苷均有一定的降血糖作用。生地黄中有效成分地黄多聚糖的降糖机制为通过对胰岛素及其拮抗激素（胰高血糖素等升血糖激素）的相互作用而影响血糖及糖原的代谢与生成，使异常和紊乱的糖代谢逐步向正常转化。

（五）佩兰

佩兰作为一味芳香化湿醒脾药，临床应用范围较广。近年来的研究表明，佩兰化学成分多样，具有抗炎、祛痰、抗肿瘤等多种药理作用，佩兰作为一味芳香化湿醒脾药，临床应用范围较广，佩兰是用于预防和治疗 2 型糖尿病中胰岛素抵抗者的代表药物。现代研究表明，佩兰中富含木犀草素，其在治疗 2 型糖尿病及其并发症方面疗效显著，可能与其抑制代谢炎症作用有关，另研究表明其可能通过抑制胰岛细胞凋亡，抑制炎症因子释放而治疗 2 型糖尿病。

（六）虎杖

微苦，微寒，入肝、胆、肺经，具有清热解毒、利胆退黄、祛风除湿、散血定痛的功效。因为其可以治疗烧烫伤及血热引起的出血证，类似于凉血止血药地榆，所以又名"土地榆"；虎杖可以清热解毒，治疗蛇咬伤，所以又名"蛇总管"；虎杖可以活血化瘀，能通利血脉，所以又名"活血丹"；虎杖可以清热泻火，又名"野黄连"。现代研究表明虎杖富含二苯乙烯类、黄酮类、蒽醌类化合物等 13 种活性成分，可以改善胰岛素敏感性，并且起到保护胰岛 β 细胞的作用，缓解由糖尿病引起的氧化应激损伤。

（七）鬼箭羽

具有破血通经、解毒消肿、杀虫之功效。清代《本草述钩元》中谓本品“大抵其功精专于血分”；近代名医朱良春认为，鬼箭羽味苦，能坚阴，性寒入血分，能清解阴分之燥热，所以对糖尿病的阴虚燥热有良好的作用；因其具有破瘀行血、活络通经之功，对糖尿病并发心、脑血管和肾脏、眼底及神经系统等病变，有改善血液循环，增强机体代谢功能。据药理分析，鬼箭羽中含有草酸乙酰钠成分，草酸乙酰钠能够促进胰腺 β 细胞增生、α 细胞萎缩，加强胰岛素的分泌，所以具有降糖作用。鬼箭羽既能治疗糖尿病，又可预防糖尿病，实为糖尿病之上选药品。

（八）其他降糖中药

大量研究表明，麦冬多糖能够降低并稳定血糖，减轻 IR，改善胰岛功能损伤；白术提取成分白术多糖能够有效降低空腹血糖和血浆胰岛素水平，可以有效地减轻糖尿病模型大鼠的 IR；枸杞多糖能促进损伤胰岛细胞内氧自由基活性的提高；山药多糖能明显调节糖代谢，改善糖耐量，提高肝糖原及 C 肽含量，改善糖尿病的三多一少症状，并且可以降低血清 TG、TCLDL-C 的含量，有效调节血脂；牡丹皮可以使糖尿病患者血液中炎性因子的含量降低，进而保护血管内皮细胞并有效对抗糖尿病微证炎症反应，优化患者血液循环，从而更加有利于糖尿病病情恢复。

随着医疗相关人员对降糖中药的研究不断深入，在有效成分及作用机理的研究方面不断细化，发现中药在糖尿病及其并发症的治疗及预防方面疗效确切。中药成分相比于普通降糖西药而言，其降血糖作用在以下方面具有明显优势。

第一，降血糖中药药物成分中多数可双向调节血糖，既可降低血糖，又能有效防止出现低血糖。

第二，中药降糖效果明确，作用持久，毒性相对小，且对肝肾功能损伤也较小。

第三，多数降糖中药具有多靶向调节的特性，在积极控糖的同时还能延迟或降低并发症的出现。

中医综合疗法不仅能够有效地改善症状，有效地改善胰岛 β 细胞，还能有效地改善胰岛素抵抗，提高胰岛素的敏感性，降低胰高血糖素。这是用现代科学手段，对纯中药治疗有效的佐证。未来，要继续在中医辨证论治的指导下，开拓新思路，大胆地探索中医药治疗糖尿病及其并发症，延缓糖尿病发展进程，不断提高患者生存质量。

第五节　论治不寐

不寐是以经常不能获得正常睡眠为特征的一类病证。临床表现有轻有重，轻者入寐困难，或寐而不酣，时寐时醒，或醒后不能再寐，严重者彻夜不能入寐。近年来发现，在现代社会快节奏的生活水平影响下，不寐的发病率越来越高，发病年龄愈发年轻化，对人们的正常生活、工作和学习造成了一定困扰。针对多年来临床治疗不寐的经验心得，从以下几方面对不寐进行探讨。

一、病名

不寐最早记载于《难经》“四十六难”：“老人卧而不寐，少壮寐而不寤，何也？”然之后历代医家对此病症并没有过多使用“不寐”这个名称。在中医著作中此类病症又称为“不卧”“不得眠”“不能卧”“目不瞑”“不得卧”“卧则惊”“卧不安”等。宋代以后，不寐重新被医家使用，明清时期，不寐被广泛使用。后不寐被沿用至今。

二、病因病机

（一）营卫失调

《黄帝内经·灵枢》“大惑论”曰：“卫气不得入于阴，常留于阳，留于阳则阳气满，阳气满则阳跷盛，不得入于阴则阴气虚，故目不瞑矣。”《景岳全书》说：“神安则寐，神不安则不寐，其所以不安者，一由邪气之扰，一由营气之不足耳。”可见，不寐与营卫功能及运行有极大关系。在各种致病因素下导致营卫运行失常，卫气不能顺利入于阴分，形成夜晚卫强营弱的病理状态，夜晚阳气亢盛，精神处于亢奋状态，故夜不寐。又或者因各种病因导致人体气血虚弱，营卫之气衰少，营弱而卫气乘虚内争，营卫失和，阴阳不交，故夜不瞑。

（二）情志失常

《张氏医通》“不得卧”言：“曷知五志不伸……故魂不归肝而不得卧。”《辨证录》“不寐门”指出：“气郁既久，则肝气不舒，肝气不舒，则肝血必耗，肝血若耗，则木中之血上不能润于心则不寐。”《杂病源流犀烛》说：“有心胆惧怯，触事易惊，梦多不祥，虚烦不寐者。”《类证治裁》“不寐”云：“思虑伤脾，脾血亏损，经年不寐。”可见情志因素时刻通过调节脏腑功能对睡眠产生一定的影响。情志失和，肝气郁结，郁久化火，上扰心神而致心神不安故烦躁不宁，夜不寐；暴受惊恐，心胆气虚，神不守舍，故寐差多梦易醒；过度思虑，伤及心脾，心伤则阴血暗耗，脾伤则气血生化乏源，营血亏虚，心神失养，而致不寐；喜怒过度，心神激动，神魂不安而致夜不能寐；五志过极，心火炽盛，心神不安而难卧。

（三）饮食不节

《黄帝内经·素问》“逆调论篇”曰：“胃不和则卧不安。”饮食因素与不寐有密切联系。《诸病源候论》“食伤饱候”言：“夫食过于饱，则脾不能消磨，令气急烦闷，睡卧不安。”或暴饮暴食，或过食肥甘厚味，宿食停滞，痰热内生，循经上扰心神，而致不寐；或饮食不节，脾胃受损，运化失常，气血生化乏源，心神失养而不寐。

（四）劳逸失调

《景岳全书》“不寐”云：“劳倦思虑太过者，必致血液耗亡，神魂无主，所以不眠。”《沈氏尊生书》云：“有思虑过度……经年累月不寐者。”《景岳全书》“不寐”引徐东皋曰：“有因肾水不足，真阴不升，而心阳独亢者，亦不得眠。”脾主四肢，劳倦太过则伤脾，脾虚失于运化，生化之源不足，心失所养而不寐；心主神志，脾主思，过思伤及心脾，心脾两虚，心神失养，而致不寐。或有房劳过度，肾阴耗伤，水火不济，心火独亢，神志不宁，故不寐。

（五）病后体虚

《景岳全书》“不寐”说：“无邪而不寐者，必营气之不足也，营主血，血虚则无以养心，心虚则神不守舍。”《难经》云：“老人血气衰……故昼日不能精，夜不得寐也。”素体虚弱之人，正气不足，营血亏虚无以养心，心神失养故不寐。久病血虚，年迈体虚，营卫失和，引起心血不足，心失所养，心神不安而致昼寤夜寐失常。

综上所述，不寐的病因多样，但以情志、饮食、劳倦、体虚等病因居多，由这些病因引起脏腑功能紊乱，气血失和，营卫失调，阴阳不相平和，基本病机为阳盛阴衰，阴阳失交，包括肝郁、痰热、饱食等实邪致心神不安；劳倦、思虑、久病等致心脾两虚，心神失养。不寐病位在心，但与肝、脾、胃、胆、肾等有密切联系，病性有实有虚，久病则可表现为虚实夹杂。

三、防治原则

补虚泄实，调整脏腑阴阳历来为治疗不寐的总体原则，实证泻其有余，肝郁则疏肝解郁，食积则消食和中；虚证补其不足，心脾虚则补益心脾，气血亏则益气养血。实证日久气血暗耗，可转化为虚证，故用药宜攻补兼施。《景岳全书》“不寐”云：“神安则寐，神不安则不寐。”心主神明，控制人体神志、心理、意识等活动，与人体生命活动息息相关，神藏于心，为心所统，睡眠由心神主导，心神得养，神志安宁，睡眠方可安稳。故在上述基础上，临床用药中常加以安神定志之法，根据不同病情，斟酌使用养血安神、重镇安神、清心安神等药物，同时重视心理疗法，辅助心理疏导，缓解患者不良情绪，帮助病情恢复。

四、辨证论治

针对不寐，首先辨别虚实。实证，多为实邪困扰，心神不安，临床表现为心烦易怒，面红目赤，口干便秘，舌红，苔黄，脉数；虚证，多为心血亏虚，心神失养，临床表现为心悸健忘，疲劳乏力，面色苍白，舌淡，苔薄，脉细。其次辨别病位、脏腑，不寐病位主要在心，然与肝、脾、胃、胆、肾等脏腑均相关。临床见烦躁易怒，胸胁烦闷，考虑肝火内扰；脘腹胀满，纳差苔厚，考虑食滞脾胃；面色无华，倦怠乏力，考虑心脾气血两虚；触事易惊，胆怯心悸，考虑心胆气虚；头晕心悸，腰膝酸软，考虑心肾不交。

1. 少阳枢机不利

治法：和解少阳，沟通阴阳。

代表方：柴胡加龙骨牡蛎汤加减。

常用药：柴胡、黄芩、人参、桂枝、茯苓、生龙骨、生牡蛎、生半夏、大黄等。

加减：伴多梦加夜交藤、白薇，伴心烦加夏枯草；伴情绪不稳加百合、小麦。

2. 营卫失调

治法：调和营卫，调摄心神。

代表方：桂枝加龙骨牡蛎汤加减。

常用药：桂枝、芍药、生姜、生龙骨、生牡蛎等。

加减：伴出汗多，加黄芪、浮小麦；伴惊惕不安，加磁石、茯神、酸枣仁。

3. 肝郁化火

治法：清肝泻火，镇心安神。

代表方：龙胆泻肝汤加减。

常用药：龙胆草、黄芩、栀子、木通、车前子、柴胡、当归、生地等。

加减：伴胸闷胁胀，善太息者，加香附、郁金；伴心悸易惊，神不守舍，加生龙骨、生牡蛎。

4. 痰热内扰

治法：清热化痰，和中安神。

代表方：黄连温胆汤加减。

常用药：半夏、陈皮、竹茹、茯苓、枳实、黄连等。

加减：伴热甚，加黄芩；伴积食，加焦山楂、焦神曲；伴心悸动甚，惊惕不安，加珍珠母、朱砂。

5. 胃气失和

治法：消食化滞，和中安神。

代表方：保和丸加减。

常用药：山楂、神曲、半夏、陈皮、茯苓、莱菔子、连翘等。

加减：伴热象明显者加黄芩、黄连；伴胀满者加厚朴、枳实；伴气滞者加香附、木香。

6. 心胆气虚

治法：益气镇惊，安神定志。

代表方：安神定志丸合酸枣仁汤加减。

常用药：人参、茯苓、茯神、远志、龙齿、石菖蒲、酸枣仁、知母、川芎等。

加减：若心悸甚，惊惕不安者，加生龙骨、生牡蛎、朱砂。

7. 心脾两虚

治法：补益心脾，养心安神。

代表方：归脾汤合安神定志丸加减。

常用药：人参、白术、黄芪、当归、远志、龙齿、石菖蒲、酸枣仁、茯神、龙眼肉、木香等。

加减：若心血不足，加熟地黄、阿胶；若失眠较重，加柏子仁、合欢皮、龙骨、牡蛎；若腹胀、纳呆、苔腻，加半夏、陈皮。

8. 心肾不交

治法：滋阴降火，交通心肾。

代表方：六味地黄丸合交泰丸加减。

常用药：熟地黄、山萸肉、山药、泽泻、茯苓、牡丹皮、黄连、肉桂等。

加减：若肾阳不足，加淫羊藿、补骨脂、巴戟天；伴口渴口干，加知母、龟甲、天花粉。

五、现代中药药理研究

近年来国内外治疗不寐的手段越来越多样，其中关于不寐的中医药研究各医家十分重视。经过查阅相关文献发现，能改善不寐的有效中药活性成分主要包括皂苷类、黄酮类、生物碱类、多糖类、三萜类等。

1. 柴胡

性微寒，味苦、辛，入肝、胆、肺经，可解表、疏肝、升阳。《药品化义》曰：“柴胡主升散，主疏肝。”临床应用中发现柴胡在改善睡眠质量及抗抑郁等方面都有很多作用，故柴胡在相关神志病的防治中应用越来越广泛。研究表明，柴胡主要活性成分有柴胡皂苷、柴胡茎叶总黄酮、柴胡炔醇等，有镇静、催眠的作用，其中柴胡皂苷 a、柴胡皂苷 d 等为柴胡主要抗失眠活性成分。研究证实，柴胡的主要成分作用于中枢神经系统，可通过调节神经细胞活性，对神经系统起保护、治疗作用。动物实验证明，柴胡有治疗虚劳失眠的作用，通过提升脑内 5- 羟色胺含量，降低 4- 氨基丁酸含量，进而改善睡眠。

2. 黄芩

性寒，味苦，归肺、胆、脾、大肠、小肠经，具有清热燥湿、泻火解毒的功效。黄芩的主要成分是黄酮类和多糖类化合物，主要活性成分是黄芩素、汉黄芩素、黄芩苷、汉黄芩苷等。研究发现，通过对黄芩不同成分进行有效分组筛选，结果表明，黄芩能增加神经组织 NO 及一氧化氮合酶（NOS）的浓度，从而达到延长睡眠时间等镇静催眠作用，其中黄芩苷类和黄芩苷元类镇静作用更为显著。且黄芩在临床不寐相关疾病的治疗中，常与其他药物组成药对联合使用。“柴胡—黄芩”药对中主要效应物质斯皮诺素、槲皮素、山柰酚等均有抗失眠作用，可通过参与生物学过程和调节代谢通路来治疗多种疾病。药理研究发现，黄芩苷具有抗抑郁、保护神经元发育、减轻神经元炎症等中枢神经系统作用，配伍不同药物治疗不寐，可通过多种作用机制，发挥其调节情绪、抗失眠等作用，在改善睡眠质量、提高记忆力、治疗抑郁和焦虑等精神类疾病方面有一定疗效。

3. 半夏

性温，味辛，归脾、胃、肺经，有毒，善化痰、止呕、散结。张锡纯谓："半夏生当夏半，乃阴阳交换之时，实为阳入阴之候，故能通阴阳，合表里，使阴中之阳渐渐潜藏于阴，而入睡乡也。"半夏生于阴阳交换之时，故取其从阳入阴、沟通阴阳之效，为临床治疗不寐常用药物。研究表明，"法半夏—茯苓—酸枣仁""姜半夏—大枣—党参""清半夏—黄芩—柴胡"等均作为核心药物组合在临床治疗不寐中发挥重要作用。半夏中主要化学成分为生物碱、挥发油、核苷类等。现代研究表明，半夏可以通过减少碎片睡眠和增加快速眼动睡眠来改善睡眠质量，其所含有的脂肪酸和生物碱可能发挥防治失眠的作用。现代药理研究证实，半夏可通过作用于人体内多通路、多信号，抑制中枢神经系统，达到镇静催眠作用，且大剂量的生半夏醇提取物［12g/（kg · d）］镇静催眠作用明显，其强度与安定［0.5mg/（kg · d）］相当，而吴鞠通亦有半夏"一两降逆，二两安眠"的论断。

4. 夏枯草

性寒，味辛、苦，归肝、胆经，可清肝火、散结肿。夏枯草化学成分的研究表明，夏枯草中含有三萜类、黄酮类、苯丙素类和皂苷类等多种化学成分，夏枯草醇取物具有显著的镇定、催眠作用。在临床运用过程中，夏枯草常与半夏配对使用，《本草纲目》记载夏枯草"夏至后即枯，盖禀纯阳之气，得阴气则枯"，而"五月半夏生"，夏枯草禀纯阳之气，能使浮散的卫气收于阳分，半夏得阴而生，又可把卫气从阳分引入阴分，二者相互配合，符合四季时令生长规律，顺应天地阴阳盛衰法则，使阴阳和，营卫调，人体睡眠恢复正常。现代研究也证实，半夏、夏枯草二者组成双夏汤，通过多种化学成分经过多种途径作用于失眠症靶点，对睡眠进行调控。近代名医施今墨、朱良春在临床治疗不寐常用二者，确有奇效。

5. 生龙骨、生牡蛎

生龙骨甘、涩，平，其性沉降，入心、肝、肾经；生牡蛎性微寒，味咸，归肝、胆、肾经，二者均具有镇惊安神、降逆潜阳的功效。龙骨久伏于土下，可安定精神，牡蛎深藏于水中，可潜阳固涩，土为阳，水为阴，共同作用于人体阴阳，共奏收敛心阳心阴、镇伏心神心主之功，对阳不入阴所致烦躁、失眠、多梦等均有疗效。龙骨、牡蛎主要化学成分为无机元素，包括碳酸钙、磷酸钙、氧化镁等。通过研究海洋中中药的镇静安神药物配伍发现，龙骨、牡蛎应用频次高，二者可作用于中枢神经系统，具有镇静作用，对于情志异常疾病的治疗有一定疗效。其中，牡蛎、甘草也可作为补益心气、失眠多梦的常用药对。

6. 酸枣仁

味酸、甘，性平，入心、肝经，具有宁心安神、养肝敛汗的功效。朱丹溪评："血不归脾而睡卧不宁者，宜用此（酸枣仁）大补心脾，则血归脾而五脏安和，睡卧自宁。"酸甘化阴，故酸枣仁可养心阴、益肝血，使魂有所归，阳入于阴，为临床治疗虚烦不得眠的要药。现代药理研究证明，酸枣仁中的皂苷类成分、黄酮类化合物、斯皮诺素等都可以起到镇静、催眠的作用，是其治疗虚烦不眠、惊悸怔忡之症的有效物质基础之一，临床常用于神志疾病、心理疾病等的治疗。

7. 石菖蒲

味辛、苦，性温，入心、胃经，可开窍醒神、宁心安神。现代药理研究发现，石菖蒲中的重要成分 α-细辛醚和 β-细辛醚可通过调节神经系统和内分泌系统，从而抑制大脑兴奋性，发挥抗失眠作用。临床上，石菖蒲在使用过程中常与其他药物相组合，针对痰浊阻窍、湿浊中阻、心肾失养所致的失眠疗效尤佳。"石菖蒲—远志""石菖蒲—酸枣仁"均是临床治疗不寐的常用药对。石菖蒲芳香开心窍下交于肾，远志辛温引肾阳上交于心，二者相须为用，交通心肾，水火既济，促进睡眠。现代研究发现，石菖蒲配伍远志可通过多种化合物参与抗失眠过程，具有镇静和促眠的作用，有助于提升睡眠质量。石菖蒲开心窍安神益智，酸枣仁养心阴宁心安眠，二者合用，助心神阴阳和合，纠正不寐状态。现代研究发现，酸枣仁和石菖蒲可通过作用于多种靶点、参与生物学过程和调节代谢通路来治疗不寐。

8. 其他中药

清代医家张璐评：“后人治心病必用茯神，故洁古云：风眩心虚，非茯神不能除。”现代药理研究证实，茯神具有镇静安神的作用，可以延长患者的睡眠时间，改善睡眠质量，因此临床常用于治疗失眠，且对大多数失眠的患者均有疗效。柏子仁、远志对小鼠具有镇静催眠作用，可以降低小鼠的自发活动，延长戊巴比妥钠诱导的小鼠睡眠时间。夜交藤中的主要成分夜交藤石油醚和乙醚提取物可以增加小鼠入睡只数和睡眠时间，并通过抑制中枢神经系统来改善失眠。

六、小结

综上所述，不寐作为临床常见病症，对患者生活质量产生了不利影响，间接导致其他疾病的患病风险大大提升。中医药治疗不寐手段丰富，安全性高，疗效确切。然而，随着医疗的进步，可以发现不寐的致病因素多样，发病机制复杂，当前中药治疗不寐尚缺乏大量的循证医学证据，故在未来的临床实践中，需要在正确认识不寐的病因病机、诊断与治疗的基础上进一步开拓新思路，探索改善睡眠的中医方法，不断提高患者生活质量。

第六节　时间性疾病探讨

日常诊疗过程中可发现，部分患者的病证会在特定的时间发生或者加重，而在治疗时通过辨证论治给予相应的处方或者针刺等中医治疗无法获得良效时，根据子午流注的方法采取相应的治疗的确能够取得很好的效果。

其实，该法的确立最早源于《黄帝内经》，在《黄帝内经·灵枢》“顺气一日分为四时”中记载：“病在脏者，取之井；病变于色者，取之荥；病时间时甚者，取之输；病变于音者，取之经；经满而血者，病在胃及饮食不节得病者，取之合。”其中的“病时间时甚者，取之输”就是今天中医药治疗时间性疾病的理论指导。

一、“病时间时甚者，取之输”为何意

要理解《黄帝内经·灵枢》“顺气一日分为四时”所载“病时间时甚者，取之输”的意思，就要理解这句话中“病时间时甚者”和“输”。

（一）“病时间时甚者”

“病时间时甚者”包含了两个方面的意思，分别提示了时间性疾病的两种情况。一是指疾病发有定时，或者是疾病的病证在某个时间点发作，如本人接诊一患者凌晨3至5时（即寅时）出现小腿部抽筋，其他时间点均无异常的情况；二是如《灵枢经校释》注解的疾病多数存在有时加重、有时缓解的现象，如日晡潮热，患者下午3至5时（即申时）发热明显，且热势较高者，称为日晡潮热，兼见口渴饮冷、腹胀便秘等，阳明经气旺于申时，因胃肠燥热内结，正邪斗争激烈，故在此时热势加重，常见于伤寒之阳明腑实证，所以也称“阳明潮热”。

（二）“输”

“输”是指十二正经特定穴五输穴“井、荥、输、经、合”中的第三个特

定穴位，诚如《黄帝内经·灵枢》“九针十二原”所载：“所出为井，所溜为荥，所注为输，所行为经，所入为合，二十七气所行，皆在五输也。”在十二正经中，输穴为经脉脉气至此已较强盛的地方，如水流能注输于深处。输穴多分布在腕踝关节附近；阴经的输穴是本经的原穴，阳经的则不是。

二、为何“病时间时甚”

疾病在特定的时间发生或者加重，主要与人体气血、营卫之气在人体经脉中运行，不同经脉的经气与在不同的时辰内旺盛密切相关。《黄帝内经·灵枢》“营气第十六”：“黄帝曰：营气之道，纳谷为宝。谷入于胃，乃传之肺，流溢于中，布散于外，精专者，行于经隧，常营无已，终而复始，是谓天地之纪。故气从太阴出注手阳明……与太阴合……从脾注心中循手少阴……合手太阳……合足太阳……循足心，注足少阴……循心主脉…… 合手少阳……注足少阳……合足厥阴，上行至肝，从肝上注肺……”

当经气循行到某一经脉中时，经脉中的经气盛衰并非一成不变，而是有一个由衰转盛，再由盛转衰的过程。经气的盛衰如潮水之盛衰，是一个动态的过程，不能根据时间规律将经气虚实截然分开。如何根据病痛时间辨别病变经络与虚实是治病取效的关键。下面以胃经气血盛衰为例加以说明。

胃经经气盛衰分几个阶段：7：00—7：30 为逐渐充盛阶段，胃经经气由虚到盛，与邪气相遇，实证之胃脘痛，多于此阶段内发病；7：30—8：30 为胃经气血充盛阶段，正气与邪气交争，胃脘痛加重；8：30 以后，胃经经气渐衰，胃脘痛逐渐缓解；胃经经气虚之胃脘痛，由于此阶段正气渐虚而不胜邪，故此时开始发病；9：00—9：30，脾经经气渐充，胃经正气衰极而邪气独盛，故而胃痛加重。此时加重的胃痛应属胃经经气虚所致而非脾经实证所致，病位在胃而非脾。

根据临床观察，实证之胃脘痛，多于上午 7：20 左右发病，7：30—8：30 加重，以后逐渐缓解；胃经经气虚之胃脘痛多于 8：30 以后发作或加重，至 9：30 以后逐渐缓解（病时间时甚是指一天十二时辰中的特定时辰加重或缓解，三餐空腹及餐后的加重与缓解不在此例）。

三、“病时间时甚者”为何取输穴

输穴首见于《黄帝内经 · 灵枢》“九针十二原”：“所注为输。”张景岳说：“注，灌注也。输，输运也。脉注于此而输于彼，其气渐盛也。”也就是说输穴是经脉之脉气渐盛的穴位。经脉的气血到此处已盛，对气血起到转输的作用，有承前启后之功，诚如马莳所言：“输者，注此而输运之。”

四、时间性病症用穴表

时间性病症用穴表

	子时	丑时	寅时	卯时	辰时	巳时	午时	未时	申时	酉时	戌时	亥时
	23：00~1：00	1：00~3：00	3：00~5：00	5：00~7：00	7：00~9：00	9：00~11：00	11：00~13：00	13：00~15：00	15：00~17：00	17：00~19：00	19：00~21：00	21：00~23：00
经脉	胆经	肝经	肺经	大肠经	胃经	脾经	心经	小肠经	膀胱经	肾经	心包经	三焦经
输穴	足临泣	太冲	太渊	三间	陷谷	太白	神门	后溪	束骨	太溪	大陵	中渚

五、病例举隅

现介绍一例以太冲穴治疗丑时失眠病例。患者于2019年1月就诊。2017年3月患者因情绪激烈波动后出现失眠，表现为入睡困难，睡后易醒，每于凌晨1：20左右醒来，至凌晨3：00后方能再次入睡，患者平素烦躁易怒，发病后患者曾多次在外求医，予口服西药安眠药、抗焦虑药，中医予疏肝理气、镇静安神等药物治疗，均未获良效，遂来寻求针灸治疗。予双侧太冲穴针刺泻法，治疗当晚，患者睡眠好转，清醒时间缩短，连续治疗7次后，患者症状消失。1个月后回访无复发。

本例患者，平素烦躁易怒，常在凌晨1：00~3：00醒来，按照经脉气血循行时间规律分析，患者发病之时，为丑时，当属足厥阴肝经所主之时，故针刺取穴时，取用足厥阴肝经的输穴——太冲穴，病性属实，故采用泻法，使气至病所，经脉通畅，邪实得泻，病症得愈。临床上不少不寐的患者凌晨1：00~3：00醒后就难以入寐，大多属肝经实证，予清肝泻火后多可获得疗效（详见“医案篇”下“心系病证医案”）。

第三章 效方汇集

第一节　止嗽合剂

药物组成　桔梗10g，蜜紫菀10g，白前10g，陈皮6g，荆芥10g，全瓜蒌15g，桑白皮10g，浙贝母10g，胆南星5g，杏仁6g，生甘草5g。

加减法　初感风寒者加生姜3片；痰黄或稠或苔黄者加黄芩10g；伴胸痛者加半夏10g、黄连5g、鱼腥草15g；刺激性咳者加炙百部15g、僵蚕10g、蝉蜕5g；久咳不愈、苔不厚者加乌梅10g。

功效　宣肺疏风，化痰止咳。

适应证　治疗外感所致的新久咳嗽。临床表现为咽痒而咳，咳痰不爽，或刺激性频咳。

禁忌证　明显的阴虚咳嗽和咯血者慎用。

分析　该方以程钟龄《医学心悟》的止嗽散为主方，并与《医学统旨》的清肺化痰汤、《医方考》的清气化痰汤联合化裁而成。肺为娇脏，清虚而处高位，“上焦如羽，非轻不举”，故用药宜清轻不宜重浊，宜宣肺与清肺相结合，不宜过用苦寒直折之药，否则外邪不易透散，使邪入里而咳痰更加不爽，欲止咳而咳更不宁。

方中桔梗苦、辛，平，宣肺、利咽、祛痰；紫菀、白前长于下痰止嗽，主咳逆上气，治肺气盛实之咳嗽；陈皮辛温理气化痰以畅中；荆芥辛微温，祛风止痒，芳香而散，散风湿，清头目，利咽喉，善祛咽痒之咳嗽；瓜蒌甘寒，长于清热化痰，又能宽中理气，瓜蒌仁尚能导痰热从大便而下，治痰者当须降其火，治火者必须顺其气，故佐以杏仁降利肺气以宣上；浙贝母清热化痰止咳散结，桑白皮泻肺平喘，加浙贝母清热化痰之力增强；胆南星苦凉，清热化痰、息风止痉，对痉挛性咳嗽尤为重要；甘草甘平，调和诸药。诸药配伍，共奏宣肺疏风、化痰止咳之功效。

备注　新冠后安溪县中医院推出的“宣肺止咳方”就是以本方与银翘散加减化裁而成的，受益群众达数万人，疗效显著。

第二节　净石合剂

药物组成　金钱草 30g，海金沙 15g，生鸡内金 9g，石韦 12g，车前子 9g，滑石 15g，冬葵子 9g，王不留行 9g，桃仁 9g，乌药 9g，牛膝 12g，甘草 5g。

加减法　疼痛明显者加地龙 10g、川楝子 10g、延胡索 10g；大便秘结者加生大黄 6~10g 后下。

功效　清热利湿，通淋排石，活血祛瘀，行气止痛。

适应证　泌尿系统结石。

禁忌证　孕妇忌用，虚寒体质者慎用。结石大于 0.8cm 者建议外科治疗。

分析　泌尿系统结石大多原发于肾和膀胱，肾中结石下移于输尿管则成为输尿管结石。一般直径 0.4cm 以下的光滑圆形结石，常易自动排出，因其移动时损伤肾盂和输尿管的黏膜，引起出血、感染发生小便淋沥涩痛等症状，故中医称之为“石淋”；但结石大于 0.6cm，或呈方形、多角、表面粗糙者很少能自动排出，常导致梗阻和肾绞痛。现代医学影像检查出的无症状性结石也归入“石淋”辨治。

中医大多认为泌尿系统结石是由于湿热蕴结下焦，煎熬津液，凝聚成石，多从清热利湿论治，用方不外八正散、石韦散、三金合剂等，在促进排石方面确有一定疗效。方中金钱草为君清热利湿、通淋排石，海金沙清利湿热、通淋止痛，生鸡内金善化有形之积，尤能化坚消石，三药合为“三金汤”，是泌尿系统结石的常用组合；石韦、车前子、滑石、冬葵子清热、利湿、排石，以加强“三金汤”的利水排石功效。

部分患者结石固定不动或体外冲击波碎石术（ESWL）后虽结石已破碎仍不能排出，应考虑是否被炎性分泌物、黏液等所包裹引起；现代观察证明，活血化瘀药对由结石所致局部水肿、炎症、粘连有抑制和松解作用，并能增强输尿管的蠕动，有利于结石的裂解和排出；而气为血帅，气行则血行，故活血不忘行气，行气重在疏利肝气，因其疼痛多发生在腰胁至少腹，乃肝经循行部位，故加王不留行走而不守，善行血脉，又能行水，桃仁下行、活血兼能润肠，牛膝善下行，引药直达病所，又能导石下行，三药合用能促进结石移动下行；乌药行气，气行则水行石动，又能解痉止痛；甘草调和诸药。全方共奏利湿通淋、化石排石、行气止痛之功效。

备注 该方在安溪县中医院泌尿外科使用15年，疗效显著，对术后结石复发也有一定的预防作用。

第三节 豁痰通络汤

药物组成 生黄芪30g，皂角刺10g，白芥子6g，僵蚕10g，川芎10g，牛膝15g，泽兰10g，丹参15g，王不留行10g，赤芍药10g，生甘草5g。

加减法 脾虚明显者加党参、白术；蛋白尿明显者加金樱子、芡实；兼有尿血者加黑蒲黄、生茜草。

功效 益气活血，豁痰通络，固肾止漏。

适应证 肾病综合征、无症状蛋白尿。

禁忌证 孕妇忌用，肝功能不全者慎用。

分析 蛋白尿的产生一般提示肾小球的病变，常见于隐匿型肾炎的无症状蛋白尿、慢性肾小球肾炎、肾病综合征。临床上常见水肿的症状或仅有乏力和尿检蛋白尿。从中医的角度分析，尿蛋白是人体的精微物质泄漏，而精微泄漏责之于脾虚失摄或肾虚不固，但常规的健脾益气却难以奏效。古代有“百病皆由痰作祟”的说法，水肿责之于肺、脾、肾三脏，而痰的形成也是肺、脾、肾三脏功能失调产生的病理产物，顽痰不化，阻滞脉络，久病入络，先痰后瘀，进而导致脾虚失摄，肾虚不固，精微外泄，循环反复，缠绵难愈。故该病本在脾肾两虚，标在痰瘀互结，治应益气固肾、豁痰通络。

方以生黄芪益气升阳、利水消肿，且气为血之帅，气行则血行，益气有利于活血；皂角刺辛散温通，其性极锐利，能迅速直达病所，具有消肿托毒、化痰排脓之功效，是临床上常用的一种温化寒痰药物；白芥子温肺化痰，利气散结，通络止痛，《本草经疏》说它“搜剔内外痰结，及寒痰、冷涎壅塞者有殊功”，明末贾所学在其著作《药品化义》中指出，“（白芥子）专开痰结，痰属热者能解，属寒者能散。痰在皮里膜外，非此不达；在四肢两肋，非此不通”，《本草求真》也提出“白芥子内外宣通，而无阻隔留滞之弊”，白芥子消痰虽然被誉为“无处不尽消”，但是更善于祛除阻滞于经络中的无形之痰，“消皮里膜外之痰”；皂角刺与白芥子是温化顽痰常用的一对药对；僵蚕，辛咸平，《神农本草经》：“主小儿惊痫夜啼。”《本草纲目》：“僵蚕，蚕之病风者也。治风化痰，散结行经，所谓因其气相感，而以意使之者也”“散风痰结核，瘰疬，头风……痰疟癥结，妇人乳汁不通”，具有祛风止痉、化痰散结的作用，常与川芎配对消除蛋白尿；牛膝性善下行，能补益肝肾、祛瘀通经，泽兰活血破瘀，行气通经，行水消肿，牛膝配泽兰能利腰膝间死血；金樱子酸涩收敛，能够涩精气、缩小便，芡实甘补涩收，既能健脾利湿，又能益肾固精，两药配伍名曰水陆二仙丹，具有健脾益肾、固精缩尿的功效；丹参微寒，素有“一味丹参功同四物”的说法，具有养血活血、通经止痛的作用；王不留行走而不守、善行血脉，又能行水；赤芍药能清血分实热，散瘀血留滞；甘草调和诸药。全方合用，具有益气活血、涤痰通络、固肾止漏的作用。

第四节　肾衰灌肠方

药物组成　生大黄 30g，生牡蛎 30g。

加减法　湿毒炽盛者加用土茯苓 30g；阳虚者加用炮附子 15g；瘀血明显者加用丹参 30g。

使用方法　上药浓煎成 150mL 药液，高位保留灌肠，保留时间为 30min 左右，每天 1 次。

功效　通腑泄浊，延缓肾衰竭。

适应证　各种原因引起的慢性肾功能不全氮质血症期和肾衰竭期。

禁忌证　孕妇忌用，血肌酐≥ 700μmol/L 者效果不佳。

分析　本方取经于福建省著名的中医肾病专家肖熙教授。慢性肾功能患者体内毒素的排泄存在其他代偿途径，如肠道、汗腺，毁损的肾单位并非完全不可逆，通过综合治疗可能使部分肾单位恢复部分功能。

本方中大黄在慢性肾功能不全的治疗中的作用举足轻重，其作用表现在三个方面：①攻下泄毒，能使氮质从肠道清除。②活血化瘀能改善患者的高凝、高黏状态，抑制残余肾单位的高代谢状态。③大黄还有利尿、纠正脂质代谢的作用。生牡蛎敛阴潜阳、化痰软坚，而肾纤维化正是由于痰瘀互结阻于肾络形成的微形癥积所造成的。大黄与牡蛎合用，不仅仅能通腑泄浊，而且还具有活血祛瘀、化痰软坚散结的作用，能改善肾脏微循环，提高肾小球滤过率，减轻肾间质水肿，抑制肾小管间质炎症及抗纤维化，从而改善肾功能。土茯苓味甘淡性平，具有清热解毒、除湿、通利关节的功效，肾功能不全的患者往往是湿毒内蕴，土茯苓恰有化湿解毒的作用；炮附子温肾助阳，对形寒肢冷等阳虚见症者有效；丹参活血祛瘀，协助大黄改善高凝、高黏状态。如湿浊和瘀血均较明显者，可土茯苓与丹参均加入。

备注　该方在安溪县中医院应用 25 年，疗效肯定。

第五节　尿毒症方

药物组成　生黄芪 20g，泽兰 10g，牛膝 15g，土茯苓 20g，酒大黄 10g，生牡蛎 20g，王不留行 12g，僵蚕 10g，丹参 15g，皂角刺 10g，川芎 10g。

加减法　伴有肝阳上亢者去黄芪，加天麻、钩藤；脾虚明显者加党参、白术；尿酸升高者加萆薢、玉米须；水肿明显者加益母草、车前子、玉米须。

功效　益气活血，豁痰通络，通腑泄浊。

适应证　各种原因引起的慢性肾功能不全氮质血症期和肾衰竭期。

禁忌证　孕妇忌用，血肌酐≥ 700μmol/L 者效果不佳。

分析　方以生黄芪益气升阳、利水消肿，且气为血之帅，气行则血行，益气有利于活血；皂角刺辛散温通，能迅速直达病所，可温化寒痰；僵蚕祛风止痉、化痰散结，与川芎配伍能消除蛋白尿；牛膝配泽兰能补益肝肾、祛瘀通经、利腰膝间死血；丹参、王不留行养血活血、通经止痛；大黄、牡蛎通腑泄浊、活血祛瘀、化痰散结；土茯苓清热解毒、化湿泄浊。全方合用共奏益气活血、豁痰通络、通腑泄浊的作用，能有效地延缓肾功能不全的进程。本方可替代灌肠方，或与灌肠方交替使用。

第六节 柴胡安神方

药物组成 柴胡10g，黄芩10g，半夏10g，大枣10g，生姜6g，党参10g，炙甘草6g，生龙骨20g，生牡蛎20g，合欢皮10g，远志6g。

加减法 肝火口苦、烦躁失眠者加夏枯草10g；情绪抑郁者加甘麦大枣汤；潮热明显者加地骨皮10g；汗出多者加浮小麦30g。

功效 疏肝解郁，调和阴阳，镇静安神。

适应证 更年期综合征症状明显者。

禁忌证 孕妇忌用，肝功能不全者慎用。

分析 “女子七七天癸绝”而生经断前后诸证，症状繁多甚至“如神灵所作”，或有以肾虚论治，孰不知七七诸症至，七八却不药而愈，依理肾虚应逐年加重，可见并非肾虚所致。叶天士认为“女子以肝为先天”，女子有胞宫，是通行经、带，孕育胎儿之所，肝血旺注于冲脉，则冲盛；肝气条达舒畅，则任通，此为常态。女子属阴，以血为本，“有余于气，不足于血”，胎产月汛多耗血，肝血易虚，有余于气则肝气易郁易滞，不足于血则情绪易于抑郁，肝失条达，疏泄紊乱，气血失常，冲任不调，常导致妇科疾病，临床常用调肝法治疗。

本方以小柴胡汤为主方和解少阳、疏肝解郁，治疗症见“往来寒热，胸胁苦满，默默不欲饮食，心烦喜呕”，燥热阵发、汗出畏风正似往来寒热，心烦不寐亦是常见之症；合欢皮解郁和血、宁心安神，远志安神益智、化痰开窍，两药常合用于不寐；龙骨乃石中神兽，土中万年之物，敛后天脾中之精，牡蛎为海中精灵，补先天肾中之精，《医学衷中参西录》云：“人身阳之精为魂，阴之精为魄。龙骨能安魂，牡蛎能强魄。魂魄安强，精神自足，虚弱自愈也。是龙骨、牡蛎，固为补魂魄精神之妙药。” 张锡纯认为，“疗肺虚之咳逆、肾虚之喘促，山药最良；治梦之纷纭、虚汗之淋漓，龙牡尤胜”。龙骨潜纳浮越之阳气，牡蛎敛走失之阴，正是交通心肾、调和阴阳之佳配。全方合用共奏疏肝解郁、调和阴阳、镇静安神之功效。

第七节　石氏调经方

药物组成　北柴胡10g，丹参10g，当归10g，川芎10g，生白芍10g，炙甘草6g，山茱萸10g，菟丝子10g，墨旱莲15g，女贞子10g，香附10g，益母草15g。

加减法　肝经郁热者加黑栀子10g，夏枯草10g；痛经甚者加黑蒲黄10g，五灵脂10g。

功效　益肾疏肝，养血活血，调治冲任，清热凉血，理气止痛。

适应证　处于青春期、生育期患者的月经先期、月经后期、月经先后不定期，痛经，经行乳房胀痛，月经过少，经期延长，也可用于崩漏、闭经患者调治周期。

用法　每于月经来潮第5天开始服用，每日1剂，5~7天为一疗程，一般连用3~6个疗程。

注意事项　根据长期的临床观察，更年期中后阶段和其他疾病引起的月经病如需采取以扶脾为主的治疗，不是本方的适用范围。

分析　月经病的主要共同病机是脏腑功能失常（主要是肝肾功能失常）、血气不和，导致冲任二脉失调，以及肾—天癸—冲任—胞宫轴功能失调等。因乙癸同源，肝肾同司下焦，肾为先天之本，是生长发育的根本，肾藏精，精化血，肝藏血，血为月经的基本物质；而肝气条达，疏泄有序，则经候如常，故也有"女子以肝为先天"之说。从几十年的临床观察，大部分月经失调中除先天肾气、天癸不足外，还表现为肝阳升发太过，甚至表现肝郁化火甚多。

方中柴胡、香附、生白芍疏肝理气，柔肝止痛；生白芍、甘草（芍药甘草汤）有缓急止痛的作用；女贞子、墨旱莲（二至丸）、菟丝子、山茱萸、阴阳相配，补益肝肾之阴阳；当归、川芎（佛手散）、丹参，养血活血，又有一味丹参功同四物之说；黑蒲黄、五灵脂（失笑散）、益母草（定坤草），活血化瘀而止痛调经。诸药合用可益肾疏肝、养血活血、调治冲任。佐以清热凉血、理气止痛。正与月经病的主要病机环环相扣，可以作为多靶点治疗月经病之基本方。

备注 本方源自安溪县中医院退休老中医石玉峰主任。石玉峰六代中医世家，对中医妇科病的诊疗经验丰富，在邑内有口皆碑。调经方是他几十年来不断验证和改良的经验合方，使用频次超 10 万人次，疗效满意。

第八节　益气护卫汤

药物组成　生黄芪 30g，炒白术 10g，防风 6g，桂枝 10g，生白芍 10g，生姜 6g，大枣 10g，炙甘草 6g，山茱萸 12g ，龙骨 15g，生牡蛎 15g。

加减法　伴口干明显者加党参 15g、麦门冬 15g、五味子 6g；伴心烦失眠者加浮小麦 30g。

功效　益气固表，调和营卫。

适应证　气虚不固、营卫不和之自汗、盗汗而脉细者。

禁忌证　阴虚火旺者或湿热壅盛者慎用。

分析　方中黄芪、白术、防风为玉屏风散，补益肺气、固表止汗，补肺气之虚以护卫气而止汗；桂枝汤调和营卫，且桂枝得黄芪益气而振奋卫阳，黄芪得桂枝固表而不致留邪；白芍养血和营，与桂枝合用一个走表固卫、一个走里和营，乃调和营卫之主药；生姜味辛色黄，由阳明入卫，且生姜辛温以助桂枝之力；大枣味甘色赤，由太阴入营，其能入营，由于甘中有辛，唯甘守之用多，得生姜乃不至过守；生姜辛通之用多，得大枣乃不至过通；二物并用乃调和营卫之辅药；甘草调和诸药以守中。张锡纯言“萸肉之性不独补肝，凡人身之阴阳气血将散者，皆能敛之。故救脱之药，当以萸肉为第一”，“治梦之纷纭、虚汗之淋漓，龙牡尤胜”，“若其汗过多，服药仍不止者可但用龙骨、牡蛎、萸肉各一两煎服，不过两剂即止”。

第九节 “治未病”之养生四茶

“圣人不治已病治未病”。治未病科接触最多的高血压、高血糖、高血脂、高尿酸的“四高”人群，他们的理化指标的异常提示是“已病”或“欲病”的亚健康状态，中医的干预可达到欲病防病和已病防变的效果。

人体内正常的糖、蛋白质、脂肪和水电解质都是由饮食水谷所化，属于精微物质的范畴。胃主受纳腐熟水谷，脾主运化，脾具有将水谷化为精微，并将精微物质传输至全身各脏腑组织的功能，机体内的精微物质是在不断地化生、转运和代谢的，这一切均离不开脾的正常运化和升清；如果脾的运化功能受到损伤，脾运化水湿和升清降浊的功能失常，人体精微物质的代谢就会发生紊乱，产生的病理产物湿浊或痰浊。所以我们认为高血糖，甚至高血脂、高尿酸都是湿浊或痰浊导致的，而其病理基础就是脾失健运。

中医治未病的方法有很多，养生茶是群众较容易接受的一种，而养生茶应该具备安全性高、疗效确切、口感合适、药物简单、服用方便的条件；经过多年的临床实践和对药物的精心挑选，并反复多次地试药，我们推出了四高养生茶，反馈良好，现介绍如下。

一、健脾平糖饮

药物组成 炒白术 10g，佩兰 10g，虎杖 15g，天花粉 10g，甘草 3g。

功效 健脾化浊，清热生津。

适应证 糖尿病早期。

服用方法 每日 1 剂，煎汤代茶。

注意事项 不宜与附子、乌头同用；虚寒体质者慎用，孕妇忌用。

分析 《黄帝内经 · 素问》“奇病论篇”：“有病口甘者，病名为何？何以得之？岐伯曰，此五气之溢也，名曰脾瘅，夫五味入口，藏于胃，脾为之行其精气，津液在脾，故令人口甘也，此肥美之所发也，此人必数食甘美而多肥也，肥者令人内热，甘者令人中满，故其气上溢，转为消渴，治之以兰，除陈气也。”从糖尿病病机分析，糖尿病的病理基础应是“脾不散精”，脾虚生湿浊、湿浊化热、热盛伤津而产生口干、消瘦等症状。白术味甘苦性温，具有健脾益气、燥湿利水的功效；佩兰味辛性平，芳香醒脾、理气化浊、善清脾胃湿热，是用于预防和治疗2型糖尿病中胰岛素抵抗者的代表药物；虎杖又名“野黄连”，其味苦性寒，清热泻火，凉血解毒，活血化瘀，可以改善胰岛素敏感性，保护胰岛β细胞，缓解由糖尿病引起的氧化应激损伤；天花粉味苦微甘、性寒，具有养阴润燥、清热生津之功效；甘草调和诸药。五药配伍具有健脾化浊、清热生津的作用，用于空腹葡萄糖受损、糖耐量异常或轻度糖尿病患者。

二、减肥消脂茶

药物组成 陈皮5g，荷叶10g，泽泻10g，山楂10g，决明子10g，甘草2g。

功效 理气燥湿，消积降脂。

适应证 高脂血症及肥胖。

服用方法 每日1剂，煎汤代茶。

注意事项 孕妇慎用。

分析 高血脂是体内脂质代谢异常而引起的，与脾失健运、升清降浊功能失常有关。方中陈皮味苦、辛，性温，理气健脾，燥湿化痰，研究表明陈皮能够有效降低低密度脂蛋白含量，有利于改变脂质谱，达到抗血脂药物的功效；荷叶味苦涩性平，具有清热解暑、升发清阳之功效，可起到调节中枢神经和外周神经而降低食欲，减少饮食而降脂减肥的作用；泽泻甘寒，具有利水渗湿、泄热通淋、化浊降脂之功效，可调节内质网对脂质的合成，降低血清总胆固醇、甘油三酯、低密度脂蛋白水平，升高高密度脂蛋白水平；山楂性味酸甘微温，其功效健脾消食，行气散瘀，调节脂质紊乱，对代谢综合征患者的肥胖、高脂血症有较好疗效；决明子味甘、苦，性微寒，清肝明目，平肝潜阳，润肠通便，能有效地抑制血清胆固醇上升，抑制主动脉的粥样硬化；甘草调和诸药。六药配伍具有理气燥湿、消积降脂的作用，适用于高脂血症及肥胖者。

三、化浊降酸茶

药物组成 萆薢10g，土茯苓10g，玉米须10g，车前子10g，甘草2g。

功效 分清化浊，利湿降酸。

适应证 高尿酸血症、痛风稳定期。

注意事项 避免与浓茶同服，孕妇慎用。

分析 高尿酸是人体嘌呤的代谢发生紊乱，致使血液中尿酸增多而引起的一种代谢性疾病，也与脾失健运、分清别浊功能失常有关。方中萆薢味苦性平，具有利湿去浊、祛风除痹、通络止痛的作用，实验结果表明，萆薢总皂苷可通过抑制慢性高尿酸血症大鼠肾脏尿酸盐转运蛋白1的表达，减少尿酸重吸收，促进尿酸排泄；土茯苓味甘淡性平，具有清热解毒、除湿、通利关节的功效，可以通过抑制高尿酸血症大鼠模型基因的表达，改善炎性反应和肾功能，促进尿酸的排泄；玉米须味淡性平，有利水消肿、通淋、清肝胆湿热的作用，可抑制黄嘌呤氧化酶活性、减少血尿酸生成、保护肾功能、促进血尿酸排泄；车前子味甘性寒，能清热利湿，对黄嘌呤氧化酶具有明显的抑制作用，能降低血尿酸水平；甘草调和诸药。五药相伍具有分清化浊、利湿降酸的作用，用于高尿酸血症及痛风稳定期患者。

四、平肝降压茶

药物组成 天麻10g，钩藤12g，茺蔚子6g，盐杜仲10g，甘草2g。

功效 清热平肝，降压止晕。

适应证 轻度高血压。

服用方法 每日1剂，煎汤代茶。

注意事项 肝血不足者慎用，孕妇忌服。

分析 高血压的病机较为复杂，一般从肝、脾、肾三脏入手，属于本虚标实之证，本虚是指肝肾阴虚和脾虚，标实是指风、火、痰、瘀。方中天麻味甘性平，具有息风止痉、潜阳之功效；钩藤味甘性微寒，息风止痉，清热平肝，通过影响钙离子通道的调节，抑制肾素—血管紧张素的过度活化、缓解内皮依赖性血管舒张功能等方面来降低血压；茺蔚子辛、苦、微寒，具有活血调经、清肝明目的功效，从茺蔚子中分离得到的 2 个环肽类化合物对大鼠主动脉有血管舒张作用；杜仲味甘性温，补肝肾、强筋骨，被认为是“高质量天然降压药”，其主要是通过诱导血管内皮产生舒血管物质、内皮依赖性超极化因子（EDFH）来达到降压的功效；甘草调和诸药。五药相伍具有清热平肝、降压止晕的作用，适用于轻度高血压属肝阳偏亢者。

医案篇

第一章 肿瘤类病证医案

中医对肿瘤的认识从《黄帝内经》开始，这本书记载有“肠蕈”“伏梁”“马刀”“石瘕”“积聚”“噎膈”，这些病名和现代某些肿瘤的临床表现是非常接近的，甚至是契合的。《黄帝内经》提出“坚者削之，结者散之”的治疗原则，对当今恶性肿瘤防治仍然具有较强的指导意义。现代医学对恶性肿瘤的研究日新月异，治疗手段层出不穷，目前主要有手术、放疗、化疗、内分泌治疗、生物靶向治疗和免疫治疗等，恶性肿瘤现代治疗已进入综合治疗时代。手术就是“坚者削之”，放疗、化疗、靶向治疗、免疫治疗都可以归属到“结者散之”这个类型，古代和现代对肿瘤的治疗理念其实是一致的。

对于恶性肿瘤的清除或灭杀，经验有限，现实中多为患者个人原因或病情的原因放弃治疗，或治疗过程中出现棘手的并发症，才来寻求中医治疗。中医药在防治肿瘤方面的优势在于扶正与祛邪相结合的治疗原则，早期以祛邪为主、扶正为辅，中期扶正祛邪并重，晚期以扶正为主、祛邪为辅。所以癌前病变的早期干预、术后康复气血阴阳的调理、综合治疗过程中毒副作用的处理，才是中医药发挥优势的平台。现试将数例收录完整的病例记录下来，经验有限，只为抛砖引玉。

第一节 噎膈

病案一

白某，男，59岁。1989年12月底初诊。

主诉 反复吞咽梗阻3年。

现病史 患者3年前因“食管中段癌”住福建省某医院手术治疗，术后半个月出现吞咽梗阻症状，至1个月时完全梗阻，米汤难下，复诊于福建省某医院，被诊断为“食管中段术后瘢痕狭窄”，因当时该医院没有相关治疗设备，建议转另一医院予球囊扩张术，扩张术后半个月吞咽再次出现梗阻，1个月已饮水难下，再次行扩张术，1个月后再次梗阻，每个月前往省城行扩张术，前后共28次。多位省级专家均表示：只有扩张，别无良法。其间患者遍寻中西医数十人，尝尽诸药而症状仍然，痛苦异常。适余毕业在家待配，寻余曰：“遍寻名医均老先生，何不试给年轻者试试。”白剑峰欣然从命。消瘦外观，舌暗有斑点，苔白脉细。

西医诊断 食管中段癌术后瘢痕狭窄。

中医诊断 噎膈。

治法 益气软坚，解毒散结。

处方 生黄芪20g，三棱10g，莪术10g，威灵仙15g，山豆根10g，甘草5g。5剂，水煎服，日1剂。

二诊（1990年1月2日） 自诉服药后胃脘舒畅凉爽，自己再按原方服5剂，进食明显顺畅，原扩张后半个月即出现吞咽不畅的感觉现在还没有出现，以前的药都没有这个效果。刻下：吞咽不适，偶有呕吐，胸部闷痛，舌暗有瘀点，苔白，脉细。

处方 生黄芪20g，三棱10g，莪术10g，威灵仙15g，山豆根10g，丹参15g，半夏10g，牡蛎15g，连翘10g，延胡索10g，苍术10g，白术10g。5剂，水煎服，日 1 剂。

三诊（1990 年 3 月 26 日） 上药服后饮食舒畅，直至两个半月后方出现完全梗塞，再往福州行扩张术，并自带上方 5 剂扩张后在福州马上服用。现吞咽基本正常，仍有胸闷，大便较少而硬，舌暗有瘀点，苔薄，脉细。

处方 生黄芪 20g，三棱 10g，莪术 10g，威灵仙 15g，山豆根 10g，丹参 15g，半夏 10g，牡蛎 15g，连翘 10g，赤芍 10g，浙贝母 10g，酒大黄 10g，路路通 15g。20 剂，水煎服，隔日 1 剂。

四诊（1990 年 10 月 1 日） 患者服上药半年来饮食如常，每日 4 餐，每餐 2 小碗，未再行食管扩张术，嘱其每个月服上方 5 剂，2~3 天服 1 剂。

后记 该患者自 1990 年 3 月最后一次行扩张术后未再发生狭窄，生活如常，10 余年后因胆总管结石梗阻在新加坡未及时治疗死亡，享年 70 余岁。

按 该病例是白剑峰初涉杏林首例患者，初战告捷，影响颇深远，此后周边乡镇及周边县均有食管癌患者到西坪中心卫生院求诊白剑峰。

张锡纯言："三棱、莪术既善破血，尤善调气，补药中以为佐使，有瘀者将瘀徐消，无瘀者借其流通之力，以行补药之滞，而补药之力愈大。""三棱、莪术各三钱治一切癥瘕积聚，恐伤其气，以黄芪六钱佐之，病去而气不伤。"这是首诊列出三药的依据；威灵仙通行十二经脉，《本草正义》："威灵仙，以走窜消克为能事，积湿停痰，血凝气滞，诸实宜之。"当时似有见过可以"促进食管蠕动"的记载，后来治疗食管癌的中成药"天仙胶囊"也使用了威灵仙；山豆根清热解毒、消肿利咽，《本草求真》谓之为"解咽喉肿痛第一要药"。现代研究发现，山豆根生物碱有实验抗癌作用，山豆根中的有效成分对吉田肉瘤以及腹水型肝癌均有抑瘤作用。在临床治疗中对喉癌、食管癌、扁桃体癌、胃癌及肝癌等疾病的治疗有着积极作用。

二诊加用半夏以化痰降逆止呕，其他均是健脾燥湿、软坚散结、行气活血之品；三诊加用大黄是以"腑以降为顺、以通为用"为依据，《黄帝内经》有言"六腑者，传化物而不藏，故实而不能满也"，通肠腑而降胃气，有利于食管腑气的顺降，减少瘢痕再生。

病案二

陈某，女，70岁。1991年11月16日初诊。

主诉 发现食管癌半年。

现病史 患者半年前吞咽难下，检查发现食管癌，住厦门市某医院手术，手术麻醉时突然血压下降，经抢救后终止手术。刻下：吞咽困难，汤水难进，极度消瘦，舌暗，苔薄，脉弦滑。

西医诊断 食管癌。

中医诊断 噎膈。

治法 益气软坚，解毒散结。

处方 生黄芪20g，莪术6g，威灵仙6g，山豆根6g，丹参10g，赤芍6g，半夏6g，酒大黄6g，茯苓15g，浙贝母10g，生牡蛎12g，生甘草3g。5剂，水煎服，日1剂。

二诊（1991年11月21日） 第1剂头煎进药后呕吐，嘱2煎汤汁小口频饮慢吞，呕吐再饮，第2剂即可少量饮入，5剂后流质可进食，但有时会呕吐，其间排便1次，量极少，舌脉同前。

处方 生黄芪20g，莪术8g，威灵仙8g，山豆根6g，丹参10g，赤芍10g，半夏10g，酒大黄10g，茯苓15g，生牡蛎12g，砂仁6g，甘草3g。5剂，水煎服，日1剂。

服上药后患者可进食流质饮食，再按上方进5剂后可进食较稠稀饭，1个月后随访，家属诉患者体重也有明显增加，大便2~3天一行，质软量少，后间断口服上方，存活2年余后未再联系。

按 该病例用药与上一例类似，不再重复分析。首诊时患者已极度消瘦，羸弱不堪，所以莪术、威灵仙、山豆根、赤芍、半夏、大黄均先少量试用，待患者耐受后逐步加大用量；为何不使用三棱，因年代久远已无从考究，30年前原始记录里确实无三棱。《医学启源》认为三棱“破气损真，气虚人不用”，可能考虑其破气力强，恐耗伤正气，所以一向认为体质羸弱者应慎用三棱，但一般患者对黄芪、三棱、莪术均适用。此后应用此方为主治疗食管癌数十例，对改善吞咽困难多有效果。

第二节 肺 积

谢某，女，51岁。2022年2月26日初诊。

主诉 反复口干口苦、痰中带血丝半年余。

现病史 患者诉半年前出现口干口苦，痰中带血丝，常不自主烦躁，伴胸胁不舒，无气喘，无发热恶寒，无呼吸困难。曾多方治疗，症状反复，数次肺部CT平扫提示：右肺上叶实性结节，大小约0.5cm×0.4cm。刻下：晨起口苦，口干欲饮冷饮，痰中带血丝，常不自主烦躁，胸胁不舒，食欲不振，偶有反酸，寐差，梦多，大便干，小便正常，舌淡红，苔薄黄，脉弦。

西医诊断 肺结节。

中医诊断 肺积，证属肝火犯肺。

治法 清肝泻火，软坚散结。

处方 柴胡10g，黄芩10g，天花粉30g，党参10g，炙甘草6g，虎杖20g，夏枯草10g，玄参15g，生牡蛎15g，浙贝母10g，瓜蒌实15g，侧柏叶15g，橘核10g，龙骨15g。7剂，水煎服，日服1剂。慎起居、畅情志，避风寒，饮食有节，忌辛辣食物。

二诊（2022年3月15日） 药后口苦较前减轻，仍口干，痰中带血丝数量减少，食欲好转，睡眠改善，偶有不自主烦躁，二便调，舌淡红，苔薄黄，脉弦。

处方 黄芩10g，生甘草5g，夏枯草10g，玄参15g，生牡蛎15g，浙贝母10g，瓜蒌实15g，侧柏叶15g，橘核10g，知母10g，石膏15g，桑白皮10g。5剂，水煎服，日服1剂，如上调护。

三诊（2022年3月24日） 患者诉服药期间口干口苦较前减轻，痰中带血丝较前好转，食欲增加，睡眠好转，偶有不自主烦躁，二便调，舌淡红，苔薄黄，脉弦。

处方 黄芩10g，生甘草5g，夏枯草10g，玄参15g，生牡蛎15g，浙贝母10g，瓜蒌实15g，侧柏叶15g，橘核10g，知母10g，石膏15g，桑白皮10g，山慈菇 5g，半枝莲 15g。7 剂，水煎服，日服 1 剂，如上调护。

四诊（2022 年 4 月 5 日） 患者诉口干口苦明显改善，痰中偶带血丝，食欲基本恢复，寐尚可，偶有烦躁，二便调，舌淡红，苔薄黄，脉弦。肺部 CT 平扫复查提示：右肺上叶实性结节，大小约 0.5cm × 0.4cm。

处方 薏苡仁 30g，生甘草 5g，夏枯草 10g，玄参 15g，生牡蛎 15g，浙贝母 10g，瓜蒌实 15g，侧柏叶 15g，橘核 10g，桑白皮 10g，山慈菇 5g，半枝莲 15g，龙胆草 6g。7 剂，水煎服，日服 1 剂，如上调护。

五诊（2022 年 5 月 26 日） 口干口苦基本缓解，但仍偶有反复，痰中血丝少见，纳可寐安，偶烦躁，二便调，舌质偏红，苔薄黄，脉弦。

同上方加黄芩 6g。7 剂，水煎服，日服 1 剂，如上调护。

六诊（2022 年 10 月 25 日） 诉未再出现口干口苦，痰中带血丝未再发现，偶有烦躁情绪，食欲恢复正常，寐可，二便调，舌淡红，苔薄黄，脉弦。肺部 CT 平扫复查提示：右肺上叶实性结节，大小约 0.3cm × 0.2cm。肺部结节较前明显缩小。

按 肺部结节是指在肺部的影像学上发现存在直径小于或等于 3cm 的类圆形病灶，是一种影像学上的改变。近年来肺结节的检出率越来越高，引起肺结节的原因有很多，其临床表现多与肺部症状相关，也可以无任何症状。本病中医属“肺积”，患者为中年女性，平素易思虑忧愁，长期处于情绪抑制状态，时感不自主烦躁及胸胁不舒，属七情失和，肝气郁滞，气郁化热，木火刑金，炼津生痰，痰浊瘀阻而形成肺结节；肝火旺盛，故而口苦口干；肝火犯肺，肺络失和，故痰中带血丝。本例前期以清泻肝火、化痰散结治疗，虽肝火症状好转，痰中带血改善，但肺部结节大小无变化；后续治疗中加入山慈菇与半枝莲，清代《本草新编》曰：“大约怪病多起于痰，山慈菇正消痰之药，治痰而怪病自除也。”山慈菇味甘微辛，归肺、肝、胃经，散坚消结，化痰解毒，其力颇峻，瘰疬、痞积之类，皆可用之；半枝莲味辛苦，性寒，归肺、肝、肾经，善清热解毒，消肿散结，活血化瘀。两药合用，共增化痰散结祛瘀之功。肺结节之消散非一日之功，故上方药物经多次加减化裁运用，诸药相伍调理气机，枢机得利，肺内痰瘀自消，则肺结节较前明显缩小。

第三节　积　聚

李某，男，64岁。2021年10月9日初诊。

主诉　食管癌术后1个月余，腹痛、腹泻1个月。

现病史　患者1年前发现食管癌并予手术治疗，半年前发现肝转移，经厦门市某医院治疗后因多种原因放弃治疗回家。1个月前出现腹痛腹泻，每日大便4~5次，大便质稀带有黏液，泄后痛减，进食后腹胀，倦怠乏力，伴右胁下痛，食欲下降，寐尚可，小便正常，舌淡红，苔白，脉弦滑。2021年9月30日查：甲胎蛋白43.69ng/mL，糖类抗原19-1（CA19-9）54.446U/mL。

西医诊断　食管癌术后肝转移。

中医诊断　积聚，证属脾虚肝旺。

治法　补脾泻肝，缓痛止泻。

处方　炒白术10g，炒白芍20g，防风10g，陈皮6g，木香6g，乌药10g，藿香10g，党参15g，茯苓15g，神曲10g。5剂，水煎服，日服1剂。慎起居、畅情志，避风寒，饮食有节。

二诊（2021年10月12日）　上药服后，腹泻改善，每日大便3~4次，仍有腹痛，以右胁下明显，仍有腹胀，乏力同前，伴胸胁不舒，食欲较前增加，舌脉同前。

守上方去陈皮、藿香，加青皮6g、延胡索10g、川楝子10g、砂仁6g、炙甘草6g。3剂，水煎服，日服1剂，如上调护。

三诊（2021年10月18日）　上药服后，腹痛明显好转，腹泻次数减少，每日大便2~3次，腹胀、乏力减轻，胸胁不舒改善，近日出现咳嗽、咳痰，无发热，纳尚可，寐差，舌淡红，苔薄白，脉弦。

守上方加桑白皮10g。5剂，水煎服，日服1剂，如上调护。

四诊（2021年10月21日）　上药服后，大便稍成形，每日2~3次，偶有腹痛腹胀，乏力较前改善，偶有胸胁不舒，咳嗽、咳痰好转，纳尚可，寐稍差，舌脉同前。复查：甲胎蛋白 112.24ng/mL，糖类抗原 19-9（CA19-9）49.665U/mL。

守上方 10 剂，水煎服，日服 1 剂。

五诊（2021 年 10 月 30 日） 上药服后，大便正常，每日 1~2 次，腹痛、腹胀消失，乏力明显减轻，咳嗽、咳痰明显好转，纳寐尚可，舌脉同前。

守上方去党参、茯苓、神曲，加半枝莲 10g、山慈菇 6g、白花蛇舌草 20g。7 剂，水煎服，日服 1 剂，如上调护。

患者以上方药物化裁治疗 1 年，每个月服 10~15 剂，中药剂量逐渐加量半枝莲至 20g、山慈菇至 10g、白花蛇舌草至 30g，患者服药期间腹痛、腹泻症状未再发作，病情稳定，多次复查甲胎蛋白、糖类抗原 19-9（CA19-9）均逐渐下降，2022 年 10 月 11 日复查：甲胎蛋白 8.80ng/mL，糖类抗原 19-9（CA19-9）39.798U/mL。

截至 2023 年 8 月，患者仍在调治中，肿瘤指标有所反复。

按 患者食管癌术后肝转移，经多次化疗，患者正气不足，脾胃功能受损，加之因病情思虑过多，情志失和，肝失疏泄，木横乘土，肝脾失调，脾胃运化失常，中焦气机失常，大肠传导失司而成腹痛、泄泻。治以补脾泻肝、缓痛止泻，以痛泻要方为底方，方中白术、陈皮、茯苓燥湿健脾止泻；白芍养血柔肝；防风散肝舒脾；木香、青皮、延胡索、川楝子、乌药疏肝行气；藿香、砂仁祛湿止泻；党参健脾益气；神曲消食和胃；炙甘草调和诸药。诸药相配，补脾土而泻肝木，调气机以止痛泻，痛泻症状得以缓解。四诊后肿瘤指标异常升高，试加山慈菇以清热解毒、化痰散结，该药常用于食管癌；加半枝莲以散坚消结、化痰祛瘀，该药常与白花蛇舌草合用治疗肝癌；辨病与辨证结合，疗效不错，供同道参考。

第四节　虚　劳

病案一

王某，男，57 岁。1990 年 2 月 14 日初诊。

主诉　眩晕乏力伴发热 2 个月。

现病史　患者 2 个月前因眩晕乏力伴发热，当地医院治疗无效，转泉州市某医院诊断为“急性白血病”，住院以 HOAP 方案治疗，第二疗程尚未完成，觉眩晕乏力进行性加重，且经济拮据，自动出院准备后事。就诊时眩晕，全身乏力，全身浮肿，动则气喘，发热，体温 38.5℃，皮肤散在瘀斑，纳少寐差，舌红，苔薄黄，脉细弱。血常规：白细胞 240×10^9/L，血红蛋白与血小板均有下降，具体数据无记录。

西医诊断　急性白血病。

中医诊断　虚劳。

治法　益气养血，清热解毒。

处方　因患者经济极度拮据，教家属识别仙鹤草，嘱生品用 60~100g，或干品用 30~50g，另每剂加丹参 20g、金银花 20g、大枣 10 枚。10 剂，水煎频服，日 1 剂。

二诊（1990 年 3 月 15 日）　家属诉服上药后体温降至正常，头晕乏力有所改善，水肿也有好转，诸症俱减，要求原方续进。

处方　同上方 5 剂，水煎频服，日 1 剂。

药后患者已能参加轻微劳动，嘱其长期服药，但患者只再进 10 剂，自觉症状缓解未再服药。随访 8 个月，已能参加管理茶园等中等体力劳动。

按　白血病以贫血、出血、发热为主要症状。仙鹤草苦、涩、平，具有收敛止血、截疟、止痢、解毒、补虚的作用，临床广泛用于全身各部位出血的止血；仙鹤草又名“脱力草”，“脱力”是指重体力劳动之后的精神不振、四肢无力、疲劳怠惰，江浙一带民间常取仙鹤草合红枣煮食，以调补气血，治疗脱力劳伤，所以仙鹤草又有益气补虚的作用；20 世纪 80 年代曾有见过仙鹤草可以刺激骨髓造血的记载。现代药理研究表明，仙鹤草具有升血小板、止血、刺激骨髓造血等作用。“一味丹参功同四物”，丹参微寒，具有养血活血、凉血止血的作用，能去旧血、生新血；金银花清热解毒，有医籍记载金银花也有清凝止血的作用，大量的金银花正是对应患者的出血和发热的症状；大枣甘温，李杲谓之“温以补脾经不足，甘以缓阴血，和阴阳，调营卫，生津液”，具有补气养血的作用。四药合用竟获良效。

病案二

陈某，女，31 岁。2021 年 8 月 31 日初诊。

主诉 眩晕、乏力半年余。

现病史 患者半年前因眩晕求诊于厦门市某院，经骨髓穿刺后诊断为“白血病”，住院化疗后（具体不详）出现乏力、脱发，偶有恶心呕吐，面色苍白，无头痛，无胸闷胸痛。今日至安溪县中医院查血常规：白细胞 1.02×10^9/L，红细胞 1.95×10^{12}/L，血红蛋白 60g/L，血小板 165×10^9/L。刻下：眩晕，动则加剧，遇劳则发，乏力，形寒肢冷，心悸，面色苍白，纳少，寐差，便溏，小便调，舌淡，齿印明显，苔薄白，脉细弱。

西医诊断 白血病。

中医诊断 虚劳，证属气血亏虚。

治法 益气补血。

处方 炙黄芪 30g，党参 15g，当归 10g，川芎 6g，熟地黄 15g，白芍 15g，茯苓 15g，炒白术 10g，炙甘草 6g，丹参 15g，仙鹤草 30g，桂枝 10g，黑顺片 6g。全成分颗粒 7 剂，冲服，日服 1 剂。慎起居、畅情志，避风寒，饮食有节。

二诊（2021 年 9 月 8 日） 上药服后眩晕减轻五分，乏力改善，心悸减轻，面色稍转红润，纳尚可，寐差，大便溏，日 2 次，小便调，舌淡，有齿痕，苔薄白，脉细。查血常规：白细胞 1.48 × 10^9/L，红细胞 2.48 × 10^{12}/L，血红蛋白 77g/L，血小板 166 × 10^9/L。

守前方加大枣 10g，全成分颗粒 10 剂，冲服，日服 1 剂，如上调护。

三诊（2021 年 10 月 19 日） 上药服后眩晕减轻八分，乏力、心悸明显好转，面色恢复红润，纳寐尚可，偶有便溏，小便调，舌淡，有齿痕，苔薄白，脉细。查血常规：白细胞 2.74 × 10^9/L，红细胞 3.77 × 10^{12}/L，血红蛋白 120g/L，血小板 213 × 10^9/L。

守上方 7 剂，冲服，日服 1 剂，如上调护。

四诊（2021 年 12 月 28 日） 上药服后期间眩晕仅发作 1 次，身有力，未再心悸，纳寐可，二便调，舌淡红，苔薄白，脉弦。查血常规：白细胞 2.66 × 10^9/L，红细胞 4.16 × 10^{12}/L，血红蛋白 123g/L，血小板 123 × 10^9/L。

守上方 7 剂，冲服，日服 1 剂。

按 虚劳是由多种病因引起的以脏腑亏损、气血阴阳不足为主要病理特征的多种慢性衰弱性证候的总称。《理虚元鉴》“虚证有大因”提出导致虚证的主要六种原因：“有先天之因，有后天之因，有痘疹及病后之因，有外感之因，有境遇之因，有医药之因。”本例患者久病致虚，且化疗药物更伤正气，积虚成劳，且病后失于调理，正气亏损不复，耗伤气血，加之脾胃虚弱，气血生化乏源，清窍失养，故头晕且遇劳加重；气虚则乏力，纳少；心主血，其华在面，血虚故面色苍白；血不养心，心神不宁，故心悸寐差；舌质淡，脉细弱，均是气血两虚之象。方中党参与熟地黄相配，益气养血；白术、茯苓健脾渗湿，助党参益气补脾；黄芪大补元气，当归、白芍养血和营，助熟地黄补益阴血；川芎、丹参活血行气，使补而不滞；仙鹤草补虚止泻；桂枝、黑顺片温阳散寒；炙甘草益气和中，调和诸药。仙鹤草性味苦、涩、平，归心、肝经，有补虚、收敛止血、止痢、截疟等功效。现代药理研究表明，仙鹤草具有升血小板、止血、刺激骨髓造血等作用。本例患者久病后气血亏虚为其病理基础，故选方用药重在益气补血之品，加之运用大剂量仙鹤草，服药后从一诊到四诊，可见眩晕、乏力症状均有明显改善，查血常规各指标均有明显上升，收到满意效果。

病案三

白某，女，56 岁。2022 年 7 月 21 日初诊。

主诉 乏力、头晕 1 年余。

现病史 患者于 2021 年 1 月在上海行卵巢癌手术，术后化疗出现乏力、头晕、掉发，偶有恶心呕吐，面色苍白，无胸闷胸痛。2021 年 7 月底开始奥拉帕利联合贝伐珠单抗进行靶向治疗，此后出现血常规白细胞、红细胞、血小板的逐步下降，口服“利可君”无效，注射多针“特比奥”后血小板相对稳定，但白细胞与红细胞逐步下降，为保证奥拉帕利联合贝伐珠单抗靶向治疗方案继续进行，应手术医院专家建议，自 2021 年 9 月 21 日开始交替注射“促红细胞生成素”“重组人粒细胞刺激因子”近百针，其间白细胞与红细胞指标此起彼伏，不得不多次暂停化疗靶向治疗方案，对治疗几乎失去信心，转求诊中医。刻下：倦怠乏力，动则加剧，遇劳则发，头晕，面色苍白，形寒畏冷，心悸，偶有恶心呕吐，纳少，寐差，便溏，小便调，舌暗，舌尖与两侧明显瘀斑，苔白，脉细弱。血常规：白细胞 2.39×10^9/L，红细胞 1.84×10^{12}/L，血红蛋白 67g/L，血小板 115×10^9/L。

西医诊断 卵巢癌术后化疗。

中医诊断 虚劳，证属气血亏虚。

治法 益气补血，益肾填髓。

处方 党参 30g，炙黄芪 30g，仙茅 10g，淫羊藿 10g，补骨脂 10g，当归 10g，生白芍 15g，黄精 15g，枸杞 15g，丹参 20g，仙鹤草 30g，鹿角胶（烊服）10g，龟甲胶（烊服）10g，炙甘草 6g。7 剂，水煎服，日服 1 剂。嘱停用“重组人粒细胞刺激因子”和“促红细胞生成素”。

二诊（2022 年 8 月 4 日） 上药服后乏力、头晕、心悸有所改善，形寒畏冷明显好转，仍面色苍白，纳少，寐尚可，大便软，小便调，舌苔变薄白，脉同前。血常规：白细胞 3.49×10^9/L，红细胞 2.54×10^{12}/L，血红蛋白 93g/L，血小板 146×10^9/L。

同上方 7 剂，水煎服，日服 1 剂。

三诊（2022年8月11日） 诸症均有明显改善，面色较前好转，饮食逐渐增加，寐尚可，大便软，小便调，舌体瘀斑逐渐变淡，苔薄白，脉细。查血常规：白细胞 4.8×10^9/L，红细胞 3.00×10^{12}/L，血红蛋白 109g/L，血小板 138×10^9/L。

同上方7剂，水煎服，日服1剂。

四诊（2022年9月8日） 复查血常规：白细胞 4.81×10^9/L，红细胞 3.56×10^{12}/L，血红蛋白 124g/L，血小板 138×10^9/L。症状进一步改善，因患者惧怕龟甲胶的腥味，按原方去龟甲胶14剂，水煎服，隔日服1剂。

五诊（2022年10月28日） 诸症基本缓解，面色转润，稍乏力，舌暗瘀斑，苔白稍厚，脉细。其间复查4次血常规均正常。10月26日查血常规示：白细胞 4.56×10^9/L，红细胞 3.68×10^{12}/L，血红蛋白 126g/L，血小板 122×10^9/L。

处方 党参30g，炙黄芪30g，当归10g，仙鹤草30g，丹参20g，炙甘草6g，黄精15g，枸杞15g，苍术6g，薏苡仁30g，茯苓15g。水煎服，每2~3天服1剂，至2022年12月底停服中药。

2023年5月患者前往上海复查，各项指标均正常，已完成贝伐珠单抗疗程，奥拉帕利尚在继续服用中，2023年8月3日血常规示：白细胞 5.51×10^9/L，红细胞 3.56×10^{12}/L，血红蛋白 126g/L，血小板 136×10^9/L。

按 化疗后因骨髓抑制出现的一系列症状，中医学认为其属于虚劳、血虚等范畴，属虚证，为化疗后元气虚损、阴阳气血不足所致。术前肿瘤邪毒停滞日久损伤正气，术后化疗药物耗伤气血，故本病以虚为主，本病为邪毒药毒所伤，病位在脾肾。根据“虚则补之”“损者益之”原则，故治以益气补血、益肾填髓之法。

本例治疗的成功，白剑峰有以下三点体会：①中医治疗造血功能下降不是单向的，有效是三系皆升，因为“脾为后天之本”，土生万物，故健脾益气守中土是基础。②邪毒或药毒耗伤气血，早期表现为气血两亏，后期发展为阴阳两虚；治疗上根据“精血同源”“肾主骨生髓”，应用滋肾养血之法，此时普通的药物已难奏效，必加血肉有情之物；鹿角胶温肾壮阳、益精养血，龟甲胶益肾壮骨、补血活血，二者皆为血肉有情之品，加枸杞、党参合为“龟鹿二仙膏”，具有较强滋阴填精、益气壮阳的功效。③温补肾阳可能是本例患者取得疗效的关键，本方除鹿角胶有温阳的作用外，仙茅与淫羊藿温肾阳、补肾阴合为“二仙汤”，再加补骨脂温补肾阳、固精缩尿，共奏温肾壮阳、刺激骨髓造血功能恢复的效果。

绝大多数的抗肿瘤药物都有不同程度抑制骨髓的不良反应，若能在治疗过程中合理配合中医药治疗，不仅可以减轻西药的不良反应，有效避免药物对造血功能的影响，也可以改善患者的生活质量，这也在临床实践中得到了证实。

第二章 疫病类病证医案

中医药在三年抗击新冠的过程中做了很多的探索，也做出了巨大的贡献，中医因人、因时、因地的三因制宜，也在南北的差异、不同变异毒株的差异和不同体质人群的差异中充分体现出来。回顾救治感染新冠病毒患者的过程，有以下几点体会：①早期不管属寒属热，突出表现在“湿”，表现为身体困重、肌肉酸痛、腰酸腿痛、纳差等湿困的症状。安溪县中医院推出的“加味银翘散”虽然能较快地控制发热，但显然不适宜虚寒体质者使用，加用生姜后可以减少寒湿的留滞。②中期主要表现为“热”，表现为咳嗽痰黄、难以咳出，甚至痉咳连连，或咽痛甚至如吞刀片。安溪县中医院推出的“宣肺止咳方”能迅速有效地控制咳嗽的症状，但对“刀片割喉”效果不太理想。③后期主要表现为“虚”，即使仍有余邪未尽，也是以虚为主要矛盾，表现为气喘，动则益甚，乏力，畏风，汗多等症状。安溪县中医院推出的“新冠康复方”以补益肺脾之气为主，并加藿香、蝉蜕透余邪外出，能较好地缓解“虚”的症状。④后遗症期有心悸气短、脱发、性功能障碍等“虚”的表现，也有焦虑、嗅觉味觉障碍等“实”的表现，或出现虚实夹杂的情况，特别是湿热缠绵、酿湿成痰，痰随气上下，变生百病。大规模使用协定方治疗的病例难以收集，本章整理几则较特殊、病历较完整的病例供读者参考。

第一节 急性期相关病证

病案一

陈某，男，46岁。2022年12月26日初诊。

主诉 发热伴四肢乏力12h。

现病史 患者于昨天夜里畏寒发热，体温达39℃，自测新冠抗原阳性，自服“风寒感冒颗粒”后，畏寒好转，但仍发热，体温维持在38.5℃左右，伴咽干，肌肉酸楚，四肢怠倦乏力，无咳嗽、咽痛，纳可，寐尚安，二便可，舌淡红苔白稍厚，脉浮滑。

西医诊断 新型冠状病毒感染。

中医诊断 疫病急性期，证属湿热并重。

治法 芳香化湿，清热解毒。

处方 杏仁6g，生薏苡仁30g，白蔻仁6g，滑石15g，佩兰10g，藿香10g，金银花10g，连翘10g，桔梗10g，甘草5g，厚朴10g，黄芩6g。2剂，水煎，每剂煎2遍，4~5h服1次。

二诊（2022年12月27日） 昨夜体温已正常，现体温36.6℃，无畏寒，四肢乏力消失，偶尔轻咳两声，流少许清涕，鼻咽有干热感，小便黄，大便稀，舌淡红苔白，脉滑。

处方 杏仁6g，生薏苡仁30g，白蔻仁6g，滑石15g，佩兰10g，藿香10g，金银花10g，连翘10g，桔梗10g，甘草5g，厚朴10g，黄芩6g，半夏6g，蝉蜕6g。2剂，水煎，每剂煎2遍，4~5h服1次。服药后诸症消失。

按 新型冠状病毒感染属于中医“疫病”范畴，从2022年底发病情况应属“寒湿疫”。患者初起畏寒明显，伴有发热，当属风寒夹湿，服“风寒感冒颗粒”无误，12h后畏寒消失，发热仍持续不退，伴咽干、肌肉酸楚、四肢怠倦乏力，应是风湿交阻、湿邪热化、湿困肌体，邪在气分而湿重热轻，故以三仁汤宣畅气机、化浊利湿；并仿银翘散以清热利咽，加黄芩以清泻肺热。全方合用，芳香化湿、清热利咽，气机得以宣畅，病得速愈。

病案二

林某，女，69岁。2022年12月27日初诊。

主诉 腰背酸痛、干咳无痰6天。

现病史 患者6天前畏寒发热，自测新冠抗原阳性，自服“退热药”后寒消热减，但低热持续数天，现已不热，但腰背酸痛明显，倦怠无力，伴频繁干咳，无痰，口干咽痒，纳可寐差，二便可，舌淡红苔薄黄稍腻，脉滑。

西医诊断 新型冠状病毒感染。

中医诊断 疫病急性期，证属湿热阻肺。

治法 清热化湿宣肺。

处方 金银花10g，连翘10g，桔梗10g，蝉蜕5g，牛蒡子10g，佩兰10g，滑石15g，甘草5g，桑白皮10g，浙贝母10g，生薏苡仁20g，黄芩6g，秦艽10g，荆芥10g。2剂，水煎，每剂煎2遍，4~5h服1次。

二诊（2022年12月28日） 药后腰背酸痛明显缓解，咳嗽基本消失，全身症状改善非常明显，仍有咽部不适、轻微头痛，纳可，寐差，二便可，舌淡红苔薄黄稍腻，脉滑。

处方 金银花10g，连翘10g，桔梗10g，蝉蜕5g，僵蚕10g，佩兰10g，滑石15g，甘草5g，桑白皮10g，浙贝母10g，生薏苡仁20g，黄芩6g，秦艽10g。2剂，水煎，每剂煎2遍，4~5h服1次。药后诸症皆平。

按 该患者感染新冠病毒已经6天，湿邪黏滞而重着向下，故而腰背酸痛，缠绵难解；邪已化热伤津，肺失宣肃，故而干咳无痰；治以清泄肺热、宣肺止咳、芳香化湿，以安溪县中医院推出的“宣肺止咳方”化裁。方中金银花、连翘轻宣透表、清热解毒；桔梗、牛蒡子宣肺止咳、利咽散肿；蝉蜕疏风清热、轻宣透邪；桑白皮泻肺气、泻肺火，浙贝母清肺化痰又能散结，合用则清肺化痰力强；荆芥祛风止痒；黄芩以清泻肺热；更加佩兰、滑石、生薏苡仁以芳香化湿；秦艽清热燥湿止痹痛；症状迅速缓解。二诊遗有头痛、咽部不适，加僵蚕与蝉蜕两药是清代名医杨栗山治瘟名方“升降散”中升阳中之清阳的药物，以透邪达热，解毒利咽。湿解热清，病情霍然而愈。

病案三

潘某，女，39 岁。2022 年 12 月 30 日初诊。

主诉 腰腿肌肉酸痛 4 天。

现病史 患者 4 天前发现新冠病毒阳性，畏冷、发热，周身肌肉酸痛，尤以腰及下肢明显，自服“三九感冒冲剂”及“感冒清热颗粒”，服布洛芬退热，发热缓解，但仍腰腿肌肉酸痛；次日开始服连花清瘟颗粒 2 天，自觉更畏冷，肌肉酸痛更明显，甚至行动困难，每天需服 2 次布洛芬片方能行走。刻下：腰腿肌肉酸痛，四肢乏力，困倦嗜睡，畏寒，每天口服 2 次布洛芬，伴食欲不振，腹泻一天三四次，舌淡苔白而厚腻，（微信咨询未诊脉）因抓药不便，要求推荐中成药。

西医诊断 新型冠状病毒感染。

中医诊断 疫病急性期，证属寒湿壅滞。

治法 辛温散寒，化湿和中。

处方 藿香正气胶囊每次 4 粒，每天 3 次。嘱停用其他中成药。

二诊（2022 年 12 月 31 日） 诉昨天服用藿香正气胶囊 3 次，昨天下午即不需再服布洛芬，腰腿酸痛、乏力嗜睡均有明显改善，昨天腹泻 2 次，舌淡红苔白稍厚，苔厚腻程度比昨天明显减退。

处方 藿香正气胶囊每次 4 粒，每天 3 次。

三诊（2023 年 1 月 1 日） 诸症消失，昨天没服止痛药物，大便 1 次偏软，舌淡红苔薄白，3 天的舌象逐日明显改善。再服一天藿香正气胶囊而痊愈。

按 此次新冠病毒应属“寒湿疫”，患者初起畏寒明显，伴有发热，当属风寒挟湿，湿邪内郁多数易从热化，所以不少人迅速出现咳嗽、咽痛、口干等症状。但是中医学强调因人、因时、因地制宜，安溪地处闽南，多雨潮湿，山峦起伏，竹林茶园延绵，水质偏寒，虚寒体质者颇多，不宜轻言化热；特别是市场上治疗感冒的中成药以清热解毒者居多，连花清瘟颗粒功效清瘟解毒、宣肺泄热，用于治疗流行性感冒属热毒袭肺证，说明书明确指出脾虚便溏者禁用，若多服寒凉药物，更加重寒湿内困，湿阻气滞，故腰腿酸痛欲脱、困倦嗜睡；寒盛则畏寒；内伤湿滞、湿浊中阻、脾胃不和故腹泻，舌淡苔白而厚腻也是寒湿内困之征。故以藿香正气胶囊辛温散寒、辟秽化湿、理气和中，症状迅速缓解。由此可见辨证使用中成药的重要性。

第二节 恢复期相关病证

病案一

黄某，男，30岁。2021年12月21日初诊。

主诉 脱发2个月余。

现病史 患者2个月前在境外感染新冠病毒，热退咳嗽时即发现脱发，咳嗽缓解后脱发仍不停止，就诊时在隔离点隔离中，诉稍畏寒，头油不多，无头屑，无头皮瘙痒、疼痛，无口干、口苦，纳寐可，二便调，舌淡边有齿痕，苔白。

西医诊断 新型冠状病毒感染后遗症。

中医诊断 疫病恢复期，证属肺脾气虚。

治法 补气健脾益肺，祛湿辟秽。

处方 党参15g，生黄芪20g，茯苓15g，苍术6g，陈皮6g，半夏6g，防风6g，藿香6g，砂仁6g，蝉蜕5g，生甘草5g，桑白皮10g，侧柏叶10g。6剂，水煎服，日1剂，早晚温服。慎起居、避风寒，饮食有节，易于消化，忌肥甘厚味及生冷之品。

二诊（2022年1月5日） 患者诉服用上方后脱发症状较前改善，余无不适症状，纳寐可，二便调，舌淡有齿痕，苔薄白。

处方 守上方6剂，水煎服，日1剂。

药后脱发症状进一步改善，解除隔离后患者继续守原方10剂，水煎服，日1剂。2022年3月25日随访，脱发症状已基本缓解，现头发已差不多恢复到原来的状态。

按 一般脱发多从肝肾或从气血论治，但那只是对慢性脱发，而对急性脱发应另当别论。“肺之合皮也，其荣毛也”，肺气足则皮毛润泽，汗孔开合正常，肺气虚弱，则卫外之气不足，肌表不固，皮毛失养；肺为“华盖之脏”，主气、司呼吸，外邪侵袭，首当其冲，患者感受疫戾之气，肺气失宣，且“寒湿”之邪更伤阳气，肺气虚则皮毛失养，毛发不固，故而脱发。

方中党参善补脾益肺，且补血生津；黄芪为补气诸药之最，归肺、脾两经，善补肺脾气虚，益卫固表。党参、黄芪共为君药增强补肺脾之虚，肺气不足，重用党参、黄芪，肺主皮毛故也；茯苓利水渗湿健脾，苍术燥湿健脾，陈皮可行气燥湿助脾气健运，又能宣降肺气，半夏燥湿化痰共为臣药；防风疏风解表，合黄芪、苍术有玉屏风散之意，增强其扶正祛邪之力；佐以藿香、砂仁醒脾开胃，祛湿浊而辟秽；蝉蜕疏风透邪，且助津气循行，补而不滞，使毛发得润；侧柏叶苦寒，入肝经，生发乌发，引药入血分，合桑白皮宣泻肺之余热，两药合用，肺气得宣、毛发得固、脱发得生；使以甘草调和诸药。本方含玉屏风散合四君子汤合二陈汤加减之意，全方益肺气、补脾气、化湿秽、透余邪、固皮毛而疾病自解。

病案二

苏某，男，18岁。2023年3月30日初诊。

主诉 鼻塞伴嗅觉消失3个月。

现病史 患者自诉3个月前感染新型冠状病毒，出现发热、咳嗽、鼻塞、咽痛，经对症处理其他症状消失，但鼻塞无好转，伴流浊涕，并出现嗅觉消失，味觉尚可，经当地医院多次治疗，予抗感染、激素、抗过敏等，症状无明显改善。刻下：鼻塞，晨起流脓涕，嗅觉消失、不闻香臭，进食时冷热咸淡可感觉，但食物的特殊气味难以感觉到，无明显咳嗽咳痰，纳可寐安，小便偏黄，大便尚可，舌红苔黄而厚，脉滑。鼻窦炎病史5年。

西医诊断 慢性鼻窦炎。

中医诊断 鼻渊，证属痰热蕴结。

治法 清热燥湿，化痰开窍。

处方 苍耳子10g，白芷10g，细辛3g，石菖蒲10g，藿香10g（后下），连翘10g，苍术10g，荷叶10g，升麻10g，薄荷5g（后下），黄芩10g，生甘草

5g。7 剂，水煎服，日服 1 剂。慎起居、避风寒，饮食有节，易于消化，忌肥甘厚味、辛辣凉沸及生冷之品。

二诊（2023 年 4 月 6 日） 患者诉鼻塞、流脓涕明显改善，嗅觉恢复约 6 成，无咳嗽、咳痰，舌红苔白而稍厚，脉细。

守前方去升麻加蝉蜕 6g、僵蚕 10g。7 剂，水煎服，日服 1 剂，如上调护。

2023 年 6 月 13 日因腹痛求诊，追问病史，二诊药后嗅觉恢复，鼻塞、流涕明显改善，嗅觉障碍未再发生。

按 《黄帝内经》认为“肺气通于鼻，肺和则鼻能知臭香矣；脾气通于口，脾和则口能知五谷矣”，说明嗅觉与肺有关，味觉与脾相关。新冠病毒病机以湿邪为主，病位在肺，湿郁化热、酿湿成痰、痰热壅肺、肺失宣肃，且患者素有鼻疾，痰热闭窍，故而鼻塞、不闻香臭。方以苍耳子辛温入肺，疏风宣肺，化痰开鼻窍；白芷、细辛、石菖蒲加强通窍之功；藿香芳香化湿、辟秽和中；因前药较温，加连翘、黄芩以清热燥湿、泻火解毒，薄荷清利头目；加清震汤清热燥湿、清上止痛；甘草调和诸药。全方共奏清热化湿、宣肺通窍，故能见效。二诊未获全功，加治瘟名方“升降散”中升清阳之僵蚕、蝉蜕，僵蚕散风除湿、清热解郁，既能宣通火郁之邪，又能透风湿于火热之外；蝉蜕为轻清之品，辛可宣散，凉可去热，故能透邪达热，解毒通窍而获全功。

病案三

白某，女，28 岁。2023 年 1 月 7 日初诊。

主诉 嗅觉消失 1 周。

现病史 患者自诉 1 周前感冒后出现咽喉疼痛，伴鼻塞、嗅觉消失，轻咳嗽，无咳痰，无发热，多次新冠抗原检测阴性，在门诊经对症治疗后咽痛、咳嗽消失，鼻塞好转。刻下：嗅觉消失，味觉减弱，鼻塞，无咳嗽咽痛，纳少，寐安，大便偏软，小便正常，舌淡红苔白稍厚，脉滑数。

处方 僵蚕 10g，蝉蜕 6g，藿香 6g，佩兰 10g，滑石 15g，石菖蒲 10g，辛夷 10g，苍耳子 10g，细辛 3g，桔梗 10g，生甘草 5g，桑白皮 10g，杏仁 6g。5

剂，水煎服，日 1 剂。慎起居、避风寒，忌辛辣肥甘厚腻之品。

药后嗅觉、味觉恢复，鼻腔通畅。

二诊（2023 年 5 月 19 日） 诉 1 周前再次“感冒”发热，咽喉疼痛如刀割，伴鼻塞、咳嗽，服“对乙酰氨基酚、阿莫西林、连花清瘟”后热退，咳嗽、咽痛好转，但鼻塞无改善，嗅觉再次消失，新冠抗原检测阳性。刻下：鼻塞，嗅觉消失，味觉减弱，轻咳嗽，纳差，寐安，大便偏硬，小便正常，舌淡红苔白稍厚，脉滑数。

处方 僵蚕 10g，蝉蜕 6g，白芷 10g，佩兰 10g，石菖蒲 10g，辛夷 10g，苍耳子 10g，细辛 3g，桔梗 10g，生甘草 5g，桑白皮 10g，浙贝母 10g，杏仁 6g。5 剂，水煎服，日 1 剂。同上调护。

三诊（2023 年 5 月 25 日） 药后鼻塞消失，味觉恢复，但嗅觉消失无任何好转，仍不闻香臭，无咳嗽咽痛，口淡，纳差，寐安，二便正常，舌淡红苔白稍厚，脉滑数。

处方 僵蚕 10g，蝉蜕 6g，白芷 10g，佩兰 10g，滑石 15g，石菖蒲 10g，细辛 3g，生甘草 5g，苍术 6g，升麻 10g，生麻黄 5g，白附子 6g，全蝎 3g，白芥子 6g。5 剂，水煎服，日 1 剂。同上调护。

四诊（2023 年 6 月 24 日） 服上药过程中嗅觉略有好转，贴近可闻到味道，有时远处可闻到香臭味，但有时又闻不到，进食时酸甜苦辣味觉正常，但经常不能嗅出食物的特殊气味，纳可，寐安，二便正常，舌淡红苔白稍厚，脉滑数。

处方 白附子 6g，僵蚕 10g，全蝎 5g，白芥子 6g，防风 10g，陈皮 6g，茯苓 15g，半夏 6g，胆南星 6g，石菖蒲 10g，生甘草 6g，生姜 6g，蝉蜕 6g。5 剂，水煎服，日 1 剂。同上调护。

药后嗅觉好转七八分，未再服药，后逐步恢复正常。

按 嗅觉障碍，中医称“不闻香臭”“鼻聋”，是因邪滞鼻窍或脏腑亏虚，鼻失所养所致，以不同程度的嗅觉减退，或伴有鼻塞不利为主要表现的鼻病。《黄帝内经》：“十二经脉，三百六十五络，其血气皆上于面而走空窍。其精阳气上走于目而为睛。其别气走于耳而为听。其宗气上出于鼻而为臭。其浊气出于胃，走唇舌而为味。”后期文献对不闻香臭常与鼻塞相提并论，一般认为与肺、脾关系密切。如《中藏经》认为属肺风；《东垣试效方》认为肺脾虚，清阳不升，邪害空窍，故鼻不利而不闻香臭。

此病为郁热熏鼻，脾胃素有蕴热，气血瘀滞，鼻窍失利而不闻香臭，故一诊中以苍耳子散加减为基础方，其治在肺在鼻，方中苍耳子、辛夷疏风宣肺，化痰开窍，石菖蒲、细辛、藿香、佩兰芳香通窍利鼻，滑石清利湿热，利小便而实大便，加治瘟名方“升降散”中升清阳之蝉蜕、僵蚕透邪达热、解毒通窍，配合桔梗、桑白皮、杏仁宣肺化痰止咳，甘草调和诸药。全方共奏清热化痰、宣肺利窍之功，故能显效。二诊已过4个月，诸证大致同前，取原方治疗虽鼻塞、味觉好转，但嗅觉障碍竟无寸功。考虑新冠病毒侵犯导致的嗅神经损害，是否与病毒感染所致面瘫类似，试以化痰通络开窍治疗，用牵正散合涤痰汤化裁，风散痰消、经络通畅，病逐见愈，正应“百病皆由痰作祟”和“怪病从痰治”的观点。

病案四

林某，女，44岁。2022年12月10日初诊。

主诉 反复失眠10年余。

现病史 患者自诉10余年前无明显诱因下开始出现失眠，表现为入睡困难，多梦，其间多方求诊，口服中、西药治疗，症状反复，难以安然入眠。刻下：入睡困难，多梦，纳可，时有口干、口苦不适，舌质偏红，苔薄白，脉弦细。

西医诊断 睡眠障碍。

中医诊断 不寐。

治法 清肝利胆，镇静安神。

处方 柴胡10g，黄芩10g，半夏10g，大枣10g，生姜6g，党参10g，炙甘草6g，龙骨20g，生牡蛎20g，合欢皮10g，远志6g，郁金10g，茯神20g。7剂，日1剂，水煎服。慎起居、避风寒，畅情志，忌辛辣肥甘厚腻之品。

二诊（2022 年 12 月 17 日） 患者诉服用上方睡眠较前改善大半，但仍梦多，舌脉同前。

守上方去郁金，加夜交藤 30g、白薇 10g。7 剂，日 1 剂，水煎服。同上调护。

三诊（2023 年 2 月 14 日） 患者诉服上药后睡眠明显好转，每晚基本能入眠 6h 左右。此次因新冠病毒感染后失眠症状复发，舌淡红，稍有齿痕，苔薄，脉细。

守上方 7 剂，水煎服，日 1 剂。

四诊（2023 年 2 月 21 日） 患者诉服上方后失眠一点都无效，仍失眠，辗转入睡困难，易醒梦多，纳可，舌淡齿痕明显，苔少，脉细。予改用归脾汤加减。

处方 党参 15g，茯神 30g，炒白术 10g，酸枣仁 12g，生黄芪 15g，远志 6g，木香 6g，龙眼肉 10g，炙甘草 6g，大枣 10g，龙齿 15g，石菖蒲 10g，白薇 10g，当归 10g。7 剂，日 1 剂，水煎服。同上调护。

五诊（2023 年 2 月 28 日） 患者诉服用上方后睡眠较前改善，但咽痛口糜，无尿赤、尿痛，舌淡齿痕明显，苔少，脉细。

处方 守上方加桔梗 10g、连翘 10g。7 剂，日 1 剂，水煎服。同上调护。

按 中医学认为不寐的主要病机是“阳不交阴”“心神不安”。病位主要在心和肝胆，常以本虚标实的特点存在。由于现代社会生活节奏快，压力大，难免郁怒伤肝，故肝胆郁热型不寐患者不在少数。四诊合参，此患当属肝胆郁热证。每因情志所伤，恼怒伤肝，肝失条达，郁久化火，肝胆火升，扰乱神明，故而不寐。

方以小柴胡汤和解少阳、疏肝解郁；加龙骨、牡蛎，龙骨乃石中神兽，敛后天脾中之精，可潜纳浮越之阳气；牡蛎为海中精灵，补先天肾中之精，可敛走失之阴，龙骨、牡蛎正是交通心肾、调和阴阳之佳配，《医学衷中参西录》云：“人身阳之精为魂，阴之精为魄。龙骨能安魂，牡蛎能强魄。魂魄安强，精神自足，虚弱自愈也。是龙骨、牡蛎，固为补魂魄精神之妙药。”再加合欢皮、远志、郁金、茯神，总以疏肝解郁、安神畅志为要。二诊患者诉睡眠改善大半，但仍梦多，故守上方去郁金，加夜交藤、白薇以减少睡梦纷扰。朱良春教授常重用夜交藤 30~60g 治疗不寐，祝谌予先生善用白薇止梦。故治疗疗效显著。

但患者 2 个月后感染新冠病毒后失眠症状复发，依原来之效方用之却未获疗效。认真诊其舌脉，舌淡齿痕明显，苔少，脉细，显然感染新冠病毒后的舌脉与前已有较大变化，考虑新冠属“寒湿疫”，寒湿伤阳气，导致体质、证型改变。结合患者易醒梦多，考虑由肝胆郁热向心脾两虚转化，治疗更应改弦更张，予改用归脾汤与安神定志丸加减，以党参、黄芪、白术健脾益气，当归补血养心，茯神、酸枣仁、远志宁心安神，木香理气醒脾，龙齿重镇安神，石菖蒲豁痰醒神，炙甘草补气调中。各药合用，补益心脾、养血安神、阴阳平和，终获全功。

第三章

脑系病证医案

第一节 头 痛

头为诸阳之首，其位最高；脑为元神之府，其用最灵。五脏精华之血，六腑清阳之气，皆上注于头；内而脏腑，外而经络，统帅全身，故称“头为清阳之会、清阳之府”。脑为髓海，不任受邪，不论六淫外侵，七情内伤，脏腑虚损或经络郁塞等，皆可引起头痛。

外邪上犯于头，清阳之气受阻，气血不畅，阻遏络道而发为头痛，正如《医碥》所说：“六淫外邪，唯风寒湿三者最能郁遏阳气，火暑燥三者皆属热，受其热则汗泄，非有风寒湿袭之，不为害也。然热甚亦气壅脉满，而为痛矣。”内伤头痛或肝阳上亢、清阳受扰而头痛；或痰浊蒙清窍、痰阻脑脉，痰瘀痹阻，脉络失养而痛；或阴精耗损、气血衰败，气血不能上营于脑，髓海不充则亦致头痛。

外感头痛应以六经辨之，《医方集解》分析“川芎茶调散”云：“此足三阳药也。羌活治太阳头痛，白芷治阳明头痛，川芎治少阳头痛，细辛治少阴头痛，防风为风药卒徒，皆能解表散寒，以风热在上，宜于升散也。头痛必用风药者，以巅顶之上，唯风药可到也。”费伯雄在《医方论》中说本方为“轻扬解表，三阳并治之剂，兼用细辛，并能散寒，唯虚人宜去此一味。盖细辛善走，诚恐重门洞开，反引三阳之邪内犯少阴，此不可不虑也”。此外，半夏、天麻对头痛头眩有较强针对性，《脾胃论》：“足太阴痰厥头痛，非半夏不能疗，眼黑头眩，虚风内作，非天麻不能除。”僵蚕也是治疗头痛的常用药，僵蚕，辛、咸，平，具有息风止痉、祛风止痛、化痰散结之功效。《本草纲目》：“僵蚕，蚕之病风者也。治风化痰，散结行经，所谓因其气相感，而以意使之者也。”其有祛风止痛之效，所以外感头痛可用之；有息风止痉的作用，所以肝风头痛者可用之；有化痰散结的作用，所以痰浊蒙窍之头痛亦可用之。

病案一

纪某，女，59岁。2023年1月11日初诊。

主诉 头痛而重1个月。

现病史 感染新冠病毒恢复后头痛而重，头晕乏力，平时常呕吐、腹泻。现症畏寒，腹痛，痛后泻，食欲下降，口苦，排便矢气多，偶有咳嗽痰黏，舌淡苔白，脉滑。

西医诊断 头痛。

中医诊断 头痛，证属湿蒙神窍。

治法 芳香化湿，醒神开窍。

处方 杏仁6g，薏苡仁30g ，白豆蔻6g ，滑石15g，淡竹叶10g，厚朴10g，木通3g，半夏10g，生甘草5g，藿香6g，苍术10g，佩兰10g，黄芩6g，桑白皮10g，浙贝母10g。7剂，日1剂，水煎，早晚温服，慎起居，避风寒，饮食有节，忌辛甘厚腻之品。

二诊（2023年5月3日） 服药后头晕、头痛缓解，痛泻症状好转，未再求诊。近1周头痛再发，伴口苦心慌，颈部酸胀，倦怠乏力，舌淡红苔白而厚，脉弦滑。血压150/100mmHg。

中医诊断 头痛，证属肝阳上亢。

处方 天麻10g，钩藤15g，石决明15g，牛膝15g，茺蔚子10g，僵蚕10g，葛根15g，丹参15g，秦艽10g，蝉蜕5g，佩兰10g，生甘草5g，滑石15g，薏苡仁30g。7剂，水煎，日1剂，早晚温服。调护同上。

三诊（2023年5月17日） 头痛、口苦、心慌明显好转，腹胀，大便正常，手指关节疼，苔厚好转，血压正常。

处方 天麻10g，钩藤15g，石决明15g，牛膝15g，茺蔚子10g，僵蚕10g，葛根15g，丹参15g，茯苓20g，蝉蜕5g，枳实10g，生甘草5g，厚朴10g，半夏6g。7剂，日1剂，水煎，早晚温服。

按 感染新冠病毒主要是疫毒之邪侵犯人体，以湿为主，本案中患者感染新冠病毒虽已恢复，但湿性黏滞，故湿浊留滞，阻碍清阳不升，浊阴不降，湿蒙清窍而致头痛，旨在调理运化功能。结合患者症状，上有头痛之症，中有腹痛之状，下有腹泻之苦，此乃上、中、下三焦受累。而吴鞠通之三仁汤即可宣畅气机、清利湿热。三仁汤可调达三焦气机，使邪气外出。而医家总结的“宣上、畅中、渗下”六字真言，颇似和解少阳，祛除半表半里之邪的小柴胡汤证，与“上焦得通，津液得下，胃气因和，身濈然汗出而解”之理相同，三仁汤称得上温病学中的小柴胡汤。三仁汤是治疗湿温初起，邪在气分，湿重于热的常用方剂。卫阳为湿邪遏阻，则见头痛恶寒；湿性重浊，故身重疼痛、肢体倦怠；湿热蕴于脾胃，运化失司，气机不畅，则见胸闷不饥；其证颇多疑似，每易误治，故吴瑭于《温病条辨》中明示“三戒”：一者，不可见其头痛恶寒，以为伤寒而汗之，汗伤心阳，则神昏耳聋，甚则目瞑不欲言；二者，不可见其中满不饥，以为停滞而下之，下伤脾胃，湿邪乘势下注，则为洞泄；三者，不可见其午后身热，以为阴虚而用柔药润之，湿为胶滞阴邪，再加柔润阴药，两阴相合，则有锢结不解之势。故治疗之法，唯宜宣畅气机、清热利湿。方中杏仁宣利上焦肺气，气行则湿化；白蔻仁芳香化湿，行气宽中，畅中焦之脾气；薏苡仁甘淡性寒，渗湿利水而健脾，使湿热从下焦而去。三仁合用，三焦分消，是为君药。滑石、木通、竹叶甘寒淡渗，加强君药利湿清热之功，是为臣药。半夏、厚朴行气化湿，散结除满，是为佐药。患者偶咳嗽，将清热化痰止咳寓于其中。纵观全方，体现了宣上、畅中、渗下，三焦分消的配伍特点，气畅湿行，暑解热清，三焦通畅，诸症自除。二诊头痛口苦心慌，虽仍有湿阻，但主要是肝阳上扰，故以天麻钩藤饮加减治疗。

病案二

洪某，女，33 岁。2022 年 7 月 6 日初诊。

主诉 头痛 10 余年。

现病史 反复头痛 10 余年，经前经后更明显，头两侧疼痛明显，无腹痛，经前先行咖啡色分泌物，经期常提前数日，经量中，白带不多，口渴，易发口腔溃疡，睡眠可，心情抑郁，疲劳乏力。舌苔黄，舌尖红，脉细弦。

西医诊断 头痛。

中医诊断 经行头痛，证属肝郁化火，气血不足。

治法 养血疏肝，泻火解郁。

处方 牡丹皮 10g，黑栀子 5g，柴胡 10g，生白芍 12g，当归 10g，茯苓 15g，生白术 10g，僵蚕 10g，丹参 15g，川芎 10g，生甘草 5g，蝉蜕 5g。7 剂，日 1 剂，水煎，早晚温服。

二诊（2022 年 7 月 20 日） 服药至今头痛未发作，便软，经期情绪不佳，胸闷。舌尖红呈点状，苔薄黄，脉细弦。

同上方 5 剂，日 1 剂，水煎，早晚温服，经期停服。

三诊（2022 年 9 月 21 日） 头痛消失 2 个月，此次行经症状复发，经前经后均疼痛，以前额、颈部头痛明显，痛时畏光，但疼痛较以前减轻，伴口干，舌脉同前。

处方 同上方加白芷 10g、薄荷 5g。7 剂，日 1 剂，水煎，早晚温服。

按 本案中患者头痛与经期有明显关系。《女科证治准绳》“头痛”有言：“妇人患头风者，十居其半，盖因血虚，肝有风邪袭之尔。”在月经前后，气血需下注冲任，气血不足不能濡养脑窍，便出现头痛；另外，阴血不足无法压制肝火，气机失调便加重了头痛。故辨证为肝郁化火、气血不足，以丹栀逍遥丸加减。方中柴胡为君药，有和解表里，疏肝升阳之功效；当归具有补血活血、调经止痛之功，有“血中气药”之称，白芍具有养血调经、敛阴止汗、柔肝止痛、平抑肝阳之功效，二者与柴胡同用，寓以血和则肝和、血柔则肝柔之意，为臣药；再佐以茯苓、甘草、麸炒白术，增强健脾之功；川芎、丹参以增强当归之功；加用牡丹皮、黑栀子以清肝热。

病案三

李某，男，51 岁。2022 年 7 月 6 日初诊。

主诉 反复头皮麻木 5 年余。

现病史 患者 5 年来反复出现左侧头皮麻木伴轻头痛，健忘，情绪稳定。舌红苔黄厚，脉弦。高血压病史 10 余年，长期口服降压药。

西医诊断 高血压。

中医诊断 头痛，证属肝阳上亢。

【治法】平肝潜阳，息风止痛。

【处方】天麻10g，钩藤15g，茺蔚子10g，牛膝15g，薏苡仁30g，苍术10g，黄芩10g，僵蚕10g，丹参15g，全蝎5g，生甘草5g，佩兰10g，滑石15g。7剂，日1剂，水煎，早晚温服。

【二诊（2022年8月3日）】头皮麻痹好转，晨起口苦口干，舌脉同前。

【处方】同上方加夏枯草10g。7剂，日1剂，水煎，早晚温服。

【三诊（2022年10月19日）】上药后头痛麻痹消失，无头痛，左腹胀，但大便正常，舌苔白而厚，余同前。血压135/85mmHg。

【处方】天麻10g，钩藤15g，夏枯草10g，白豆蔻6g，薏苡仁30g，杏仁6g，佩兰10g，滑石15g，厚朴10g，半夏10g，苍术6g，黄芩10g，生甘草5g，枳实6g。7剂，日1剂，水煎，早晚温服。

【按】头痛归属于中医学的“头风”“脑风”范畴。头为诸阳之会、清阳之府，位于人体的头顶。风为阳邪，易袭阳位。风邪虽然多属外感，但是亦有风从内而生，内风亦可导致头痛。《黄帝内经·素问》“至真要大论篇”中提出“诸风掉眩，皆属于肝”的观点，说明治风要从肝入手。此外，内生有形之邪，比如痰湿、瘀血阻遏经脉、血行不畅则生风，瘀久化热亦可生风等。风痰之邪日久不去而留滞脑络，发为头痛。故“风痰入络”为头痛的主要病机。论治头痛时，可从肝论治，并重视化火、生风、夹痰的情况。本案中患者头痛为内伤，考虑肝阳上亢，予天麻钩藤饮加减，结合舌脉，夹有痰湿，加用薏苡仁、苍术、佩兰等祛湿，加之头部麻木之感，以僵蚕、全蝎虫类药物，搜风通络，以加强祛风之功。临床上不仅可治疗头部麻木感，全身各处有麻木不仁时，辨证属风夹痰湿者，均可加用全蝎、僵蚕等搜风活络的虫类药。

病案四

李某，女，48岁。2022年6月15日初诊。

【主诉】反复头痛10年余。

【现病史】患者反复头痛10余年，与月经无关。刻下以左后侧头痛明显，伴有头重，潮热，冷汗出，乏力，舌质紫暗，苔白而厚，脉滑。

西医诊断 头痛。

中医诊断 头痛，证属痰蒙清窍。

治法 化痰开窍，活血止痛。

处方 半夏10g，炒白术10g，天麻10g，陈皮6g，茯苓15g，丹参15g，川芎10g，僵蚕10g，蝉蜕5g，蜈蚣2条，龙骨20g，生牡蛎20g，生甘草5g，石菖蒲10g。7剂，日1剂，水煎，早晚温服。

二诊（2022年7月6日） 头痛头重减轻，仍左后侧刺痛麻木，但寐差，易醒，心悸，声音嘶哑，潮热好转不明显，偶有短暂性头晕，舌质紫暗有瘀点，苔白而厚，脉滑。

处方 半夏10g，黄芩10g，柴胡10g，党参10g，葛根20g，丹参15g，川芎10g，僵蚕10g，蝉蜕5g，蜈蚣2条，龙骨20g，生牡蛎20g，生甘草5g，石菖蒲10g，浮小麦20g，大枣10g。7剂，日1剂，水煎，早晚温服。

三诊（2022年7月20日） 潮热汗出明显改善，头痛减轻，仍情绪不稳定，舌脉同前。

同上方浮小麦改淮小麦。7剂，日1剂，水煎，早晚温服。

四诊（2022年8月3日） 头痛消失，潮热汗出基本缓解。今腹胀，大便硬，舌暗红苔白稍腻。

处方 陈皮6g，茯苓15g，半夏10g，竹茹10g，枳实10g，厚朴10g，生姜6g，炙甘草6g，大枣10g，僵蚕10g，蜈蚣2条，槟榔10g，木香6g，酒大黄5g。7剂，日1剂，水煎，早晚温服。

按 本案中患者头痛日久，久病入络，故以通络为主。首诊时考虑痰浊蒙窍，以半夏白术天麻汤加减为主，特别加入僵蚕、蜈蚣，以搜风化痰、通络止痛。临床中对于头痛日久者，可加入僵蚕、蜈蚣等搜风通络之药。《玉楸药解》中记载僵蚕：活络通经，驱风开痹，是治疗肝风夹痰之要药。二诊时患者头痛好转，但脏躁的症状再明显，转以小柴胡加甘麦大枣汤，结合化痰开窍、通络止痛而愈。

病案五

严某，女，33 岁。2022 年 8 月 17 日初诊。

主诉 头痛、耳鸣 2 周。

现病史 患者自诉近 2 周来每每吹风即头痛发作，头痛以前额为主，伴有头晕、耳鸣如蝉，时断时续，常鼻塞流涕，有时清涕有时浊涕，无口干、口苦，纳可寐欠安，平素汗多，动则尤甚，冬天怕冷，舌淡苔稍厚，脉细。

西医诊断 头痛。

中医诊断 头痛，证属气虚。

治法 益气升阳，通窍止痛。

处方 生黄芪 20g，炒白术 10g，防风 10g，苍耳子 10g，辛夷 10g，蝉蜕 5g，石菖蒲 10g，细辛 3g，僵蚕 10g，葛根 15g。5 剂，水煎服，日服 1 剂。慎起居、避风寒，饮食有节，忌生冷耗气之物。

二诊（2022 年 9 月 6 日） 患者诉服上方后头痛有所缓解，头晕严重，无视物旋转，鼻塞改善，但流鼻涕甚，无口干、口苦，纳可，寐欠安，舌脉同前。

处方 守上方去葛根，改加生黄芪量至 30g，加天麻 10g、川芎 10g、生甘草 5g、半夏 10g。7 剂，水煎服，日服 1 剂。如上调护。

三诊（2022 年 9 月 20 日） 患者诉药后头痛减轻一半，头晕改善，手脚软，鼻涕好转。刻下：前额头痛，动则汗多，稍畏冷，晨起清涕甚，至太阳升起止，舌脉同前。

处方 守上方加全蝎 3g。5 剂，水煎服，日服 1 剂。如上调护。

2 个月后随访，诉药后头痛、头晕基本消失，偶有耳鸣，但程度轻微，可以承受，故未再求诊。

按 《兰室秘藏》“头痛门”记载，“头痛耳鸣，九窍不利者，肠胃之所生，乃气虚头痛也”。患者头痛头晕耳鸣，动则汗出，舌淡脉细，气虚清阳不升所致也。方中黄芪甘温，内补脾肺之气而升阳，外可固表止汗，为君药；白术健脾益气，助黄芪以加强益气固表之功，为臣药；佐以防风走表而散风邪，合黄芪、白术以益气祛邪；辛夷、苍耳子、蝉蜕、石菖蒲、细辛、僵蚕化湿通窍、祛风止痛；葛根佐黄芪以升阳，清阳上升，则九窍通利，耳聪而目明矣。二诊头晕加剧，舌淡苔厚，知其痰浊蒙窍，加半夏白术天麻汤以化痰息风，加川芎活血止头痛。三诊后症状减半，加全蝎增强息风通络止痛之力。

病案六

林某，男，36岁。2023年5月30日初诊。

主诉 反复头痛10余年。

现病史 患者10年前无明显诱因出现头痛，多方求治均未取得效果，曾就诊于县医院行头颅CT检查，未见明显异常，10年来症状反复发作，每次发作靠吃止痛片来止痛，严重时每天3片，至少每天1片，痛苦异常。今经朋友介绍前来就诊。刻下：头痛连项部酸胀，眉棱骨酸痛，纳寐尚可，二便尚调，舌淡红，苔根稍厚，脉滑。

西医诊断 头痛。

中医诊断 头痛，证属湿浊蒙窍，瘀血阻滞。

治法 化湿开窍，通络止痛。

处方 生薏苡仁30g，葛根15g，川芎12g，白芷10g，蝉蜕6g，杏仁6g，白豆蔻6g（后下），滑石15g（布包），佩兰10g，酒丹参15g，僵蚕12g，全蝎5g，生甘草5g，石菖蒲10g，埔姜头30g。5剂，水煎服，每日1剂，早晚饭后30min温服。

二诊（2023年6月23日） 患者诉服药后头痛大减，原来每天都得吃1片止痛片（扑感敏）来止头痛，中药服后4~5天才服1片止痛药，偶尔痛一下，较前减轻，舌淡苔黄厚、根部腻，脉滑。

守上方去杏仁、白豆蔻，加苍术6g，续服7剂，煎服法同前。

8月随访，药后诸证皆除，已无需服止痛药。

按 “头为诸阳之会，精明之府，五脏六腑之气血皆上荣于头，是髓海所居之处，无论外感六淫之邪，或脏腑内伤之变，均能导致头痛”。“盖人之一身，不离乎气血，头为天象，清则灵，容不得半点杂和瘀”。白剑峰认为，头痛久者，久病入络，痰瘀内生，胶结脑腑，阻滞髓络，阴阳之气不相续接，故头痛缠绵难愈。古人云“初为气结在经，久则血伤入络，辄用蠕动之物，松动病根”，故对于症状重，病情胶结难愈者常加虫类药，此类药物可以逐恶血、搜风邪、通经络，对病久入络者常有良效。头面清窍皆通于脑，清窍窒塞则脑神失养，不通则痛，因此适当应用芳香开窍之品，达到开窍止痛、急则治其标的目的；应重视选用引经药，头为天象，诸阳会焉，手足三阳经皆循头面，厥阴经亦上会于巅顶。辨证时结合发病部位之差异，参照经络循行部位，适当加用引经药，如川芎、白芷、葛根等引经药作为佐使，引诸药上行头目，直达病所，临证多有良效。

方中川芎活血行气，祛风止痛，化瘀通络，寓“治风先治血”之意，且能引诸药直达病所，故《本草衍义》曰：“川芎今人所用最多，头面风不可阙也，然许他药佐之。”葛根举清阳，升津液，以濡润脑络，可改善脑血管之舒缩挛急；白芷辛散、走阳明，祛风止痛，为治前额痛之要药；僵蚕、蝉蜕祛风止痛而清头目；以杏仁、白蔻仁、生薏仁、滑石有三仁汤之意，意在宣畅气机、清利湿浊；佩兰化湿又合石菖蒲芳香开窍之品，达到开窍止痛的目的；丹参活血化瘀通络；甘草调和诸药；全蝎乃虫类之药，善搜风通络止痛，最能搜剔经脉之风痰，势在必用，正如叶天士说：“久则邪风混处其间，草木不能见效，当以蚁虫疏络逐邪。”埔姜学名牡荆，为地方青草药，其叶捣烂外敷可治疗扭伤，埔姜头为其根茎。《中草药手册》（1970 年，福建省晋江专区革委会民卫组编）谓之“辛温无毒，具有发汗解肌、驱风逐湿的作用，可治头风痛”，闽南个别区域以埔姜头炖排骨或脊骨以祛风湿。诸药相伍，共奏祛风、通络、止痛之效。

第二节　眩　晕

眩晕可分为眩和晕，眩通常指目眩，是指视物不清、眼花；晕通常指头晕，出现视物旋转、天旋地转，或者是头昏沉、晃动、摇摆不定、步态不稳等情况，两者若同时出现，称为眩晕。

本病病位在清窍，《黄帝内经·素问》“至真要大论篇”认为，“诸风掉眩，皆属于肝”，指出眩晕与肝关系密切。清代叶天士《临证指南医案》“眩晕门”华岫云按云：“经云诸风掉眩，皆属于肝，头为诸阳之首，耳目口鼻皆系清空之窍，所患眩晕者，非外来之邪，乃肝胆之风阳上冒耳，甚则有昏厥跌仆之虞。”张景岳认为眩晕“虚者居其八九”，多由气血亏虚、肾精不足致脑髓空虚，清窍失养而致。朱丹溪认为“无痰不作眩”，眩晕实证多由痰浊阻遏，升降失常，痰火气逆，上犯清窍，瘀血停着，痹阻清窍而成。

病案一

李某，男，59岁。2022年9月7日初诊。

主诉　头晕乏力伴食欲不振1个月余。

现病史　患者发现晚期肺癌脑转移，1个月前出现头晕乏力，经上级医院治疗（放疗、静脉滴注甘露醇等），症状无明显改善。刻下：食欲差，乏力，头晕眼黑，偶咳嗽，无头痛呕吐，无咯血，寐差，大便软，舌红苔厚，脉弦滑。

西医诊断　肺癌伴脑转移。

中医诊断　眩晕，证属痰浊蒙窍。

治法　健脾化痰，化浊开窍。

处方　半夏10g，炒白术10g，天麻10g，陈皮6g，茯苓15g，制南星5g，石菖蒲10g，丹参15g，枳实10g，佩兰10g，薏苡仁30g，桑白皮10g，浙贝母10g，炙甘草6g。7剂，水煎服，早晚各1次。慎起居、避风寒，畅情志，饮食有节，忌辛甘厚腻之物。

二诊（2022年12月20日） 患者服药后头晕好转，但症状反复，自己在当地按原方抓药服仍有效，现仍头晕昏花，无视物旋转，舌红苔厚，脉弦滑。

处方 半夏10g，炒白术10g，天麻10g，陈皮6g，茯苓15g，丹参15g，谷精珠10g，僵蚕10g，石菖蒲10g，生甘草5g，葛根15g，王不留行10g。7剂，水煎服，早晚各1次。

三诊（2023年4月5日） 患者服药后诸症均有好转，再按上方自服20剂，现头晕眼花基本消失，乏力明显改善，食欲仍较差，口微干，舌红苔厚，脉弦滑。

处方 同上方加泽泻15g、神曲10g。7剂，水煎服，早晚各1次。

按 此患者食欲差，乏力，常感头晕眼黑，脉弦滑，此为脾虚生湿，湿聚成痰，引动肝风，风痰上扰所致。古人云："无痰不作眩。"风痰上扰，肝风内动，故眩晕头痛，眩晕甚者，自觉天旋地转；痰阻气机，浊阴上逆，故胸闷呕恶；舌苔白腻，脉弦滑，均为风痰之象；脾湿生痰，为病之本；肝风内动，风痰上扰，为病之标。本方证重点是痰与风，故以化痰息风治标为主，健脾祛湿治本为辅。方中以半夏、天麻为君药，其中半夏燥湿化痰，降逆止呕；天麻平肝息风而止头眩，两药合用，为治风痰眩晕头痛要药。白术、茯苓健脾祛湿，以治生痰之源，共为臣药。陈皮理气化痰，使气顺痰消，为佐药。甘草调和诸药，为使药。煎加姜枣，以和中健脾。诸药合用，能使风息痰消，眩晕自愈。一诊时患者咳嗽，肺癌伴脑转移，故予制南星、桑白皮、浙贝母等清肺化痰开窍，另加佩兰、薏苡仁以祛湿醒脾，治以中焦湿停。二诊时，患者自诉口干、食欲差，故仍以半夏白术天麻汤为基，予葛根、神曲生津止渴、健脾和胃、消食化积。三诊时，患者各症状好转，故效不更方。

病案二

陈某，女，43岁。2022年10月5日初诊。

主诉 反复头晕而浮2年，再发2天。

现病史 患者平时血压偏高，但未服降压药，2年来常反复头晕，感觉有飘浮不稳感，但无视旋转及呕吐，时有头痛，平素脾气不好。2 天前因家事赌气，自觉头晕而浮加剧，睡眠差，睡眠不足时头晕更厉害，晨起下肢麻痹伴腰酸，舌红苔少，脉细弦。血压 150/94mmHg 。

西医诊断 高血压。

中医诊断 眩晕，证属阴虚阳亢。

治法 滋水涵木，平肝息风。

处方 天麻 10g，钩藤 15g，石决明 15g，牛膝 15g，茺蔚子 10g，僵蚕 10g，白蒺藜 10g，葛根 15g，丹参 15g，山茱萸 10g，生地黄 15g，杜仲 10g，生甘草 5g。7 剂，水煎服，早晚各 1 次。慎起居、避风寒，畅情志，饮食有节，忌辛辣厚腻之物。

二诊（2022 年 10 月 19 日） 患者自诉头晕好转，腰酸好转，睡眠也明显改善，但口干较明显，舌红苔少，脉细弦。血压 139/74mmHg。

处方 同上方加玄参 10g。7 剂，水煎服，早晚各 1 次。调护同上。

三诊（2022 年 11 月 16 日） 患者自觉头晕头痛诸症状好转，仍有口干，舌脉同前。

守上方 7 剂。水煎服，早晚各 1 次。调护同上。

四诊（2022 年 12 月 7 日） 患者自诉头晕基本缓解，稍腰酸，久站更酸，睡眠尚可，鼾声明显，舌淡红苔薄脉细弦。

处方 同上方 10 剂。

五诊（2023 年 4 月 19 日） 患者自诉服药后头晕头痛愈，腰酸缓解，4 个月来未再发生。现血压常偏高，舌淡红苔薄脉细弦。血压 135/85mmHg。

处方 平肝降压茶（天麻 10g，钩藤 12g，杜仲 10g，茺蔚子 6g，生甘草 2g）12 剂代茶饮，日 1 剂，煎汤代茶频饮。

按 此患者头晕而浮，平素情绪不好，睡眠差，舌红苔少，脉细弦，证属肝肾不足，肝阳偏亢，火热上扰，以致头痛，眩晕；肝阳偏亢，神志不安，故夜寐多梦，甚至失眠。治宜滋水涵木、平肝息风。方中天麻、钩藤具有平肝息风之效，用以为君，《本草纲目》说“天麻为治风之神药”，石决明性味咸平，功能平肝潜阳，除热明目，与天麻、钩藤合用，加强平肝息风之力；川牛膝引血下行，共为臣药。另加山茱萸、生地黄、杜仲合而用之，以滋水涵木；僵蚕、白蒺藜以平肝化痰息风；葛根、丹参活血通络。二诊时，患者上述症状均好转，但舌红口干，故加玄参养阴生津，滋阴清热。四诊时，患者无明显头晕，但腰酸，久站更酸，为肾虚不足所致，故仍以补肾壮骨、平肝息风、清热活血、补益肝肾为法。患者血压偏高，予医院自制的“平肝降压茶”辅助平肝降压。

病案三

陈某，女，79岁。2022年10月5日初诊。

主诉 反复头晕伴乏力3年余。

现病史 患者3年来无明显诱因常出现阵发性头晕，双眼发黑，但无意识不清，无视物旋转，无恶心呕吐，无大汗淋漓，头晕发生时伴全身乏力，需休息数小时后方能缓解，平素常伴双足底灼热痛，腰膝酸软，白带多，会阴皮肤瘙痒，双下肢静脉曲张明显，无下肢水肿，舌红苔厚，脉弦滑。高血压病史10余年，规则服用降压药物，血压不稳定，无糖尿病史。血压180/85mmHg。

西医诊断 高血压。

中医诊断 眩晕，证属肝阳上扰，湿热下注。

治法 平肝息风，清利湿热。

处方 天麻10g，钩藤15g，桑寄生15g，杜仲10g，茺蔚子10g，牛膝15g，薏苡仁20g，苍术3g，土鳖虫5g，丹参15g，谷精珠10g，生甘草5g，芡实15g，黄柏3g。7剂，水煎服，早晚各1次。慎起居、避风寒，畅情志，饮食有节，忌辛辣厚腻之物。

二诊（2022年10月19日） 患者自诉头晕、足底灼热痛、白带异常、皮肤瘙痒均有好转，下肢静脉曲张明显减轻，腰酸无改善，有饥饿感但进食量少，舌红苔厚，脉弦滑。血压170/79mmHg。

处方 同上方去薏苡仁，加苏木10g。7剂，水煎服，早晚各1次。调护同上。

三诊（2022年11月16日） 患者头晕好转，腰酸好转，下肢酸软，意外发现双下肢静脉曲张消失，舌脉同前。

处方 守上方7剂，水煎服，早晚各1次。调护同上。

四诊（2022年12月7日） 患者头晕腰酸基本消失，下肢酸软好转，但仍有带下，舌苔黄，脉弦滑。血压140/70mmHg。

处方 同上方加土茯苓15g，黄柏加量至5g。7剂，水煎服，早晚各1次。调护同上。

按 此患者头晕，双足底灼热痛，腰膝酸软，白带多，会阴皮肤瘙痒，双下肢静脉曲张严重，舌红苔厚，脉弦滑。证属湿热下注、肝阳上扰，治宜平肝息风为主，配合清热活血、补益肝肾为法。方以天麻钩藤饮为主方行平肝息风之效，茺蔚子、丹参、谷精珠加强平肝息风之功，杜仲、桑寄生补益肝肾、强腰壮骨；患者湿热带下，故予四妙散加芡实以清热利湿止带；患者双下肢静脉曲张，予苏木、土鳖虫破血逐瘀、破血消癥，明代医家严观的《袖珍方》收载的“土鳖散”，今人常用其加减组方，治疗急性腰扭伤及手腕、足跟的腱鞘炎等，下肢静脉曲张的意外消失可能与其活血止痛效果有关。

病案四

陈某，女，49岁。2022年11月16日初诊。

主诉 反复头晕10余年。

现病史 患者10年来反复头晕，表现为头晕而视物昏花，伴经前、经后头痛，平时月经量多，经期延长7~10天，近2年来月经紊乱，有时2~3个月一行，有时淋漓半个月不止，患者面色苍白，劳力性气喘，心悸，纳少，寐差，大便秘结如羊屎，3~4天一行，舌淡苔薄脉细。平时诊所测血压均为低血压，血压106/58mmHg。

西医诊断 低血压。

中医诊断 眩晕，证属气血不足。

治法 补气益血。

处方 当归10g，何首乌15g，生白芍15g，熟地黄15g，炙黄芪20g，党参15g，丹参15g，炙甘草6g，肉苁蓉10g，僵蚕10g，大枣10g，炒白术10g。7剂，水煎服，早晚各1次。慎起居、避风寒，饮食有节，忌生冷耗气之物。

二诊（2023年2月15日） 患者服药后症状好转，头晕头痛消失，大便秘结好转，但怕风，口干，舌淡苔薄脉细。

处方 当归10g，何首乌15g，生白芍15g，生地黄15g，炙黄芪20g，党参15g，丹参15g，炙甘草6g，肉苁蓉10g，防风6g，杏仁6g，大枣10g，炒白术10g。7剂，水煎服，早晚各1次。调护同上。

三诊（2023年4月19日） 患者诉头晕头痛消失，经前轻微头痛，经后白带多，经期腿酸，经量多，风吹前额头痛，迎风流泪，便秘明显改善，舌脉同上。

处方 当归10g，何首乌15g，生地黄15g，生白芍15g，炙黄芪20g，党参15g，丹参15g，炙甘草6g，肉苁蓉10g，盐杜仲10g，菟丝子10g，芡实15g，枸杞15g。7剂，水煎服，早晚各1次。调护同上。

按 此患者头晕眼花，经前、经后头痛，舌淡苔薄脉细为气血亏虚之象，多由久病失治，或病后失调，或失血过多而致，病在心、脾、肝三脏。心主血，肝藏血，心肝血虚，故见面色苍白、头晕目眩、心悸、寐差、舌淡脉细；脾主运化而化生气血，脾气虚，故饮食减少。治宜益气与养血并重。方中党参、黄芪与熟地黄相配，益气养血，共为君药。白术健脾渗湿，助党参益气补脾；当归、白芍养血和营，助熟地黄滋养心肝，均为臣药。丹参为佐，活血行气，使地、归、芍补而不滞。炙甘草为使，益气和中，调和诸药。全方八药，实为四君子汤和四物汤的复方，再加何首乌、肉苁蓉养血润肠通便，再加入大枣为引，调和脾胃，以资生化气血，亦为佐使之用。患者二诊时，自觉口干，故熟地黄换生地黄以增其养阴生津之力，怕风腠理不固另加玉屏风以肥腠理。三诊时，患者经后白带多，经期腿酸，经量多，精血同源，故加补益肝肾之盐杜仲、枸杞，又加菟丝子、芡实以期收涩止带之功。

病案五

邱某，男，45 岁。2023 年 2 月 23 日初诊。

主诉 头晕而重 4 年余。

现病史 诉 4 年来头晕头重，似朦朦胧胧睡不醒的感觉，整个人提不起精神，上午症状比较严重，下午会好一些。曾求诊于当地诊所及厦门多家医院治疗一直无效，头颅 CT、MRI 无明显异常。刻下：头晕头重而空，乏力没精神，偶有眩晕视物旋转，无头痛，伴腰酸膝软耳鸣，纳少，嗜睡，大便黏，小便正常，舌淡有齿痕苔白，脉滑。

西医诊断 眩晕。

中医诊断 眩晕，证属痰浊蒙窍。

治法 化痰开窍。

处方 半夏 10g，炒白术 10g，天麻 10g，陈皮 6g，茯苓 15g，石菖蒲 10g，牛膝 15g，泽兰 10g，丹参 15g，谷精珠 10g，僵蚕 10g，蝉蜕 5g，生甘草 5g，泽泻 15g，生姜 3 片（自加）。7 剂，水煎服，日服 1 剂。慎起居、避风寒，饮食有节，忌生冷耗气之物。

二诊（2023 年 3 月 4 日） 诉上药无效，诸症状均无明显改善。舌脉同上。

处方 半夏 10g，石菖蒲 10g，牛膝 15g，泽兰 10g，丹参 15g，僵蚕 10g，蝉蜕 5g，生甘草 5g，荷叶 10g，苍术 10g，升麻 10g，盐杜仲 10g，佩兰 10g，滑石 15g。7 剂，水煎服，日服 1 剂。调护同上。

三诊（2023 年 3 月 14 日） 药后诉症状明显改善，头晕头重、耳鸣、大便黏均有明显好转，3~4 年来难得近几天白天神清气爽，但腰酸膝软改善不明显，舌苔转薄，脉滑。

处方 同上方加桑寄生 15g。7 剂，水煎服，日服 1 剂。调护同上。

四诊（2023 年 3 月 25 日） 药后头晕头重症状消失，耳鸣消失，腰酸也基本消失，但腰部不能受重力，容易扭伤，舌淡偏暗，苔薄脉滑。

处方 同上方去佩兰、滑石，加盐杜仲 10g、菟丝子 10g。7 剂，水煎服，日服 1 剂。调护同上。

按 本例初诊时根据头晕特点，其头重、乏力、视物旋转、大便黏、舌淡有齿痕苔白，脉滑可考虑痰浊中阻，阻滞清阳上升所致头晕，但伴有头重、腰酸、耳鸣，其肾虚亦较明显，治法应予以健脾化痰以升清阳，补肾利水以绝痰湿再生，其痰湿为主要矛盾，先治其标，方选半夏白术天麻汤以化痰息风、健脾祛湿。但药后无效，考虑升清化痰开窍之力不足，改予以清震汤，其出自《张氏医通》，升麻味甘，其性属阳，其气升扬，能解百毒；苍术辛烈，能燥湿强脾，辟瘴疠疫气；荷叶色青气香，其形状如仰盂，其象属震（震仰盂，震为雷），能升助胃中清阳之气上行；配合半夏燥湿化痰、降逆止呕，《脾胃论》“足太阴痰厥头痛，非半夏不能疗”；加僵蚕、蝉蜕以化痰息风；石菖蒲、泽兰芳香醒脾、化痰开窍；佩兰、滑石芳香化湿。合方以升清燥湿，化痰开窍。三诊时，症状改善，可见升阳益肾效佳，继续予以上方加减，加强补肾之品：桑寄生、菟丝子益肾填精，肾主骨生髓，脑髓得充，则头空重得愈。

第三节　耳　鸣

耳鸣是自觉耳内或颅内有声响，但外界并无相应的声源。耳鸣是一种主观症状，但常是听力损害的早期警告。清代《外科证治全书》记载："耳鸣者，耳中有声，或若蝉鸣，或若钟鸣，或若火熇熇然，或若流水声，或若簸米声，或睡着如打战鼓，如风入耳。"耳鸣常与耳聋同时出现，《杂病源流犀烛》指出："耳鸣者，聋之渐也，唯气闭而聋者则不鸣，其余诸般耳聋，未有不先鸣者。"

古代医籍对耳鸣的病因论述很多，《黄帝内经》"肾气通于耳，肾和则耳能闻五音矣""髓海不足，则脑转耳鸣""上气不充，脑为之不满，耳为之苦鸣"。明代《景岳全书》中说："肾气充足，则耳目聪明，若多劳伤血气，精脱肾惫，必致聋聩。故人于中年之后，每多耳鸣，如风雨，如蝉鸣，如潮声者，是皆阴衰肾亏而然。"张景岳还提出了"五闭"说，即火闭、气闭、邪闭、窍闭、虚闭，较为全面地概括了耳鸣的证型。

一般认为肾与耳关系密切，肾为先天之本，藏精生髓，上通于脑，开窍于耳。所以治疗耳鸣主张从肾入手，从虚论治，但部分患者疗效不佳，或反复发作。其实肺脾气虚、清阳不升，或痰浊蒙闭、耳窍失养，或肝火上扰、熏蒸九窍，均可导致耳鸣、耳聋。

病案一

陈某，女，85岁。2022年8月26日初诊。

主诉　耳鸣、头晕1个月余。

现病史　患者自诉1个月余前开始无明显诱因出现耳内轰鸣感如塞棉花，伴听力下降、头晕而重，1个月余来听电话感觉听力明显下降，无口干口苦，纳可，寐欠安，二便正常，舌质红，苔薄，脉细弦。既往高血压病史，规律服"左氨氯地平和缬沙坦"。

西医诊断 神经性耳鸣。

中医诊断 耳鸣，证属肝肾阴虚。

治法 滋阴补肾，补血养肝。

处方 枸杞 15g，菊花 6g，熟地黄 12g，山茱萸 10g，山药 15g，牡丹皮 6g，泽泻 6g，茯苓 15g，石菖蒲 10g，僵蚕 10g，蝉蜕 5g，蔓荆子 10g，黄柏 3g。5 剂，水煎服，日服 1 剂。慎起居、避风寒，忌辛辣伤阴之物。

二诊（2022 年 9 月 9 日） 患者诉服用上药后症状明显好转，接听电话清晰很多，纳可寐安，二便正常，舌质红，苔薄，脉细弦。最近服药收缩压仍在 150mmHg 左右。

处方 守上方加天麻 10g、钩藤 15g，5 剂，日服 1 剂，水煎服。

三诊（2022 年 10 月 2 日） 患者诉服用上方后耳鸣、头晕症状基本缓解，可正常接听电话。纳可寐安，舌脉同前。血压 135/80mmHg。

处方 杞菊地黄丸（浓缩丸）8 粒，1 天 3 次。

四诊（2022 年 10 月 23 日） 随访症状未再发作，杞菊地黄丸仍在服用中。

病案二

吴某，女，59 岁。2022 年 11 月 8 日初诊。

主诉 耳鸣如蝉 1 个月余。

现病史 患者患糖尿病 10 余年，长期注射胰岛素，1 个月前无明显诱因出现左耳鸣如蝉，右耳也有轻微耳鸣，伴腰膝酸软，寐欠安，服甲钴胺无效，舌淡红苔少，脉细。

西医诊断 神经性耳鸣。

中医诊断 耳鸣，证属肝肾阴虚。

治法 滋补肝肾，平肝潜阳。

处方 磁石 15g（先煎），五味子 5g，熟地黄 15g，山茱萸 10g，山药 15g，牡丹皮 6g，泽泻 6g，茯苓 15g，石菖蒲 10g，僵蚕 10g，蝉蜕 5g，枸杞

15g，菊花 10g。7 剂，水煎服，日服 1 剂。慎起居、避风寒，忌辛辣伤阴之物。

二诊（2022 年 12 月 1 日） 诉服上药 3 剂后症状明显好转，坚持服完症状消失，已停药半个月，未再发作。

按 《黄帝内经·素问》“阴阳应象大论篇”云“肾主耳，在窍为耳”，《黄帝内经·灵枢》“脉度”云“肾气通于耳，肾和则耳能闻五音矣”，《黄帝内经·灵枢》“五阅五使”云“耳者，肾之官也”，均明确提出了耳为肾之窍，肾气的强弱可通过耳表现出来，耳部疾病亦可由肾气机失调产生。从肾论治耳鸣时，当今诸家均突出一个“虚”字，立足于肾虚，还需详分精气阴阳何者为虚，“虚者补之”是治疗的关键。中医认为肾与耳关系密切，肾为先天之本，藏精生髓，上通于脑，开窍于耳，所以主张从肾入手，从虚论治，基本病机乃肾精亏虚。

案一患者系年已耄耋，久病体虚导致气血不足，肾中精血亏空而出现的耳鸣、头晕、听力下降，脉细等。方以杞菊地黄丸滋肾养肝，加石菖蒲、僵蚕、蝉蜕以开窍息风，善治气机闭阻的耳鸣；蔓荆子清利头目，少量黄柏清其阴虚之火。二诊时，症状较前改善，予加天麻、钩藤增强平肝息风以改善头晕。三诊时，诸症已基本缓解，即予中成药杞菊地黄丸滋阴益肾、补血养肝，以善其后。案二患者也是以补益肾精的六味地黄丸为主方，加磁石、石菖蒲、五味子为耳聋左慈丸，其中磁石潜阳纳气、镇惊安神，《神农本草经》认为，“治疗风湿、肢节痛、除热和耳聋等疾病”，《本草纲目》谓“磁石治肾家诸病，而通耳明目”。可治疗耳卒聋闭、肾虚耳聋、老人耳聋、老人虚损、眼昏内障、小儿惊痫等。

病案三

林某，女，43 岁。2022 年 5 月 25 日初诊。

主诉 耳鸣 7 天。

现病史 患者 7 天前无明显诱因出现双侧耳鸣，鸣声如蝉，昼夜不止，稍劳则甚，在外未诊治。刻下：双侧耳鸣如蝉，伴有头晕、汗多，动则益甚，纳可寐尚安，二便自调，舌淡有齿痕苔稍白厚，脉细。

西医诊断 神经性耳鸣。

中医诊断 耳鸣，证属中气不足，清阳不升。

治法 健脾益气，升清开窍。

处方 炙甘草6g，丹参15g，生黄芪20g，升麻5g，蔓荆子10g，僵蚕10g，石菖蒲10g，蝉蜕5g，党参15g，茯苓15g，生白术10g，枸杞子15g，菊花6g。7剂，水煎服，日服1剂。慎起居、避风寒，饮食有节，忌辛辣肥甘厚腻之品。

二诊（2022年6月22日） 耳鸣声减弱，但有耳膜蒙堵感，听力稍下降，头晕、动则汗出稍缓解，诉平素情绪焦躁，舌淡苔薄白有齿痕，脉细。

守上方去枸杞子、菊花，加柴胡、香附、川芎。7剂，水煎服，日1剂。如上调护。

三诊（2022年7月13日） 耳鸣明显好转，听力改善，偶有耳鸣，夜间入睡时剧，但不甚影响，头晕与动则汗出基本缓解。

守上方7剂，水煎服，日服1剂，如上调护。

按 《医方集解》认为，“五脏皆禀气于脾胃，以达于九窍；烦劳伤中，使冲和之气不能上升，故目昏而耳聋也”，脾胃气虚，固摄失职，故见动则汗出。方中党参、甘草、茯苓、白术为四君，合黄芪以增强益气健脾之功；《医方集解》曰：“干葛、升麻、蔓荆轻扬升发，能入阳明，鼓舞胃气，上行头目。中气既足，清阳上升，则九窍通利，耳聪而目明矣”，故予升麻、蔓荆子升举清阳；僵蚕得天地清化之气，轻浮而升阳中之阳，蝉蜕吸风得清阳之真气，二者可升阳中之清阳；石菖蒲可化解中焦痰湿之邪以升清阳；肾开窍于耳，予枸杞子补益肝肾；菊花上行以清利头目。二诊时出现耳膜蒙堵感，听力稍下降，予去枸杞子、菊花以防阴凉蒙蔽清窍，亦诉平素情绪焦躁，考虑肝气郁结，可致气机郁滞而致耳鸣，故予柴胡理气解郁，宣通阳气，直走少阳而通耳窍，香附辛香走散，微苦清降，疏调气机以开郁结，川芎“理血中之气”升散透达，上行头目，下达血海，中开郁结，使一身气血通顺畅达，三药合方，名曰“通气散”。三诊时诸症已去大半，守原方续进7剂，终收全功。

病案四

李某，女，51 岁。2023 年 2 月 23 日初诊。

主诉 双侧耳鸣 2 个月余。

现病史 患者自诉 2 个月余前开始出现双侧耳鸣，声如蝉鸣，曾于外院诊断为神经性耳鸣，否认与新型冠状病毒相关，自诉与体位密切相关，夜间平卧尚可缓解，晨起即发，乏力，寐欠佳，纳尚可，无头晕头痛，无恶心呕吐等不适，舌淡，苔薄白，脉细。

西医诊断 神经性耳鸣。

中医诊断 耳鸣，证属清阳不升。

治法 益气生津，升清开窍。

处方 生黄芪 30g，蔓荆子 10g，升麻 5g，生白芍 15g，党参 15g，柴胡 5g，陈皮 6g，丹参 15g，僵蚕 10g，蝉蜕 6g，石菖蒲 10g，路路通 10g，炙甘草 5g，葛根 15g。7 剂，水煎服，日 1 剂。嘱其少食生冷刺激之品，忌油腻之品。

二诊（2023 年 3 月 9 日） 患者诉服上方后耳鸣症状改善大半，续服上方 7 剂巩固疗效。

按 十二经清阳之气，皆上于头面而走空窍，患者自诉耳鸣，声如蝉鸣，平卧缓解，晨起即发，身体乏力，眠差，《医方考》说："夫面色萎白，则望之而知其气虚矣，言语轻微，则闻之而知其气虚矣；脉来虚弱，则切之而知其气虚矣。"故立法于益气生津、升清开窍，以益气聪明汤为主方。因耳鸣多系耳窍经脉闭塞，日久易成瘀，故加路路通、丹参、石菖蒲活血通窍，加"升降散"中升清阳之僵蚕、蝉蜕，共奏升阳透邪解窍之功，考虑黄柏较寒凉，脾胃虚弱不耐，予减黄柏，加陈皮健脾护胃。二诊时患者症状大减，效不更方，以上方不变继续巩固疗效。

病案五

苏某，女，62 岁。2021 年 8 月 3 日初诊。

主诉 双侧耳鸣半年。

现病史 患者半年前无明显诱因出现双侧耳鸣，声似蝉鸣，日夜不休，伴双目灼热、赤痛，泪液分泌增多，曾多次就诊于外院，予口服西药治疗后，耳鸣症状未见明显改善，今求诊于安溪县中医院门诊。刻下：双侧耳鸣如蝉，双目灼热、赤痛，泪多，疲乏，口苦，咽干，寐差，舌红，苔黄厚腻，脉弦滑。平时多愁善感，脾气不好。

西医诊断 神经性耳鸣。

中医诊断 耳鸣，证属肝胆火盛。

治法 清肝泻火，利胆祛湿。

处方 龙胆草 6g，生栀子 5g，黄芩 9g，生地黄 15g，当归 6g，木通 5g，蝉蜕 5g，车前子 10g，泽泻 10g，柴胡 10g，生甘草 5g，石菖蒲 10g，僵蚕 10g，郁金 10g。7 剂，水煎服，日 1 剂，分早、晚两次温服。

二诊（2021 年 8 月 17 日） 患者诉双侧耳鸣较前明显好转，目赤泪多基本消失，但仍有口苦咽干，伴记忆力下降、腿酸，寐差，多梦易惊，纳尚可，二便尚调，舌红，苔黄，脉弦数。

处方 薏苡仁 30g，黄芩 10g，龙胆草 6g，生地黄 15g，地骨皮 10g，龙骨 20g，生牡蛎 20g，柴胡 10g，生甘草 5g，石菖蒲 10g，僵蚕 10g，蝉蜕 5g，郁金 10g。7 剂，水煎服，日 1 剂，分早、晚两次温服。

三诊（2021 年 8 月 31 日） 患者诉双侧耳鸣已好转八九分，睡眠明显好转，口苦咽干减轻，舌淡红，苔薄黄，脉弦。

处方 同上方，7 剂，水煎服，日 1 剂。

按 患者平素情志抑郁难舒，肝气不疏，久而不解，则易化火，肝开窍于目，肝火内扰，循经上行，熏蒸九窍，致耳鸣耳聋，目赤流泪，寐差多梦；肝火上炎，致咽干口苦，肝胆气机受阻，脾胃升降失司，湿热内阻，致舌苔黄厚腻，此证属实证，治以实则泻之，以清肝利湿为法，方以龙胆泻肝汤为代表，据《医方集解》所述：此足厥阴、少阳药也。龙胆泻厥阴之热，柴胡平少阳之热，黄芩、栀子清肺与三焦之热以佐之，泽泻泻肾经之湿，木通、车前子泻小肠、膀胱之湿以佐之，然皆苦寒泻下之药，故用当归、生地黄以养血而补肝，用甘草以缓中而不伤肠胃，为臣使也。白剑峰治疗耳鸣常加“蝉蜕、僵蚕、石菖蒲”组合以活血开窍，加郁金不仅能活血行气，兼顾清泻肝火、解郁安神之效。二诊后，耳鸣较前好转，但出现记忆力下降、腿酸等，考虑肝病日久，肝阴不足，肝血不生，血不足以化神养神，致记忆力下降，肝主筋，筋主动，肝主下焦，肝经湿热流注下焦致脚酸，故续予上方清肝泻火，减泽泻、木通、车前子等渗泻之品，加地骨皮滋阴降火，凉血除蒸，加擅治湿痹拘挛之薏苡仁健脾利湿除痹，肝火扰神，致心神不安，多梦易惊，再合柴胡加龙骨牡蛎汤调和阴阳、镇静安神，旨在清肝利湿、健脾安神。

病案六

李某，53岁。2022年8月17日初诊。

主诉 双侧耳鸣1个月。

现病史 患者自诉1个月前无明显诱因出现双侧耳鸣，声似蝉鸣，伴听力有所下降，伴双目灼热赤痛，泪液分泌增多，经当地医院门诊、住院对症治疗症状未见明显好转，为求中医治疗，转诊至安溪县中医院。刻下：双侧耳鸣如蝉，伴目赤泪多，胸腹胀满，纳差，服凉食易腹胀、食油腻欲大便，寐差，舌红，苔黄而厚腻，脉弦滑。

西医诊断 神经性耳鸣。

中医诊断 耳鸣，证属风痰上扰。

治法 化痰息风，健脾祛湿。

处方 半夏10g，炒白术10g，天麻10g，陈皮6g，茯苓10g，钩藤15g，僵蚕10g，蝉蜕5g，路路通10g，石菖蒲10g，谷精珠10g，丹参15g，生甘草5g，菊花10g。7剂，水煎服，日1剂。嘱其少食生冷刺激之品，忌油腻之品。

二诊（2022年9月7日） 因吹空调感冒后出现咳嗽咳痰求诊，诉服上药后双侧耳鸣明显好转，听力较病前无明显差别，双目无不适。

按 耳鸣为耳鼻咽喉科三大难治之疾之一，西医治疗手段多难以显效。中医以精血亏虚、清阳不升、肝火上扰辨治，殊不知痰浊蒙闭、耳窍失聪亦可致耳鸣，正如《证治准绳》谓“此是痰火上升，郁于耳中而为鸣”。此病案中患者素体脾虚，脾湿生痰，湿痰壅遏，引动肝风，上扰清空所致。风痰上扰，蒙蔽清窍，痰火郁于耳中，壅闭清窍，可导致耳鸣，痰火熏目，双目赤痛泪多，舌苔黄厚腻，脉弦滑，主痰火之征。李东垣在《脾胃论》中说，“足太阴痰厥头痛，非半夏不能疗，眼热头眩，风虚内作，非天麻不能除”，故以两味为君药；白术、茯苓为臣，健脾祛湿，治生痰之源；钩藤佐助天麻平肝息风，亦有“天麻钩藤饮”之味；菊花、谷精珠清肝明目；考虑耳窍经脉闭塞不通，日久成瘀，以路路通、丹参、石菖蒲活血通窍，加“升降散”中升清阳之僵蚕、蝉蜕，共奏透邪解窍之功，均为佐药；甘草调和诸药，为佐使药。

病案七

白某，女，60岁。2023年9月4日初诊。

主诉 耳鸣伴听力下降半年。

现病史 患者半年来无明显诱因逐渐出现双耳如塞棉花，伴有耳鸣，鸣声调低而粗，听力下降，特别在嘈杂的环境如菜市场几乎听不清别人说话，曾自服杞菊地黄丸2瓶，症状无明显改善。于2023年8月31日住安溪县中医院五官科，五官检查示：鼓膜钙化。追问病史，诉幼年曾有耳道流脓史。住院期间予足量激素冲击及神经营养药物静滴，诉第一天静滴后，耳内似乎一下子顺畅，听力明显好转，但第二天后又逐步恢复原样，激素冲击及神经营养静滴5天，症状无明显改善，办理出院。刻下：双耳如塞棉花，听力下降，伴有耳鸣，鸣声调低而粗，舌淡，舌下脉络增粗，苔薄，脉细弦。

西医诊断 慢性中耳炎。

中医诊断 耳鸣，证属瘀血阻窍。

治法 活血通窍。

处方 桃仁10g，红花6g，赤芍10g，川芎6g，柴胡10g，香附10g，僵蚕10g，石菖蒲10g，蝉蜕6g，白芷10g，全蝎5g，路路通15g，甘草5g，生姜10g。7剂，水煎服，日1剂。嘱畅情志，少食生冷刺激之品，忌油腻之品。

二诊（2023年9月12日） 诉上方服用7剂后症状基本消失，听力明显好转，在嘈杂环境中能听清各种声音，偶有耳鸣，声音较小，可以承受，舌脉同前。

同上方5剂，水煎服，日1剂。随访3个月，病情稳定。

按 该案患者中耳炎症鼓膜穿孔已50余年，鼓膜钙化严重，足量激素冲击仅可短暂缓解，而服“杞菊地黄丸”多日未果，临床无痰浊壅盛、肝火上扰或气虚下陷见症，可见非肾虚、非气陷、非痰浊、非肝火所致；因鼓膜钙化、舌下脉络增粗、脉细，推测因久病入络、气闭血瘀，清窍失养而致，故以王清任之通窍活血汤加通气散，以白芷、菖蒲替代麝香以通窍，加全蝎、路路通以加强活血通络、化瘀开窍之力，疗效显著。

第四章

肺系病证医案

肺主气，司呼吸，极易受到外邪侵袭，故称为“娇脏”。肺脏在五脏之上，又称为“华盖之脏”。①肺主气，包括呼吸之气和宗气。②肺主宣发和肃降。宣发包括肺的气化排出体内浊气；水谷精微的布散；宣发卫气、调节腠理开合。肃降包括吸入自然界之清气；水谷精微向下散布；肃清肺内异物，保持呼吸道洁净。临床上很多肺系疾病都与此功能失调有关。③通调水道。“肺为水之上源”，肺通过其肃降的功能将水下输膀胱，保持水液代谢的正常运行。④肺主声。肺气充足则声音洪亮，气虚则声音低怯；外邪犯肺，肺气闭塞，金实则不鸣。⑤开窍于鼻。肺气正常则鼻窍通利、嗅觉灵敏（参考“医案篇”下“疫病类病证医案”的新冠后嗅觉障碍病例）。⑥肺合皮毛。“肺之合皮也，其荣毛也”，肺气虚则卫外不固而自汗，肺气不足则皮毛失养（参考“医案篇”下“疫病类病证医案”的新冠后脱发病例）。

肺为娇脏，主气司呼吸，外合皮毛，《黄帝内经·素问》“咳论篇”指出“皮毛先受邪气，邪气以从其合也”，六淫之邪易从口鼻或皮毛入袭，内伤于肺，使气机上逆而致咳。虽说“五脏六腑皆令人咳，非独肺也”，但脾虚生痰、心火灼肺、木火刑金、肾不纳气，最终都体现在肺宣发肃降的功能失调，肺气上逆而引发咳嗽。

寒痰内阻，痰随气升，气因痰阻，相互搏结，壅塞气道，肺气郁闭，于是气道壅闷，哮鸣喘促因此而来，治当祛痰利气以缓其急，缓则补肺、健脾、益肾以固其本。

第一节　咳　嗽

病案一

许某，女，37 岁。2022 年 11 月 25 日初诊。

主诉　咳嗽半月余。

现病史　患者自诉半个月前因着凉后出现咳嗽，经当地医院抗感染治疗，症状无明显缓解，咳嗽夜间明显，呈刺激性、连续性，咳时胸痛，痰黄而黏少，伴口干欲饮水，纳寐一般，二便正常，舌红苔偏厚，脉滑数。C 反应蛋白 38.4mg/L，肺部 CT 未见明显异常。

西医诊断　上呼吸道感染。

中医诊断　咳嗽，证属痰热壅肺。

治法　清热肃肺，豁痰止咳。

处方　陈皮 6g，蜜紫菀 10g，桔梗 10g，生白前 10g，桑白皮 10g，浙贝母 10g，瓜蒌实 15g，黄芩 10g，胆南星 6g，生甘草 5g，黄连 3g，半夏 6g，鱼腥草 15g。代煎 3 剂，每隔 4h 服用 1 次，于 2 天服完 3 剂。慎起居、避风寒，饮食有节，忌辛辣肥甘厚味。

二诊（2022 年 11 月 28 日）　经上方治疗后第一天，咳嗽、胸痛明显改善，服 3 剂后减轻大半，仍口干，舌脉同前。

处方　续守上方去陈皮，加炙百部 15g。代煎 5 剂，日服 1 剂。2022 年 12 月 9 日患者微信中诉咳嗽基本消失，已无胸痛。

按　该方是白剑峰常用的协定方“止嗽合剂”，是以《医学心悟》的止嗽散为主方，参考《医学统旨》清金化痰汤和《医方考》的清气化痰汤化裁，临床应用十几年，疗效不错。肺为娇脏，清虚而处高位，“上焦如羽，非轻不举”，故用药宜轻清不宜重浊，宜宣肺与清肺相结合，不宜过用苦寒直折之药，否则外邪不易透散，使邪入里而咳痰更加不爽，欲止咳而咳更不宁。方中桔梗苦、辛，平，宣肺、利咽、祛痰；紫菀、白前长于下痰止嗽，主咳逆上气，治肺气盛实之咳嗽；陈皮辛温理气化痰以畅中；瓜蒌甘寒，长于清热化痰，又能宽中理气，瓜蒌仁尚能导痰热从大便而下，“肺与大肠相表里”，腑气得通则肺气得降，咳嗽自除；瓜蒌配黄芩，以加强清热化痰之功；浙贝母清热化痰，止咳散结。桑白皮泻肺平喘，加浙贝母清热化痰之力增强；胆南星苦凉，清热化痰、息风止痉，对痉挛性咳嗽尤为重要；患者痰黄稠而胸痛、苔厚脉滑数，有痰热结胸之征，故加小陷胸汤以清热化痰散结；西医炎症指标超高，故酌加鱼腥草以加强清热解毒之力；甘草甘平，调和诸药。二诊时，咳减大半，口干，加炙百部以加强润肺止咳之效，诸药配伍，共奏宣肺疏风、化痰止咳、清热解毒之功效。

病案二

林某，女，78岁。2020年10月18日初诊。

主诉 反复咳嗽5年余。

现病史 患者缘于5年前因着凉后，出现咳嗽、发热症状，就诊于当地医院，给予西药抗炎、退热，疾病基本痊愈，唯有咳嗽难以缓解，5年来反复发作，其间予西药雾化、静滴抗生素治疗，效果不佳，今经好友介绍前来求诊。刻下：反复咳嗽，呈刺激性咳嗽，痰少，气短乏力，伴头晕、口干，纳可、二便尚调，舌淡苔白，脉沉细。

西医诊断 慢性阻塞性肺疾病。

中医诊断 咳嗽。

治法 宣肺止咳，益气养阴。

处方 银柴胡10g，防风10g，五味子6g，乌梅10g，生黄芪15g，炒白术10g，桔梗10g，杏仁6g，浙贝母10g，炒僵蚕10g，蜜百部10g，蜜麻黄6g，甘草6g，荆芥10g，地龙干6g。5剂，水煎服，每日1剂，早晚饭后30min温服。慎起居、避风寒，忌食辛辣、鱼腥、烟酒、浓茶等。

二诊（2020年10月27日） 药后咳嗽缓解，仍口干、乏力，舌淡苔白，脉沉。

守上方去地龙干、荆芥，加麦冬10g，生黄芪加至30g，5剂。水煎服，每日1剂，调护同上。

三诊（2020年11月9日） 药后咳嗽大减、口不干，乏力减轻，咽喉有点痒，舌淡苔白、脉沉。

守上方去浙贝母，加蝉蜕6g。7剂。水煎服，每日1剂。

三诊后守上方加减调治半月余，咳嗽消失，疾病告愈。

按 肺主气，司呼吸，外合皮毛，又为五脏华盖，故易受外邪。咳嗽一症，主要病机为邪犯于肺，肺气上逆。本案之咳嗽，乃初起外受风寒之邪，肺气郁遏，肺失宣降，乃发咳嗽，久咳致气阴两虚。本方以祝谌予老先生的脱敏煎为主方，方中银柴胡甘寒益阴，清热凉血；防风辛温解表，散风胜湿；乌梅酸涩收敛，化阴生津；五味子酸甘而温，益气敛肺，补肾养阴。四药配合，有收有散，有补有泄，有升有降，阴阳并调，此方对过敏性疾患确有良效。年老体衰，久病伤正，气短乏力而头晕，故加玉屏风散以益气固表，加三拗汤以宣肺止咳平喘，桔梗宣肺祛痰、利咽，浙贝母清热化痰、散结，僵蚕、地龙解痉息风；荆芥辛苦而温、祛风解表，百部甘苦微温、能润肺，合用有止嗽散之意，温润和平、温而不燥、润而不腻、散寒而不热；甘草调和诸药。全方共奏益气固表、敛肺止咳之功。二诊仍有口干、乏力，加大黄芪用量，并加麦冬益气健脾、养阴润肺。三诊诉咽痒而咳，加蝉蜕以疏风利咽止痒。

病案三

苏某，男，34岁。2022年9月7日初诊。

主诉 反复刺激性咳嗽5年。

现病史 患者5年前因感冒后出现咳嗽咳痰，求诊于当地医院，经消炎治疗后症状好转，但咳嗽不能完全消失，常反复出现刺激性咳嗽，特别是季节更替或天气变化时症状加剧，每因咽痒而咳，痰少难咳出，时有喷嚏频频，纳可，寐差，二便调，舌淡红苔白，脉滑。

西医诊断 咳嗽变异性哮喘。

中医诊断 咳嗽。

治法 宣肺开闭，疏风解痉。

处方 银柴胡10g，乌梅10g，防风10g，五味子6g，生荆芥10g，陈皮6g，蜜紫菀10g，桔梗10g，生白前10g，炙甘草6g，胆南星5g，桑白皮10g，浙贝母10g。7剂，水煎服，日1剂。慎起居、避风寒，忌辛辣肥甘厚腻之品。

二诊（2022年9月21日） 服上方好转，仍有咳嗽少痰，天冷或干燥易咳，咽痒，舌脉同上。

处方 同上方加僵蚕10g、蝉蜕5g。7剂，水煎服，日1剂。调护同上。

2022年11月1日因其他症状就诊，诉上诊后咳嗽症状消失，未再复发。

按 该病例是较典型的咳嗽变异性哮喘，病机为肺气郁闭、肺失宣肃，治宜宣肺开闭、疏风解痉。患者症状多在季节更替或天气变化时明显，尤其秋冬交替，其外风引动内风。祝谌予的脱敏煎方中银柴胡味甘性凉，清热凉血；防风味辛甘性温，祛风胜湿；乌梅味酸性平，收敛生津；五味子味酸性温，敛肺生津，滋肾涩精；甘草味甘性平，清热解毒，调和诸药。五药配合，寒热共济，有收有散，收者固其本，散者祛其邪，故对过敏性疾患有良效，被学者称为当代经方。咽痒易咳，阵咳难止，惧怕异味、冷空气等刺激，因此，予以脱敏煎息内风，止嗽散疏散外风，风气停则咳嗽止，如治急者，加僵蚕、蝉蜕祛风止痉之品可增强疗效，锦上添花。

病案四

林某，女，59岁。2019年9月11日初诊。

主诉 咳嗽、咳痰半个月。

现病史 患者平素情绪较急躁，半个月前受寒后出现发热、咳嗽、咳痰，就诊于附近诊所，予抗病毒、抗炎、化痰止咳药物治疗（具体不详），发热退，但咳嗽逐渐加重，遂来求诊。刻下：咳嗽，咳痰，痰黏稠色黄，痉咳难出，伴胸闷心烦，咽干，口苦，纳差，难以入寐，小便偏黄，大便可，舌尖红，苔黄稍腻，脉细弦。

西医诊断 支气管炎。

中医诊断 咳嗽，证属肝火犯肺。

治法 清肝泻火，化痰止咳。

处方 柴胡10g，黄芩10g，半夏6g，大枣6g，生姜6g，党参10g，炙甘草6g，桑白皮10g，浙贝母10g，胆南星5g，蜜紫菀10g，桔梗10g，杏仁6g，瓜蒌实15g。7剂，水煎服，日1剂，慎起居、避风寒，畅情志，饮食有节，忌辛辣肥甘厚腻之品。

二诊（2019年9月25日） 患者诉药后咳嗽、咳痰明显改善，痰较少不易咳出，咽干口苦减轻，但仍胸闷不舒，入寐较难，小便偏黄，大便可，舌脉同前。

处方 同上方加黄连3g。7剂，水煎服，日1剂，早晚分服。调护同上。

上药后咳嗽、咳痰、咽干口苦、胸闷基本消失，睡眠改善，但仍偶有咳嗽，几乎无痰，可以耐受，未继续就诊。

按 《黄帝内经·素问》“咳论篇”云，“五脏六腑皆令人咳，非独肺也”。本案患者感受风邪而发，初起正邪相争而见高热；随着邪减热退，余邪入里化热，蕴结于肺；加之患者平素情绪较急躁，本有肝气郁滞，郁而化火，木火刑金，更使肺失宣肃，发为咳嗽，且呈痉咳痰难咳，胸闷心烦，咽干口苦，纳差，难以入寐；舌尖红，苔黄稍腻，脉细弦亦为肝火犯肺之象。初以小柴胡汤和解少阳、清肝透热，合桑白皮、浙贝母清泻肺热，化痰止咳；杏仁辛则散邪，苦则下气；蜜紫菀、瓜蒌实清热化痰止咳；胆南星清热化痰、息风止痉，以解痉咳；桔梗宣肺利咽止咳。诸药合用，疏肝郁之气滞，清横逆之木火，宣蕴结之肺气，化痰热之壅塞。二诊症状虽减，但胸闷不舒，加黄连以仿小陷胸汤之意，清痰热之蕴结。

第二节 喘 证

病案一

苏某，男，69岁。2022年7月6日初诊。

主诉 反复咳喘10余年，再发半个月。

现病史 患者10余年前出现咳嗽气喘，季节变化时症状加剧，半个月前感冒后症状再发，当地医院治疗效果欠佳。刻下：咳嗽痰多，痰黄较难咳出，夜间气喘明显，甚至喘不得卧，伴头晕，舌红，苔黄厚，脉滑。

西医诊断 慢性阻塞性肺疾病。

中医诊断 咳嗽、喘证。

治法 清肺化痰，宣肺平喘。

处方 陈皮6g，生荆芥10g，蜜紫菀10g，桔梗10g，炙百部15g，桑白皮10g，浙贝母10g，胆南星6g，瓜蒌实15g，杏仁6g，炙麻黄6g，炙甘草6g，生白前10g，地龙10g。7剂，水煎服，日1剂，早晚饭后30min温服。慎起居、避风寒，忌辛辣、鱼腥、烟酒、浓茶等。

二诊（2022年8月3日） 气喘缓解，咳嗽减轻，痰多而黄难以咳出，咽痒，舌脉同前。

处方 同上方去炙麻黄、地龙，加僵蚕10g、蝉蜕5g。7剂，水煎服，每日1剂，调护同上。

2023年1月11日感染新冠病毒后再次就诊，诉服上药后咳喘基本消失，数月来病情稳定。

按 咳嗽与喘证多因肺失宣降，肺气上逆，若久病肾失摄纳则肺气上逆或气无所主，便成为喘证。本病病程长，病因较为复杂，但主要矛盾仍在“痰”上，其舌脉均可支持，但舌红、苔黄，多为痰湿久郁气机而生内热所致，故治疗应以宣肺化痰为主，辅以清热，方以自拟“止嗽合剂”为主宣肺疏风、化痰止咳，加三拗汤以宣肺平喘，加地龙以解痉平喘。二诊痰黄难咳，咽痒，加僵蚕、蝉蜕以祛风清热、息风解痉、化痰散结、通络止痉，则肺得宣肃，痰热得清，则咳喘自止。

病案二

李某，女，45岁。2023年5月17日初诊。

主诉 反复咳喘4年余，再发10天。

现病史 患者4年前出现哮喘，此后每年发作，常于冬春季多发，每次发作前频繁打喷嚏。10天前感冒伴咳嗽，继而气喘有哮鸣声，咳嗽痰黄而稠，难以咳出，自觉阵发性胸部憋气，口苦，服“止咳药物”不效，舌淡胖齿痕明显，舌苔白厚，脉弦。

西医诊断 支气管炎哮喘。

中医诊断 喘证。

治法 清肺化痰，宣肺平喘。

处方 陈皮6g，生荆芥10g，蜜紫菀10g，生白前10g，桑白皮10g，浙贝母10g，桔梗10g，胆南星6g，瓜蒌实15g，黄芩6g，杏仁6g，厚朴10g，炙麻黄6g，炙甘草6g，半夏6g。7剂，水煎服，日1剂。慎起居、避风寒，忌辛辣肥甘厚腻之品。

二诊（2023年6月21日） 服药后咳嗽有所好转，但痰仍很多而易咳，气喘好转不明显，舌胖大有齿痕，苔白厚，脉弦稍紧。

处方 炙麻黄6g，杏仁6g，炙甘草6g，生白芍12g，细辛3g，干姜6g，半夏6g，桂枝10g，五味子6g，瓜蒌实15g，薏苡仁30g，苍术6g，前胡10g。7剂，水煎服，日1剂。调护同上。

三诊（2023年7月19日） 服上方后效果好，咳喘基本缓解，仍有咳嗽，痰变少易咳出，舌胖大有齿痕，苔白厚，脉弦。

同上方加桑白皮10g、浙贝母10g。7剂后症平。

按 本病患者初辨为痰热壅肺，予以自拟止嗽合剂清热化痰加三拗汤宣肺平喘，服之效差，痰多不减，舌胖大有齿痕，其苔白厚，脉弦稍紧，考虑前方清热致寒凉太过，阻滞气机，使痰不得化，郁热不得疏散，治疗改予以解表散寒，温肺化饮为主，增加辛温解表、温肺化痰之品，如干姜、细辛、桂枝。水寒相搏，内外相引，饮动不居，水寒射肺，肺失宣降，故咳喘痰多；水停心下，阻滞气机，故胸闷憋气；对此外寒内饮之证，若不疏表而徒治其饮，则表邪难解；不化饮而专散表邪，则水饮不除。故治宜解表与化饮配合，一举而表里双解。

病案三

林某，男，65岁。2019年8月14日初诊。

主诉 咳嗽2个月余，加重伴气喘2天。

现病史 患者2个月余前因不慎受凉后出现咳嗽、咳痰，求诊于当地诊所予服“消炎药”3天，症状有所改善，但仍有咳嗽咳痰。2天前受寒后咳嗽突然加重，咳痰多而清稀，伴气喘痰鸣，动则益甚。刻下：咳嗽痰多而稀，色白，伴胸闷气喘痰鸣，动则益甚，稍畏寒无汗，纳少寐差，舌淡有齿痕苔白而水滑，脉滑。

西医诊断 慢性阻塞性肺疾病。

中医诊断 喘证，证属表寒里饮。

治法 解表散寒，温肺化饮。

处方 炙麻黄6g，生白芍12g，细辛3g，干姜6g，半夏6g，五味子6g，炙甘草6g，茯苓15g，桂枝6g，桑白皮10g，浙贝母10g，杏仁6g。7剂，水煎服，日1剂。慎起居、避风寒，忌辛辣肥甘厚腻之品。

二诊（2019年8月28日） 服药后患者咳嗽、气喘明显好转，痰量减少，畏寒消失，诉下肢轻度水肿尿短，舌质淡有齿痕苔白，脉滑。

守上方加葶苈子10g。7剂，水煎服，日1剂。调护同上。

三诊（2019年9月11日） 药后患者咳嗽、咳痰、气喘基本缓解，水肿消失，现劳累后仍会气喘，纳可，寐尚安，舌脉同前。要求原方巩固治疗。

守上方7剂，水煎服，日1剂。

按 《伤寒论》云，“伤寒表不解，心下有水气，干呕，发热而咳，或渴，或利，或噎，或小便不利，少腹满，或喘者，小青龙汤主之”。本证由风寒束表，卫阳被遏，表寒引动内饮所致。治疗以解表散寒，温肺化饮为主。水寒相搏，引动内饮，水寒射肺，肺失宣降，故咳喘痰多而稀；水停心下，阻滞气机，故胸闷；舌淡有齿痕苔白而水滑，脉滑为外寒里饮之佐证。对此外寒内饮之证，若不疏表而徒治其饮，则表邪难解；不化饮而专散表邪，则水饮不除。故治宜解表与化饮配合，一举而表里双解。方中麻黄、桂枝相须为君，发汗散寒以解表邪，且麻黄又能宣发肺气而平喘咳，桂枝化气行水以利里饮之化。细辛味辛而散，宣泄郁滞，温散上中下三焦水寒之邪，干姜辛热，温中回阳，二者合用，温肺化饮，兼助麻、桂解表祛邪，通达表里，亦合桂枝宣通心阳；半夏燥湿化痰，降逆止呕，配伍干姜，亦温化中焦的水寒之邪，治心下水气；然有寒痰水饮，脾肺本虚，若纯用辛温发散，恐耗伤肺气，故佐以五味子敛肺止咳、芍药和营养血、杏仁降气止咳平喘、桑白皮泻肺平喘、浙贝母清热化痰止咳，五药合用，既可增强止咳平喘之功，又可制约诸药辛散温燥太过之弊；加茯苓渗湿利水，益脾和胃；甘草调和诸药。二诊药后风寒解，水饮去，咳喘平，唯下肢轻度水肿，加葶苈子泻肺平喘、行水消肿，诸症悉减。续服调治，诸症皆除。

病案四

许某，男，55岁。2022年6月15日初诊。

主诉 反复气喘1年余。

现病史 患者1年来反复气喘，劳力性加剧，伴有咳嗽，咳嗽痰量多而质稠成块，不易咳出，每于咳后气喘加重，纳少，寐差，夜尿多，大便调，舌淡红有齿痕，舌苔黄厚，寸脉上浮，尺脉重按无力。

西医诊断 慢性阻塞性肺疾病。

中医诊断 喘证，证属上盛下虚。

治法 降气平喘，祛痰止咳。

处方 炙麻黄 6g，杏仁 6g，炙甘草 6g，紫苏子 10g，桑白皮 10g，浙贝母 10g，胆南星 6g，瓜蒌实 15g，黄芩 10g，厚朴 10g，前胡 10g，半夏 6g，牛蒡子 10g。7 剂，水煎服，日 1 剂。慎起居、避风寒，忌辛辣肥甘厚腻之品。

二诊（2022 年 7 月 6 日） 咳喘好转，痰量减少易咳出，痰稠有块，仍夜尿多，舌苔厚黄，脉同上。

处方 同上方去黄芩，改肉桂 2g 冲服。7 剂，水煎服，日 1 剂。调护同上。

三诊（2022 年 7 月 20 日） 咳喘明显好转，现微喘，痰少，大便软，小便味重，舌淡红有齿痕，苔稍厚，脉同前。

守上方去胆南星续服 7 剂。

四诊（2022 年 8 月 3 日） 咳喘症状基本消失，但剧烈运动则仍会喘，冬季畏冷，舌淡苔厚，脉同上。

处方 炙麻黄 6g，杏仁 6g，炙甘草 6g，紫苏子 10g，桑白皮 10g，浙贝母 10g，五味子 5g，薏苡仁 20g，肉桂 2g，厚朴 10g，前胡 10g，半夏 6g，牛蒡子 10g，地龙 10g。7 剂，水煎服，日 1 剂。

按 本方证由痰涎壅肺，肾阳不足所致。其病机特点是“上实下虚”。“上实”，是指痰涎上壅于肺，使肺气不得宣畅，而见胸膈满闷、喘咳痰多；“下虚”，是指肾阳虚衰于下，一见腰疼脚弱、畏冷，二见肾不纳气、呼多吸少、喘逆短气，三见水不化气而致水泛为痰、外溢为肿等。本方证虽属上实下虚，但以上实为主。治以降气平喘、祛痰止咳为重，兼顾下元。方中紫苏子降气平喘、祛痰止咳，为君药。半夏燥湿化痰降逆，厚朴下气宽胸除满，前胡下气祛痰止咳，三药助紫苏子降气祛痰平喘之功，共为臣药。君臣相配，以治上实。肉桂温补下元，纳气平喘，以治下虚；三拗汤宣肺止咳平喘；浙贝母清热化痰、止咳散结，桑白皮泻肺平喘，加浙贝母清热化痰之力增强；瓜蒌、黄芩清热化痰；牛蒡子体滑气香，能润肺又能利肺，大能止嗽定喘。诸药合用则上痰热得化，下肾气得固，肺气得降，咳喘自平。

第五章 心系病证医案

第一节 不 寐

正常睡眠是天人相应的生理现象，阳入于阴，阴阳和合，睡眠的过程其实就是阴阳平衡的过程。《黄帝内经·灵枢》“口问”：“卫气昼日行于阳，夜半则行于阴……阳气尽，阴气盛，则目瞑；阴气尽而阳气盛，则寤矣。”《诸病源候论》“大病后不得眠候”云：“阴气虚，卫气独行于阳，不入于阴，故不得眠。”古代对不寐的认识就是阳不入阴。

《黄帝内经·素问》“宣明五气篇”：“五脏所藏，心藏神，肺藏魄，肝藏魂，脾藏意，肾藏志。”《黄帝内经·素问》“灵兰秘典论篇”：“心者，君主之官也，神明出焉。”心为神明之脏，主宰精神意识思维及情志活动，心主血脉与藏神功能是密切相关的，所以不寐与心的关系最为密切，其他脏腑的病变导致的不寐往往与直接或间接的扰乱心神有关。

《黄帝内经·灵枢》“本神”：“肝藏血，血舍魂。”“随神往来者，谓之魂。”心神不宁则魂难安，所以肝与不寐的关系也较为密切。

此外，胆与不寐也有关系。《黄帝内经·素问》“六节藏象论篇”：“凡十一脏，皆取决于胆。”《黄帝内经·素问》“灵兰秘典论篇”：“肝者，将军之官也，谋虑出焉。胆者，中正之官也，决断出焉。”胆具有判断事物、做出决定的作用。胆气虚弱，就会出现惊恐、失眠、多梦、谋虑不决等精神情志症状。

病案一

林某，男，35岁。1992年2月28日初诊。

主诉 失眠10余年。

现病史 患者难以入寐10余年，即使入寐也易惊醒，缘于曾有一段时间精神高度紧张，落下后遗效应，余无不适，服诸多安神助眠之中西药无效。舌、脉未记载。

西医诊断 睡眠障碍。

中医诊断 不寐，证属阴阳失交。

治法 调和阴阳，镇静安神。

处方 半夏 15g，夏枯草 10g，珍珠母 30g，生龙骨 30g，生牡蛎 30g，五味子 10g，远志 10g，合欢皮 12g，甘草 3g。1 剂，水煎服。慎起居、避风寒，畅情志，饮食有节。

二诊（1992 年 3 月 1 日） 诉药后症状好转，但自觉药物较为燥热，服药后有口干烘热感。

处方 同上方改半夏为 12g、夏枯草为 12g，加黄芩 5g。2 剂，水煎服。

药后症状消失，偶因事务繁杂症状会再发，再服上方两剂均效。

按 《难经》说，“阳入于阴则寐，阳出于阴则寤”。中药调失眠，其实质在以药气调阴阳。此案患者缘于保家卫国，彻夜激阳气以卫外，阳不入阴故不寐，其体强健，本无诸端病状在内。故以调引阴阳为要，而以夏枯草、半夏为着眼点。

夏枯草“四月采收，五月枯”，而“五月半夏生”，此时正是阴阳二气的盛衰开始发生变化的时候，阴气渐渐在地下开始萌动，半夏、夏枯草配伍正顺应了天地间阴阳盛衰的自然规律；《医学秘旨》曰：“盖半夏得阴而生，夏枯草得阳而长，是阴阳配合之妙也。”夏枯草禀纯阳之气，能使浮散的卫气收于阳分，半夏得阴而生，又可把卫气从阳分引入阴分，二药配合，共同恢复营卫的正常循行，促使人体睡眠昼夜节律的重建。近代名医施今墨先生治疗痰热遏阻中焦之失眠最常用的药对便是半夏、夏枯草。朱良春先生亦擅长用二者配伍治疗失眠，自拟“半夏枯草煎”。可见大家亦推崇此药对调引阴阳之功。二诊，患者睡眠好转，自觉药物燥热，乃减半夏之燥，增夏枯草收浮阳之功，并加黄芩以清燥热之弊。

病案二

李某，男，43 岁。2023 年 4 月 19 日初诊。

主诉 失眠2年余。

现病史 患者自诉2年前开始出现睡眠障碍，表现为入睡困难，有时4~5天都不睡，惊恐多梦，精神疲惫，偶有胸闷气短，伴头部麻木感，眼睛干涩，无口干口苦，舌红，左侧心肝脉虚，脾脉缓。

西医诊断 睡眠障碍。

中医诊断 不寐，证属肝血亏虚。

治法 养血安神，清热除烦。

处方 茯苓15g，茯神30g，石菖蒲10g，远志6g，龙齿15g（先煎），沙参15g，生地黄15g，酸枣仁10g，当归10g，麦冬15g，炙甘草6g，知母10g，夏枯草10g，川芎6g。6剂，水煎服，日服1剂。慎起居、避风寒，畅情志，忌辛辣肥甘厚腻之品。

二诊（2023年5月3日） 患者自诉睡眠好转，入睡较前容易。刻下：睡前仍有辗转反侧，多梦，头皮麻木感，无口干口苦，舌偏红苔厚，脉同上。

处方 守上方减沙参、当归、川芎、麦冬，加苍术6g、佩兰10g、滑石15g、黄连3g。6剂，水煎服，日服1剂。同上调护。

三诊（2023年5月17日） 患者诉睡眠好转，每于傍晚五六点就嗜睡，多梦，梦时身重，双眼干涩，便秘如羊屎，口不苦，舌偏红苔厚，脉象同前。

处方 茯苓15g，茯神30g，半夏10g，夏枯草10g，石菖蒲10g，远志6g，酸枣仁10g，苍术6g，木香6g，龙齿15g（先煎），火麻仁10g，柏子仁10g，炙甘草6g。6剂，水煎服，日服1剂。同上调服。

按 《黄帝内经·灵枢》“邪客”谓，“卫气昼行于阳，夜行于阴。卫气独行于阳，不得入于阴，阴虚，故目不瞑”。卫气出入，须借少阳三焦为其通路，三焦一有所阻，阳不入阴，则不寐。此患者长期失眠，多梦烦扰，日渐耗伤营阴，眼睛干涩，虽口不干但舌红，肝脉虚，此皆血虚肝旺之象。肝主藏血，肝阴不足，营阴不能涵阳，血虚不能舍魂，神魂难安，故再难寐。

综上，当以调补肝血为第一要务，其二便是安神。本病例以酸枣仁汤为主方加安神定志丸。《金匮要略》：“虚劳虚烦不得眠，酸枣仁汤主之。”肝藏血，血舍魂，血虚则魂不安；心藏神，血养心，心失所养，加之阴虚生内热，虚热扰心则神不宁，故出现虚烦不得眠；舌红，肝脉细乃血虚肝旺之征。方用酸枣仁养血安神，使血不虚则阴能涵阳；川芎活血行瘀，使血流畅则血能养神；茯苓淡渗利湿，使三焦无阻则阳能入阴；知母清三焦之热，使热不扰则神自安宁；复用甘草和调诸药，共奏安神功效。由于酸枣仁用量最重，虽有川芎、茯苓、知母消除各种失眠原因，养血安神却居主要地位，故称养血安神法。《医学心悟》惊悸恐云："惊者，惊骇也。悸者，心动也。恐者，畏惧也。此三者皆发于心，而肝肾因之。心气热，朱砂安神丸主之。心气虚，安神定志丸主之。"此患兼有惊恐多梦，精神疲惫，偶有胸闷气短，考虑心气亏虚，心神难安，故加以安神定志丸。方中茯苓、茯神、远志、人参以养心安神为主，辅以石菖蒲、龙齿镇惊安神，补中有降，升降有节，诸药合用，共奏安神定志、益气镇惊之功。

二诊患者睡前仍有辗转反侧，多梦烦扰，头麻，无口干口苦，舌偏红苔厚，脉同上。多梦烦扰，舌偏红苔厚考虑湿热内滞，卫气出入受阻，郁热而扰心神，仍辗转反侧，故守上方减沙参、当归、麦冬以减少滋腻，予加苍术 6g、佩兰 10g、滑石 15g、黄连 3g，祛痰湿清郁热。川芎意在活血养神，但量少易致中枢神经兴奋，患者热扰辗转，故予去之。三诊患者诉睡眠好转，但便秘如羊屎，考虑积热于肠，故予木香行气导滞，火麻仁、柏子仁润肠通便。

病案三

李某，女，42 岁。2023 年 4 月 5 日初诊。

主诉 入睡困难 1 年余。

现病史 患者诉 1 年来睡眠差，入睡困难，即使入睡也经常在凌晨 1 点多醒，难再入睡，经期脾气暴躁，脸上长斑明显，伴有胁下痛，纳少，舌淡苔黄，脉细弦。

西医诊断 睡眠障碍。

中医诊断 不寐，证属肝郁化火。

治法 疏肝清热，养血安神。

处方 牡丹皮10g，栀子6g，柴胡10g，生白芍15g，当归10g，茯苓15g，白术10g，川芎6g，生地黄15g，丹参15g，炙甘草6g，郁金10g，黄芩6g。7剂，水煎服，日服1剂。慎起居、避风寒，畅情志，忌辛辣肥甘厚腻之品。

二诊（2023年4月19日） 睡眠好转，入睡容易，但梦多，眼睛赤痛，口腔易溃疡，舌淡苔黄，脉同前。

处方 守上方去川芎、黄芩，加淡竹叶10g、远志6g、白薇10g。7剂，水煎服，日服1剂，同上调护。

三诊（2023年5月3日） 睡眠梦多明显改善，目痛、口腔溃疡好转，咽干，舌脉同前。

处方 同上方7剂，水煎服，日服1剂。同上调服。

按 此案患者丑时易醒属肝失眠，因以肝郁为主，肝郁化热而见脾气暴躁，胁下为肝经循行之所，应之而痛，是肝经的经输不利，见苔黄；肝郁血虚而见长斑明显；肝郁脾虚，土松木摇，而见脉弦而虚，此虚实夹杂，当从繁拨简。

逍遥散取自《太平惠民和剂局方》，专为肝郁血虚、脾失健运之证而设。肝为藏血之脏，性喜条达而主疏泄，体阴用阳。若七情郁结，肝失条达，或阴血暗耗，或生化之源不足，肝体失养，皆可使肝气横逆，胁痛、寒热、头痛、目眩等证随之而起；神疲食少，是脾虚运化无力之故；脾虚气弱则统血无权，肝郁血虚则疏泄不利，所以月经不调，乳房胀痛。此时疏肝解郁，固然是当务之急，而养血柔肝，亦是不可偏废之法。本方柴胡疏肝解郁，使肝气得以调达，为君药；当归甘辛苦温，养血和血；白芍酸苦微寒，养血敛阴，柔肝缓急，为臣药。白术、茯苓健脾祛湿，使运化有权，气血有源，炙甘草益气补中，缓肝之急，为佐药。本方用于肝郁血虚脾弱证。临床应用以两胁作痛，头痛目眩，口燥咽干，神疲食少，或月经不调，乳房胀痛，脉弦而虚为辨证要点。肝郁气滞较甚者，加香附、郁金、陈皮以疏肝解郁；血虚者，加熟地黄以养血；肝郁化火者，加牡丹皮、栀子以清热凉血。

二诊梦多，眼睛赤痛，口腔易溃疡，舌淡苔黄，脉同前。是心火上炎，守上方去川芎、黄芩，加淡竹叶清心火，远志安神，白薇消梦。三诊睡眠梦多明显改善，目痛、溃疡好转，仍稍有咽干，诸症向安，继守上方。

病案四

苏某，男，65岁。2022年9月7日初诊。

主诉 失眠1年余。

现病史 自诉1年来入夜难寐，目赤而涩，头痛如跳动，进食辛热食物后症状加剧，平素大便干结，舌暗红，苔黄，寸脉浮滑数，关尺细数而尺脉无力，呈上实下虚之象。

西医诊断 睡眠障碍。

中医诊断 不寐，证属阴虚阳亢。

治法 平肝潜阳。

处方 天麻10g，钩藤15g，茺蔚子10g，杜仲10g，决明子10g，牛膝15g，白僵蚕10g，黄芩6g，龙骨20g，生牡蛎20g，甘草5g，火麻仁10g，丹参15g。7剂，水煎服，日服1剂。慎起居、避风寒，畅情志，饮食有节，忌辛辣肥甘厚腻之品。

二诊（2022年10月19日） 药后睡眠好转，目赤恢复正常，头痛消失，排便通畅，但视物模糊，尿频，舌质暗，舌苔黄，脉同上。

处方 守上方去决明子，加石菖蒲10g、蝉蜕5g。7剂，水煎服，日服1剂。同上调服。

按 肝属木，“木曰曲直”，代表生长、升发、条达、舒畅的功能；肝肾阴虚，肝阳偏亢易动风，厥阴风木之气；肝阳偏亢易扰心神，木亢火旺，则见头痛、失眠。

天麻钩藤饮治疗肝阳偏亢、肝风上扰之头痛、眩晕、失眠多梦，其效甚佳。此案患者以失眠为主诉，先以天麻、钩藤平肝息风；决明子与黄芩合用，加强清肝明目之力；茺蔚子活血行气、凉肝明目，补而能行，辛散祛风，白僵蚕疏泄风热，清肃降火，又有镇痉化痰之效，两药配伍，偏于凉血止痛，对肝经风热之头痛有奇效；川牛膝补益肝肾、引血下行，并能活血利水，共为臣药，加以丹参辅佐；肝阳气焰直扰心室，使心神动荡不安，故遣龙骨牡蛎重镇安神，甘草调和诸药；肠中小道本以积热，故以火麻仁润肠通便，给邪以出路。二诊，患者目赤消失，而视物模糊，排便通畅，故减决明子而改蝉蜕，以护目而消阴翳；患者平素尿频，加石菖蒲，其性辛温，可温肺，肺乃膀胱之上源，故止小便利也。

病案五

易某，男，51岁。2022年12月3日初诊。

主诉 不寐3个月余。

现病史 患者自诉睡眠障碍3个月余，表现为易醒，尤其是凌晨1至3点醒，醒后入睡困难，曾服用小柴胡加龙骨牡蛎汤加减7剂效果不佳。刻下：寐差，伴频频嗳气，嗳气呈阵发性，每天可发作20次左右，每次可连续嗳十几口气，自诉口臭，二便调，舌红，苔黄厚，脉滑。

西医诊断 睡眠障碍。

中医诊断 不寐，证属痰热内扰。

治法 清热化痰，利胆和胃。

处方 黄连3g，竹茹10g，枳实10g，半夏10g，陈皮10g，茯苓15g，生姜6g，生甘草5g，夏枯草10g，薏苡仁30g，滑石10g，佩兰6g。代煎5剂，日1剂，早晚饭后30min温服。

二诊（2022年12月8日） 上方治疗后睡眠较前改善，凌晨1至3点可入睡，嗳气次数可减少至5~7次，其配偶诉口臭症状明显改善，续守上方代煎7剂。

三诊（2022年12月15日） 经上方共计12剂治疗后，睡眠、嗳气、口臭症状均较前改善，嗳气症状由原先10余次减少至3~5次，二便正常，舌淡红苔厚，脉滑。患者要求进一步改善嗳气症状。

同上方加旋覆花10g、代赭石10g、苍术6g。代煎7剂，日1剂，分2次口服。

2022年12月19日微信随访，诉服用3天后嗳气次数减少至平均2~3次，余症基本缓解。

按 “胃不和则卧不安”出自《黄帝内经》，意思是如果胃部不适，睡眠就会受到影响。患者平素工作压力大、应酬相对较多，易致肝气郁结，思虑气结，久则伤脾，脾虚不能化湿，湿痰内生；又因肥甘厚味、烟酒等不良嗜好，导致中焦痰湿内生，郁久化热，痰热内扰，胃失和降，故口臭、嗳气频频、舌红苔黄腻；热扰心神，故而不寐。故治疗应以健脾和胃、燥湿化痰、清热除烦为主。

本病例是在黄连温胆汤基础上加夏枯草、薏苡仁、滑石、佩兰而成。方中半夏、竹茹化痰降逆，清热和胃，止呕除烦；枳实、陈皮、茯苓健脾理气，利湿化痰；黄连清心火，夏枯草合半夏为“双夏汤”，二药相配平和阴阳，交通季节顺应阴阳变化规律而善治失眠；生姜温中化痰，制约清热药的寒凉之性；薏苡仁健脾利湿；佩兰、滑石增强清热祛湿之力；大枣、甘草补中益气，养血安神，调和诸药。诸药并用，共奏清热燥湿化痰、除烦安神之功。

二诊后患者睡眠、嗳气、口臭症状均较前明显改善，嗳气虽由原先10余次减少至3~5次，但每次嗳气连续，坐立难安，甚是苦恼，此由痰热中阻、胃失和降所致，故加用旋覆花、代赭石下气消痰，降逆止嗳，患者苔仍稍厚，予加苍术增强燥湿化痰之功。

病案六

许某，女，39岁。2022年6月15日初诊。

主诉 入睡困难半年余。

现病史 患者诉半年前开始出现入睡困难，即使入睡也容易醒，醒后难再入睡，伴口苦、口臭，大便秘结、月经量少，舌淡齿痕明显，苔薄，脉细弦。

西医诊断 睡眠障碍。

中医诊断 不寐，证属肝胆郁热。

治法 清肝利胆，和解少阳。

处方 柴胡 10g，黄芩 10g，半夏 10g，党参 10g，生姜 6g，大枣 10g，炙甘草 6g，当归 10g，肉苁蓉 10g，桃仁 10g，龙骨 15g，生牡蛎 15g，合欢皮 10g，远志 6g。5 剂，水煎服，日服 1 剂。慎起居、避风寒，畅情志，忌肥甘厚味。

二诊（2022 年 7 月 6 日） 睡眠质量好转，入睡后不容易再醒，仍有口臭，服药后便秘反而加重，经期量少，仅 3 天即净，舌脉同前。

处方 同上方去肉苁蓉，改火麻仁为 10g、郁李仁为 10g。5 剂，水煎服，日服 1 剂，同上调护。

三诊（2022 年 9 月 6 日） 睡眠质量明显好转，服药时大便软，口臭好转，但仍有口苦，舌淡红边有齿痕，苔薄，脉细弦。

处方 守上方去桃仁，加夏枯草 6g。5 剂，水煎服，日服 1 剂，同上调服。

按 《景岳全书》“盖心藏神，为阳气之宅，卫主云：气司阳气之化。卫气入阴则静，静则寐，心为事扰则神动，神动则不静，是以不寐。”可见失眠皆为阳不入于阴。少阳为游部，外连太阳、内通阳明，调节阳气出入通达；少阳郁结，郁则化火、胆火上逆，结于胁下、胸胁痞满，日久会出现痰瘀等病理产物，所以少阳枢机不利，气机升降失常，卫气出阳入阴障碍，不能入于阴而独卫于外导致失眠。失眠以卫气出阳入阴障碍为因，卫气出阳入阴障碍以少阳枢机不利为因，故针对少阳枢机不利型失眠以和畅枢机为总法。方选小柴胡汤加减为和解少阳枢机之剂，具有疏利三焦、调达上下、宣通内外、和畅气机的作用。

患者正值青年，失眠伴有口苦、口臭、便秘，正是肝胆郁热，少阳枢机不利的征象，以小柴胡清利肝胆郁热，但舌淡齿痕明显，又不宜太过寒凉，故加当归、肉苁蓉、桃仁以润肠通便，二诊便秘反而加重，改火麻仁、郁李仁润肠通便，又有养血安神的作用。

病案七

李某，女，67 岁。2022 年 11 月 2 日初诊。

主诉 入睡困难3年余。

现病史 患者自诉3年前无明显诱因开始出现入睡困难，经常整夜难眠，有时入眠断断续续，常头晕、易汗出，伴四肢冰冷，脚底刺痛，舌红，苔少，脉弱。

西医诊断 睡眠障碍。

中医诊断 不寐，证属太阳少阳合病。

治法 和解少阳，调和营卫。

处方 柴胡10g，黄芩10g，半夏10g，生姜6g，党参10g，大枣10g，炙甘草6g，龙骨15g，生牡蛎15g，合欢皮10g，远志6g，石菖蒲10g，桂枝10g，生白芍10g。5剂，水煎服，日服1剂。慎起居、避风寒，畅情志，忌肥甘厚味。

二诊（2022年12月7日） 服药后每夜可睡4~5h，脚底刺痛消失，手足有温度，较畏寒，受凉后易腹痛和腹泻，舌脉同前。

处方 守上方去龙骨、牡蛎、合欢皮、远志，加炒白术10g、陈皮6g、防风10g、僵蚕10g。7剂，水煎服，日服1剂。同上调护。

上药后睡眠障碍基本缓解，手足冰冷及足底刺痛消失，腹痛腹泻改善。

按 本案与上案类似，失眠以卫气出阳入阴障碍为因，卫气出阳入阴障碍以少阳枢机不利为因，针对少阳枢机不利型失眠，灵活运用小柴胡汤和畅枢机，解郁调达，以复卫气出阳入阴之道路。但患者年老体弱，易汗出，伴四肢冰冷，脚底刺痛，畏寒、脉弱，符合桂枝汤证，故加入桂枝汤调和营卫，调阴阳又温经以散寒。二诊出现受寒后胃痛腹泻，泻后痛减，正是肝木克土之证，故加“痛泻要方”，效果良好。

病案八

李某，男，54岁。2023年6月29日初诊。

主诉 反复睡眠障碍5年，加重2个月余。

现病史 患者自诉5年前开始出现反复入睡困难，需要安眠药物方可入睡，平素情绪不佳，近 2 个月来失眠症状加重，每晚服 1 片右佐匹克隆仅能入寐片刻，2 个月内体重下降 3kg（6 斤），纳一般，大便偏秘结，舌淡齿印明显，苔薄，脉细，既往慢性萎缩性胃炎病史。

西医诊断 睡眠障碍。

中医诊断 不寐，证属心脾两虚。

治法 健脾养心，宁心安神。

处方 生黄芪 15g，党参 15g，茯神 30g，炒白术 10g，酸枣仁 10g，龙眼肉 10g，远志 6g，木香 6g，当归 10g，龙齿 15g（先煎），石菖蒲 10g，柴胡 10g，郁金 10g。5 剂，水煎服，日服 1 剂。慎起居、避风寒，饮食有节，忌辛辣凉沸及生冷之品。

二诊（2023 年 7 月 8 日） 在服药过程中安眠药常规服用，诉似较平静，睡眠时间有所增加，但梦多，体重增加近 1kg（2 斤），纳可，大便仍偏硬，小便正常，舌淡齿印明显，苔薄脉细。

处方 守上方去柴胡、郁金，生黄芪量加至 20g，加夜交藤 20g、合欢皮 10g。5 剂，水煎服，日服 1 剂。同上调护。

三诊（2023 年 7 月 15 日） 在服药过程中安眠药常规服用，心情较前明显平静，入眠较容易，但梦多，纳可，大便变软，伴腰酸，性功能明显下降，舌淡轻齿印，苔薄脉细。

处方 守上方将酸枣仁量加至 15g，加盐杜仲 10g。5 剂，水煎服，日服 1 剂。同上调护。

四诊（2023 年 7 月 25 日） 诉服药过程中安眠药已停用，睡眠明显改善，入眠较容易，仍梦多，心理明显较平静，纳可，腰酸和性功能下降均有所改善，舌淡轻齿印，苔薄脉细。

处方 同上方，7 剂，水煎服，日服 1 剂。同上调护。

按 中医认为失眠有虚实两端，《景岳全书》记载："血虚则无以养心，心虚则神不守舍……凡人以劳倦思虑太过者，必致血液耗亡，神魂无主，所以不寐。"可见虚证中以心脾两虚为重要的类型。《类证治裁》也说："思虑伤脾，脾血亏损，经年不寐。"可见心脾不足造成血虚而导致不寐。本病病机为心脾亏虚，气血失和，神失守舍而不得寐。在治疗上，应当以补脾养心、调和气血为主，宁心安神为辅。

方中黄芪甘温，补脾益气；龙眼肉甘平，既补脾气，又养心血，共为君药。人参、白术皆为补脾益气之要药，与黄芪相伍，补脾益气之功益著；当归补血养心，酸枣仁宁心安神，二药与龙眼肉相伍，补心血、安神志之力更强，均为臣药。佐以茯神养心安神，远志宁神益智；更佐理气醒脾之木香，与诸补气养血药相伍，可使其补而不滞；龙齿镇静安神，石菖蒲开窍宁神，二者合用一开一镇，仿安神定志丸之意，配合柴胡、郁金开窍疏肝解郁以改善睡眠。诸药合用，共奏补养心脾、益气养血安神之功，而达到治疗失眠的目的。

病案九

魏某，女，37 岁。2023 年 3 月 30 日初诊。

主诉 失眠 3 个月。

现病史 患者自诉 3 个月前行子宫切除术后出现失眠，整夜难以入睡。平素易精神紧张、焦虑，失眠后不良情绪尤重，喜叹气；伴上腹部不规律疼痛，易嗳气、呃逆，胸闷脘痞，口苦痰多，不思饮食，便秘，小便正常，舌淡红有齿痕，苔薄黄，脉细弦。体检发现甲状腺结节、乳腺增生，定期复查中。

西医诊断 睡眠障碍。

中医诊断 不寐，证属肝郁化火。

治法 疏肝解郁，理气安神。

处方 柴胡 10g，黄芩 10g，半夏 10g，大枣 6g，生姜 6g，党参 10g，炙甘草 6g，生龙骨 20g，生牡蛎 20g，合欢皮 10g，远志 6g，郁金 10g，夏枯草 10g，浙贝母 10g。7 剂，水煎服，日服 1 剂。慎起居、畅情志，避风寒，饮食有节。

二诊（2023 年 4 月 12 日） 患者诉上药后失眠症状未见改善，反而加重，更加难以入睡，伴乏力，纳尚可，大便硬好转，舌淡红有齿痕，苔薄，脉细。

处方 茯神30g，半夏10g，远志6g，夏枯草10g，浙贝母10g，龙齿15g，石菖蒲10g，炙甘草6g，生黄芪15g，党参15g，炒白术10g，酸枣仁10g，木香6g，当归10g。5剂，水煎服，日服1剂。慎起居、畅情志，避风寒，饮食有节。

三诊（2023年5月4日） 患者诉睡眠有所改善，偶感背后一阵冷，口稍苦，二便正常，舌淡红，苔薄白，脉细。

守前方去半夏、夏枯草、浙贝母，加柴胡10g、黄芩6g、防风6g。5剂，水煎服，日服1剂，如上调护。

四诊（2023年5月11日） 患者诉睡眠基本恢复正常，甚至下午嗜睡，背后一阵冷未见明显改善，口淡而涩，二便正常，舌淡红，苔白稍厚，脉细。

守前方加干姜3g。5剂，水煎服，日服1剂，如上调护。

上药服后2个月睡眠安稳，背后一阵冷消失，未再复发。

按 不寐基本病机为阳盛阴衰，阴阳失交。本例患者平素情志抑郁，肝气不舒，肝郁气滞日久，郁滞化火，火炎于上，扰动心神。先以自拟的“柴胡安神方”治疗，失眠症状未见改善，反而加重，且伴乏力，考虑患者手术耗伤气血，且素思虑过多，损伤心脾，心伤则阴血暗耗，不能藏神，脾伤则气血生化乏源，无以奉养心神，故心神不安而致不寐。故以归脾汤为基础剂加减，方中黄芪甘温，益气补脾；党参、白术健脾益气，助黄芪益气生血；当归补血养心，茯神、酸枣仁、远志宁心安神，木香理气醒脾，龙齿重镇安神，石菖蒲豁痰醒神，半夏、夏枯草、浙贝母清热化痰；炙甘草补气调中。各药合用，补益心脾，养血安神，方能使阴阳平和。三诊诉睡眠改善，偶感背后一阵冷，因于风邪入体，加防风祛风解表，柴胡、黄芩平调阴阳，使阳可入阴，阴阳相交，不寐自愈。四诊已大获全功，加干姜温中散寒。本例患者临床病情甚为复杂，虚实夹杂，寒热并见，涉及心、肝、脾三脏，故临床辨证需胆大而心细，抓主要病机，合理选方用药，方有奇效。

第二节 心 悸

林某，男，45 岁。2022 年 8 月 22 日初诊。

主诉 反复心悸、心慌 5 年余。

现病史 患者自诉反复心悸、心慌 4~5 年，常不自主心慌心悸，伴出汗，症状不定时突然发作，几乎每天都有发生，心脏彩超及多次 24h 动态心电图未见明显异常。刻下：反复发作心悸、心慌，稍畏寒，纳可寐梦多，二便调，舌淡胖齿痕明显，苔滑根部较厚，脉滑缓。

西医诊断 心神经官能症。

中医诊断 心悸，证属水饮凌心。

治法 温阳化饮，健脾利水。

处方 茯苓 15g，桂枝 10g，生白术 10g，炙甘草 6g，薏苡仁 30g，猪苓 10g，丹参 15g，生龙骨 20g，生牡蛎 20g，生白芍 10g，生姜 6g，大枣 10g。7 剂代煎，日 1 剂。慎起居、避风寒、畅情志，忌肥甘厚腻及生冷之品。

二诊（2022 年 9 月 13 日） 患者自诉服药后心慌心悸有所好转，没有每天发生，发作时仍伴出汗，梦多改善，稍有口干，纳可，二便调，舌淡齿痕明显，苔根稍厚微燥，脉滑缓。

处方 守上方加党参 15g、麦冬 15g、五味子 6g。7 剂代煎。如上调护。

三诊（2022 年 10 月 11 日） 患者自诉服用上方 7 剂症状无进一步好转，仍心慌心悸，诉特别是遇到意外的人或事均会发生，遇到突发的事更加严重，甚至胸部闷塞、头脑一片空白，舌脉同前。

处方 守上方去麦冬、五味子加柴胡 10g、黄芩 10g。7 剂，水煎服，每日 1 剂，早晚饭后 30min 温服，如上调护。

四诊（2022 年 10 月 22 日） 患者自诉上药服用期间症状完全消失，昨晚睡觉时做噩梦症状再发 1 次，余无不适，要求续上药 7 剂。

按 张仲景用苓桂术甘汤主要治疗两方面病证，一是《伤寒论》的“心下逆满，气上冲胸，起则头眩，脉沉紧”，二是《金匮要略》“痰饮咳嗽病脉证并治第十二”的“心下有痰饮，胸胁支满，目眩”。这两种病证都是人体水液代谢失常，气不化水，水停于内为患，所以又被称为“水气病”。本病例由心阳虚衰，不能坐镇于上，在下的水寒邪气乘虚上凌而发为水气上冲，尤其以上焦心阳虚不能降伏下焦阴寒最为紧要，即患者出现心慌、心悸、汗出之证，茯苓在本方中有四方面的治疗作用：一是甘淡利水以消阴，二是宁心安神以定悸，三是行肺治节之令而通利三焦，四是补益脾土以防水气上冲。桂枝的作用有三：一是补心阳以制水，二是通阳以消阴，三是下气以降冲。茯苓、桂枝相须相使，缺一不可，如果有茯苓而无桂枝，则不能化气以行津液；如果有桂枝而无茯苓，则不能利水以伐阴邪；苔滑根部较厚，属心病挟湿浊之证，佐以白术、薏苡仁、猪苓健脾祛湿降浊，助脾胃运化以杜绝痰饮生成之源，合桂枝以温运中阳，协茯苓以健脾祛湿，兼见梦多，加生龙骨、生牡蛎、丹参活血养血安神，白芍敛血止汗；佐使以炙甘草补脾益气，合桂枝助化阳气，佐茯苓，制其渗利太过而伤津，兼和诸药。全方共奏健脾利湿、温阳化饮之功，使中阳得健，痰饮得化，津液得布，则痰饮病自愈。二诊诸证好转，但仍伴出汗口干，以为有气阴两虚，加生脉散益气养阴，但此举画蛇添足，滋腻收敛反碍水气温化，症状发作均因突发事件而作，与情绪有关，考虑少阳风火上旋兼有痰饮水湿内停，故三诊即去麦冬、五味子，加柴胡、黄芩和解少阳、疏利肝胆而获全功。

第六章

脾系病证医案

脾胃病主要是指饮食减退、脘腹胀满、胃脘痛、呕逆、吞酸、嘈杂，以及大便泄泻或便秘等。明代王节斋提出，“胃司受纳，脾司运化，一纳一运，化生精气……胃损则不能纳，脾损则不能化，脾胃俱损纳化皆难”。脾胃功能的不同，也会产生不同的证候表现。如《证治辑要》：“凡能食而食之不化者乃胃不病而脾病也，治当补脾。凡不能食，食之而反安然者，乃胃病而非脾病。”

脾气主升，若脾不能升清就会失去运化功能，则食入不化而脘腹胀满；若脾气不升反见下陷，则可见久泄不已或各种脏器下垂。胃气主降，胃气以下行为顺，若胃气失降则生胸脘腹部胀痞满，若胃气不能下行而反上逆，则可发生呕吐、反胃、嗳气、呃逆等症状。

此外，肝与脾胃的关系密切，很多脾胃病与肝也有关系。肝属木，脾胃属土，木克土，肝旺容易犯脾胃，脾虚也容易肝乘，比如腹痛腹泻，泻后痛减，《医方考》“泻责之脾，痛责之肝，肝责之实，脾责之虚，脾虚肝实，故令痛泻”，对此可用扶土抑木法痛泻要方；腹胀为脾虚不能运化，一般用健脾助运之剂，若疗效不显时，可加入制肝之剂，使肝气不犯，脾虚易复，如六君子汤加入木瓜、乌梅、白芍等酸以制肝之法。腹痛若由脾胃虚寒而致，以温中调气之法无效时，可用六君子汤加吴茱萸、白芍、木香等培土泄木之法，或改予黄芪建中汤。因小建中汤之桂枝、白芍本有驱风泻木之作用。此等方法皆为调理肝脾之方。

第一节　胃脘痛

病案一

徐某，女，41 岁。2023 年 6 月 24 日初诊。

主诉　胃痛、胸部灼热嘈杂感 1 个月。

现病史　患者自诉 1 个月前开始出现胃部隐痛，伴胸部灼热嘈杂感，进甜食及水果后胸部灼热更明显，但无反酸，伴腹胀明显，平素喜温热食物，不可耐受生冷寒凉之品，长时间口服“雷贝拉唑”，症状反复，纳寐尚可，二便正常，舌淡齿印明显，苔薄脉细。

西医诊断　慢性胃炎。

中医诊断　胃脘痛，证属脾胃虚寒。

治法　健脾理气，化痰下气。

处方　党参 15g，茯苓 15g，炒白术 10g，木香 6g，生甘草 5g，砂仁 6g，陈皮 6g，半夏 10g，竹茹 10g，枳实 10g，厚朴 10g，生姜 10g，海螵蛸 10g。7 剂，水煎服，日服 1 剂。慎起居、避风寒，饮食有节，易于消化，忌生冷食品。

二诊（2023 年 7 月 1 日）　上药后胃痛改善，胸部灼热嘈杂感好转，已停西药，但胃部冰冷感，喜温开水，仍腹胀，进食后加剧，舌脉同前。

处方　炒白术 10g，生甘草 5g，陈皮 6g，半夏 10g，竹茹 10g，枳实 10g，厚朴 10g，生姜 10g，海螵蛸 10g，桂枝 10g，生白芍 20g，炒麦芽 15g，大枣 10g，神曲 10g。7 剂，水煎服，日服 1 剂。同上调护。

三诊（2023 年 7 月 15 日）　服上方后症状改善大半，但有反酸胸后烧灼感，纳可，二便正常，寐安，舌淡有齿印，苔薄脉细。

处方　守上方 7 剂，水煎服，日服 1 剂。调护同上。

按　《黄帝内经·素问》“举痛论篇”中言“寒气客于肠胃之间……血不得散，小络急引，故痛”。本案例患者舌边齿痕明显、脉细、平素喜温热食物，不可耐受生冷寒凉之品，为脾胃虚寒的表现，脾虚运化水湿功能下降，水湿停聚易成痰饮湿邪，痰饮湿邪郁久化热，湿邪易阻脾胃气机，郁热扰动膈肌，故出现胸部灼热嘈杂；脾胃乃仓廪之官，主受纳与运化水谷之精微，如若脾胃素虚，则易导致运化失调，胃气壅滞，而生痞满，不通且痛。

故在立法选方时以健脾助运为先，用香砂六君子汤培中土，助运化，加温胆汤降气化痰，又加海螵蛸和胃制酸，全方共奏健脾理气、化痰下气之效。二诊症状改善，但仍有腹胀，胃部冰冷感，喜温开水，考虑脾胃虚寒，气机郁滞证，加桂枝、白芍有小建中汤和温胆汤之意，小建中汤温中固本，肝随脾升，胆随胃降，温胆汤疏理气机升降，腑以降为顺，则反酸自除，神曲、炒麦芽健脾和胃，消食调中。

病案二

王某，女，76岁。2019年5月29日初诊。

主诉 反复胃脘隐痛5年余。

现病史 患者“胃溃疡”病史5年多，胃痛反复发作，发作时自服“奥美拉唑”症状可缓解，未予重视。近日胃痛隐隐，服“奥美拉唑”不能缓解，胃脘喜按喜暖，且伴食少，腹胀，时时嗳气，偶吐清水，乏力肢倦，大便溏薄，面色萎黄，少气懒言，舌淡苔白，脉弱。

西医诊断 胃溃疡。

中医诊断 胃脘痛，证属脾胃虚寒。

治法 益气温中，行气止痛。

处方 生黄芪15g，桂枝10g，炒白芍15g，大枣6g，炙甘草6g，木香6g，砂仁6g，乌药10g，炒白术10g，陈皮6g，神曲10g，党参15g，茯苓15g。5剂，水煎服，日1剂。慎起居、避风寒，饮食有节，易于消化，忌生冷食物。

二诊（2019年6月12日） 患者服上方5剂后，胃痛稍缓，腹胀未减，无嗳气、泛吐清水等不适，面色较前红黄隐隐，气力较前康健，舌淡红苔白，脉细弦。

予上方去党参、茯苓、陈皮，加枳实10g、柴胡10g。5剂，煎服法同前。

三诊（2019年6月18日） 药后胃痛、胃胀明显减轻，神清步健，舌淡红苔薄白，脉细弦。予上方再服5剂后诸症皆消，痛胀痊愈。

按 患者平素饮食不节，致脾胃受损，胃病日久，累及脾阳。脾胃阳虚，故胃痛隐隐，喜暖喜按。脾为气血生化之源，不足则气血虚弱，机体失养，故面色不华，神疲肢怠；脾虚不运，转输失常，故腹胀嗳气、食少便溏；脾阳不振，寒湿内生，饮邪上逆，则见泛吐清水。舌质淡苔白脉弱亦为脾胃虚寒之象。本方为张仲景治疗“虚劳里急，诸不足”所创，以黄芪、大枣、甘草补脾益气，桂枝温阳散寒，白芍缓急止痛；取苓桂术甘汤温阳化饮、健脾利湿；佐以木香、砂仁、神曲化湿开胃、温脾止泻；乌药、陈皮理气止痛；党参补脾益气。诸药合用，能使阴阳协调、脾运胃健。二诊时患者虽症状缓解，但仍有胃痛、腹胀，四诊合参，主要病机仍未改变，故以初诊方为基础略作化裁，加柴胡以疏肝理气，枳实以行气消胀。三诊时症状进一步缓解，继进5剂后诸症皆除，疾病告愈。

黄芪建中汤立方的宗旨，就是“急者缓之必以甘，不足者补之必以温”。《金匮要略方义》说：“此方乃小建中汤加黄芪而成。黄芪为补气扶弱之品，得饴糖则甘温以益气，得桂枝则温阳以化气，得白芍又有益气和营之效。综合全方，其补虚益气之功优于小建中汤。”

第二节　腹　痛

病案一

张某，男，49 岁。2022 年 10 月 7 日初诊。

主诉　反复中上腹闷痛 1 年余。

现病史　患者 1 年前出现反复中上腹闷痛，酒后加重，泛酸，伴胸闷，进食后腹胀，口干口苦，无恶心呕吐，无烧心感，无腹泻，曾多次就诊于当地医院予西药治疗，症状仍反复发作。刻下：中上腹闷痛，酒后加重，偶有泛酸，伴胸闷，食欲不振，食后腹胀，口苦而黏，小便味臭，大便偏黏，寐差，舌淡红，苔薄，脉滑缓。

西医诊断　慢性胃炎。

中医诊断　腹痛，证属痰热壅滞。

治法　清热燥湿，理气化痰。

处方　陈皮 6g，茯苓 15g，半夏 6g，竹茹 10g，枳实 10g，厚朴 10g，乌药 10g，木香 6g，砂仁 6g，郁金 10g，石菖蒲 10g，生甘草 5g，黄连 3g。5 剂，水煎服，日服 1 剂。慎起居、畅情志，避风寒，饮食有节，服药期间忌辛辣烟酒之物。

二诊（2022 年 10 月 22 日）　上药服后症状消失，未再有中上腹痛发作，胸闷腹胀基本消失，未再泛酸，口不苦，大便稍黏，小便正常，食欲恢复正常，寐尚可，舌淡红，苔白而稍厚，脉滑缓。诉 1 年来头重稍头痛，伴轻微耳鸣，既往“高血压”病史 10 年，目前常规服用“缬沙坦”1 天 1 片，血压控制稳定，今晨测得血压 130/80mmHg。

守前方去厚朴、郁金、黄连，加炒白术 10g、天麻 10g、僵蚕 10g、蝉蜕 5g。5 剂，水煎服，日服 1 剂，如上调护。

按　腹痛发病部位在腹部，可涉及脾、胃、肝、胆、肠等多个脏腑，与气血经脉运行息息相关。本病基本病机为脏腑气机不利，经脉气血受阻，不通则痛。本案患者因平素饮食不节，喜食酒肉不加以节制，日久脾胃功能受损，脾胃运化失职，痰湿内生，郁久化热，痰热胶着困阻中焦，气血运行失常，不通则痛，故出现反复中上腹闷痛；痰热郁阻气机故见胸闷、腹胀；痰热内盛，上扰心神，故见寐差。《医学真传》“腹痛”曰：“夫通则不痛，理也。但通之之法，各有不同，调气以和血，亦通也；虚者助之使通，寒者温之使通，无非通之之法也。若必以下泄为通，则妄矣。”故腹痛治疗以“通”为大法，结合本案，痰热内阻，经脉气血不利，故以清热燥湿、理气化痰为其“通”法。因此选择黄连温胆汤为基础方加减，方中半夏降逆和胃，燥湿化痰，枳实、厚朴行气化痰，黄连、竹茹清热化痰，陈皮、茯苓健脾燥湿化痰，乌药、木香、郁金行气止痛，砂仁化湿行气，石菖蒲化湿开胃，生甘草调和诸药。诸药配伍，制方精当，功专效宏，一击即中。

病案二

苏某，女，49 岁。2022 年 10 月 5 日初诊。

主诉 腹痛 3 个月余。

现病史 患者自诉 3 个月余前开始出现上腹痛，呈胀痛感，痛时腹泻，泻后痛缓，伴呕酸，上腹不痛时觉下部灼热感，全天易出汗，呈阵发性，纳寐尚可，小便正常，舌淡舌边有齿痕，苔白厚，脉滑。

西医诊断 胃肠功能紊乱。

中医诊断 腹痛，证属气机郁滞。

治法 行气和胃，理气止痛。

处方 陈皮 6g，苍术 6g，厚朴 10g，枳实 10g，竹茹 10g，炒白芍 20g，炒白术 10g，防风 10g，薏苡仁 20g，木香 6g，生甘草 5g，乌药 10g，半夏 6g。7 剂，水煎服，日服 1 剂。慎起居、避风寒，饮食有节，易于消化，忌肥甘厚味、辛辣凉沸及生冷之品。

二诊（2022 年 11 月 1 日） 患者服用上方后腹痛、腹胀较前好转，舌脉同前。

处方 守上方加茯苓 15g、砂仁 10g。7 剂，水煎服，日服 1 剂。同上调服。

三诊（2023 年 6 月 21 日） 上次药后症状消失半年，近期觉上腹饿时烧心，疼痛，大便次数多，舌淡边有齿痕，舌苔厚，脉滑。

处方 守上方 6 剂，水煎服，日服 1 剂。同上调服。

按 患者腹痛呈胀痛感，痛时腹泻，泻后痛缓，考虑肝郁脾虚。脾为太阴湿土，居中州而主运化，其性喜燥恶湿，湿邪滞于中焦，则脾运不健，且气机受阻，故见脘腹胀满；胃失和降，上逆而嗳气吞酸；湿邪中阻，下注肠道，则为泄泻；而土虚则木乘，《医方考》说："泻责之脾，痛责之肝；肝责之实，脾责之虚，脾虚肝实，故令痛泻。"因此选用平胃散合痛泻要方治疗，平胃散燥湿运脾、行气和胃；痛泻要方调和肝脾，补脾柔肝，祛湿止泻；加枳实、竹茹降逆除胀，木香、乌药理气止痛，薏苡仁健脾燥湿化痰。全方疏肝健脾，理气止痛而起效。

病案三

林某，男，67 岁。2019 年 11 月 27 日初诊。

主诉 反复腹痛 2 年余。

现病史 患者于 2 年余前因生气后出现腹痛、腹泻，胸腹痞满，腹泻每日 1~2 次，便稀溏，泻后痛减，未予重视治疗。但此后每心情不悦时则复作，自服"复方消化酶、布拉氏酵母菌"等药治疗，效果不佳。刻下：腹痛，腹泻，胸腹满闷不舒，腹泻 2~3 次 / 日，质稀溏，夹食物残渣，纳差，寐安，小便尚可，舌淡红苔白，脉弦。

西医诊断 肠易激综合征。

中医诊断 腹痛，证属肝郁脾虚。

治法 抑肝扶脾，理气止痛。

处方 炒白芍 20g，炒白术 10g，陈皮 6g，防风 10g，乌药 10g，神曲

10g，茯苓 15g，木香 6g，砂仁 6g，炙甘草 6g，藿香 10g。5 剂，水煎服，日 1 剂，慎起居、避风寒，饮食有节，易以消化，忌肥甘生冷之品。

二诊（2019 年 12 月 4 日） 患者服上方 5 剂后，腹泻较前明显减少，但腹痛未减，腹胀时作，舌淡红苔白，脉弦。

予上方加枳实 10g、厚朴 10g、川楝子 10g。5 剂，煎服法同前。

三诊（2019 年 12 月 10 日） 药后腹痛减轻，无腹泻再作，症状改善。舌淡红苔薄白，脉弦。

予上方再服 5 剂后诸症皆消，痛泻痊愈。

按 本案当辨为肝郁脾虚之腹痛证。患者因生气致肝气郁结，肝气久郁，土虚木乘，脾土气机受肝所制，脾失健运而致。肝气郁结，气郁肠腑，不通则痛，故腹痛、胸腹满闷不舒；脾失健运，湿邪内生，下注大肠，则腹泻；脾虚运化失司，故见便中夹杂食物残渣；舌淡红苔白脉弦，亦为肝郁之象。本案病位在肝脾，当治以抑肝扶脾、畅中止痛、燥湿止泻，以痛泻要方合神术散加减治之。《医方集解》论述痛泻要方云：“此足太阴、厥阴药也。白术苦燥湿，甘补脾，温和中；芍药寒泻肝火，酸敛逆气，缓中止痛；防风辛能散肝，香能舒脾，风能胜湿，为理脾引经要药；陈皮辛能利气，炒香尤能燥湿醒脾，使气行则痛止。数者皆以泻木而益土也。”加藿香、茯苓、神曲健脾化浊；木香、砂仁行气止痛而消胀；加乌药辛温通散、行气止痛；炙甘草调和诸药。诸药合用，使肝郁得舒，脾弱得复，气机得调。二诊时患者虽症状缓解，但仍有腹胀，加枳实行气消痞，厚朴下气除满，川楝子理气止痛，三药合用，使气滞得舒，肝络得调。三诊时症状进一步缓解，继进 5 剂后诸症皆除，疾病告愈。

病案四

陈某，女，74 岁。2019 年 7 月 3 日初诊。

主诉 反复腹痛伴腹泻、便秘交替 8 年，再发 2 个月余。

现病史 患者诉于 8 年前无明显诱因出现脐周及左下腹部疼痛，伴有腹泻，泻后痛减，曾求诊于某三级医院，肠镜示“慢性结肠炎”，经中西药治疗后腹痛腹泻好转，但转变为便秘，8 年来症状反复发作，时腹泻时便秘。2 个月前腹痛再次发作，以脐周及左下腹部隐痛为主，伴大便秘结，服“麻仁丸”可通便，便前腹痛加剧，便后减轻。刻下：左下腹部隐痛伴腹胀，腹痛加剧时有便意，但大便排出不畅，色黄而黏，气味臭秽，便后腹痛减轻，但肛门灼热，有后重感，伴小便短赤，纳少寐尚可，舌淡红苔黄腻，脉滑。

西医诊断 慢性结肠炎。

中医诊断 腹痛，证属湿热内蕴。

治法 清热利湿，行气止痛。

处方 葛根 15g，黄芩 6g，黄连 3g，炒白芍 20g，炒白术 10g，陈皮 6g，防风 10g，枳实 10g，厚朴 10g，木香 6g，砂仁 6g，炙甘草 6g，没药 5g。5 剂，水煎服，日 1 剂，早晚餐后 40min 温服。慎起居、避风寒，饮食有节，易于消化，忌辛辣肥甘厚腻之品。

二诊（2019 年 7 月 31 日） 服药后腹痛腹胀明显减轻，大便黏臭及后重感改善，但仍大便排出不爽，色黄质软，舌淡红苔黄腻，脉滑。

予上方去厚朴，加瓜蒌仁 10g，5 剂，水煎服，日 1 剂，调护同上。

三诊（2019 年 8 月 14 日） 服药后腹痛腹胀基本缓解，大便较通畅，2 天 1 行，便前腹部稍急但无明显痛感，舌脉同前，要求原方巩固治疗。

同上方 5 剂，水煎服，日 1 剂。

按 本案患者由于饮食不洁，湿热滞于中焦，脾胃升降失司，脾胃受困，气机不畅，故见腹痛腹胀满不舒；湿热下移肠道，大肠传导失司，故大便排出不畅，黏而臭秽，肛门灼热后重感；湿困中焦，土虚木乘，肝脾不和，故见便前腹痛，便后痛减；舌淡红苔黄腻，脉滑，亦是湿热壅滞之征。治当清热利湿、行气止痛，方用葛根芩连汤清利大肠湿热，其中葛根清热生津、升发脾胃清阳而止利，黄芩、黄连清热燥湿、厚肠止利；痛泻要方调和肝脾、补脾柔肝、祛湿止泻，其中白术苦温补脾燥湿，白芍酸寒柔肝缓急止痛，陈皮理气燥湿、醒脾和胃，防风辛能散肝郁、香能舒脾气；枳实破气消积消腹胀，厚朴下气除满；木香、砂仁行气健脾、化湿开胃；没药活血止痛、消肿生肌，《本草纲目》：“乳香活血，没药散血，皆能止痛、消肿、生肌，故二药每每相兼而用。”对慢性胃肠道的炎症可以起到散血消肿、化瘀生新的效果；甘草调和诸药。全方配伍行气化湿而气不耗，攻邪清热而正不伤，散血化瘀而生新肌。二诊时大便仍不爽，考虑仍有糟粕结于胃肠，加瓜蒌仁以下气，润燥结、通大便，则脾升胃降，气机通畅，肝脾得合。

第三节 腹 胀

黄某，男，80岁。2023年2月16日初诊。

主诉 胃胀半年余。

现病史 患者诉半年余前开始出现胃胀，胃脘部常有“咕噜咕噜”的声音，偶有胃部胀痛，胃部灼热感，上述症状饭后明显，纳一般，寐尚可，大便偏硬，一天一次，小便正常，舌红苔厚，脉沉细。

西医诊断 慢性胃炎。

中医诊断 腹胀，证属气机郁滞。

治法 健脾和胃，理气化痰。

处方 陈皮6g，茯苓15g，半夏10g，竹茹10g，枳实10g，厚朴10g，生姜6g，木香6g，砂仁6g，乌药10g，生甘草5g，酒大黄5g，槟榔10g，川楝子10g，神曲10g。代煎5剂，每日1剂，早晚温服。慎起居、避风寒，饮食有节，忌肥甘厚腻之品。

二诊（2022年2月23日） 经上方治疗后腹部胀痛改善，胃部灼热感基本消失，大便通畅，舌淡红苔薄，脉细。

守上方去槟榔、川楝子，加桂枝10g、生白芍15g。代煎5剂，每日1剂，早晚温服，同上调护。

三诊（2022年3月7日） 诉胃胀痛及灼热感缓解，胃脘部咕噜声消失，纳可寐安，大便通畅，舌淡红苔薄，脉细。

守上方代煎5剂，每日1剂，早晚饭后30min温服。

按 《黄帝内经·素问》“阴阳应象大论篇”曰，“浊气在上，则生䐜胀”。指出腹胀属脾胃病变，病机为脾胃升清降浊功能失常。脾虚健运失职，清气不升，浊气不降，湿聚成痰，阻碍中焦，气机郁滞不行，故腹部胀痛；痰湿中阻，气机失畅，进食后脾气易困，无力运化，故食后腹胀易甚；痰饮内停而不化，故胃部有咕噜声；气机不畅，升降失司故便秘；痰湿壅胃，上蒸而苔厚；脾虚失健故脉沉细。本病脾虚为本，痰湿内阻、气机不畅为标，治当健脾理气、化痰泻浊、和胃利胆。

本病例用方是由温胆汤基础上加厚朴、木香、砂仁、乌药、酒大黄、槟榔、川楝子、神曲而成。方中诸药旨在理气化痰，而“温胆汤”之理气，包括半夏之降逆、平逆胃气；陈皮之理气燥湿；枳实之行气破气消痰；茯苓之健脾以补养脾气；神曲健脾和胃调中；厚朴增强行气消胀之力；木香、砂仁行气调中，化湿健脾；乌药、川楝子行气止痛；神曲健脾和胃，消食调中；酒大黄通腑泻浊；生姜温中化饮；甘草为使，调和诸药。二诊胀痛未愈，加桂枝、白芍以驱风泻木。全方疏通三焦，以“畅中”为主，同时兼顾“宣上”“渗下”，畅达全身气机，分消走泄三焦湿热病邪，诸药合用使痰浊得化，脾升胃降，中焦气机调畅则诸症悉平。

第四节 泄 泻

郑某，男，71岁。2019年5月29日初诊。

主诉 反复泄泻2年余，加重伴腹痛2周。

现病史 患者2年余前饮食不节，出现腹泻，就诊于当地医院，检查后诊断为“结肠多发性息肉”，予内镜下息肉切除术治疗，此后腹泻明显减少，但仍反复，常在进食辛辣油腻后出现，服“黄连素”可缓解。2周前饮酒后出现腹泻伴腹痛，按之不减，泻后稍缓，每日腹泻3~4次，色黄质稠，其味臭秽，肛门灼热，服黄连素不能缓解。刻下：每日腹泻3~4次，左下腹疼痛，泻后痛减，其味臭秽，肛门灼热而后重感，口苦，纳差，寐尚可，舌红苔黄腻，脉弦滑。

西医诊断 胃肠功能紊乱。

中医诊断 泄泻，证属湿热蕴结。

治法 行气健脾，清利湿热。

处方 葛根15g，黄芩8g，黄连3g，薏苡仁20g，茯苓15g，炒白芍20g，炒白术10g，陈皮6g，防风10g，乌药10g，木香6g，生甘草5g。7剂，水煎服，日1剂。慎起居、避风寒，饮食有节，忌辛甘厚腻之品。

二诊（2019年7月3日） 患者服上方7剂后，泻痛已止。昨日因饮食不慎，症状反复，伴左下腹隐隐刺痛感，舌红苔稍腻，脉弦滑。

予上方加没药5g，7剂，煎服法同前。

三诊（2019年7月31日） 药后腹泻已止，大便黏腻，每日1次。舌红苔稍腻，脉弦滑。

予上方去没药，加砂仁6g，再服7剂后诸症皆消，病告痊愈。

按 《黄帝内经·素问》“阴阳应象大论篇”云：“湿胜则濡泄。”《黄帝内经·素问》“至真要大论篇”：“暴注下迫，皆属于热。”本案患者由于饮食不洁，湿热滞于中焦，脾阳受困，大肠传导失司，故下而成泻，其味臭秽；湿热上蒸于口，故口苦；久病伤脾，土虚木乘，脾土气机受肝所制，脾失健运而致纳差；舌红苔黄腻脉弦滑，本案属湿热蕴结之证，治以清热化湿、柔肝止泻，以葛根芩连汤合痛泻要方加减。方中葛根甘辛而凉，外解肌表之邪，内清阳明之热，升发脾胃清阳而止泻升津，汪昂赞其“能升阳明清气，又为治泻圣药”；黄连、黄芩性寒以清肠胃之热，味苦燥肠胃之湿，二者清热燥湿，厚肠而止泻；葛根与黄连、黄芩相伍，以辛凉升散配伍苦寒清降，取“清热升阳止利”之意；白芍酸敛，可以抑制肝气过亢，达到缓急止痛的作用；白术健脾化湿，陈皮辛香走窜、温通行气，疏理肝脾的气机；防风燥湿以助止泻，为脾经引经药；木香、乌药行气止痛而消胀；薏苡仁、茯苓健脾化湿，湿邪从内而消；甘草甘缓和中，调和诸药。诸药合用，使脾运复健，热清湿化，升降有序，诸症得解。二诊加没药以活血生肌、消肿止痛，该药对慢性腹泻有一定疗效。三诊痛泻已解，但大便黏腻，考虑仍有湿邪残留，故去没药，改砂仁理气化湿。

第五节 厌 食

林某，女，58岁。2022年9月7日初诊。

主诉 食欲下降3个月。

现病史 患者3个月前行胆囊结石手术治疗后，出现纳差，食欲下降一半，进食后腹胀，偶有胸胁不舒，消瘦，无口干口苦，无恶心呕吐，无腹痛腹泻。既往“慢性胃炎”病史多年。刻下：食欲下降，进食后腹胀，胸胁不舒，寐差，多梦，大便2日1行，小便正常，舌红，苔黄厚，脉细。

西医诊断 慢性胃炎。

中医诊断 纳呆，证属脾胃虚弱。

治法 健脾消食和胃。

处方 藿香10g，党参15g，茯苓15g，炒白术10g，木香6g，葛根15g，山楂10g，神曲10g，莱菔子10g，陈皮6g，半夏10g，连翘10g，炙甘草6g。7剂，水煎服，日服1剂。慎起居，畅情志，避风寒，饮食有节。

二诊（2022年9月21日） 诉上药服后食欲未有明显改善，食后腹胀，胸闷加重，口苦，睡眠好转，大便难解，小便正常，舌红，苔黄厚，脉细弦。

处方 酒大黄6g（后下），枳实10g，木香6g，厚朴10g，槟榔10g，乌药10g，薏苡仁30g，柴胡10g，黄芩10g，半夏10g，炙甘草6g，神曲10g，郁金10g，7剂，水煎服，日服1剂，如上调护。

三诊（2022年11月1日） 诉上药服后食欲增加，食后腹胀减轻，胸闷改善，口不苦，偶有心悸，寐差，多梦，大便每日1行，质软，小便正常，舌淡红，苔厚，右脉细，左脉滑。

守上方去薏苡仁，加炒麦芽15g。7剂，水煎服，日服1剂，如上调护。

四诊（2022年11月18日） 患者诉食欲恢复正常，未再腹胀，胸闷偶有，睡眠改善，服药期间大便溏，偶有腹痛，舌脉同前。

守前方7剂，水煎服，日服1剂，如上调护。

按 厌食也称纳呆，指胃的受纳功能呆滞，即出现食欲不振、消化不良的症状。胃主受纳，脾主运化，脾胃之气健旺，二者各司其职，升降自如，水谷精微方能正常循行。本案患者因胆囊术后失于调养，脾胃功能受损，中焦气机不行，故食少纳呆，食后腹胀。治以健脾消食和胃，方药选择保和丸加七味白术散加减，然首诊纳差腹胀效果不甚明显，反而胸闷加重，口苦，大便难解，考虑患者平素忧思，肝气郁滞，肝木乘土，气机郁滞。治以疏肝理气，通腑泄浊，方选六磨汤加大柴胡汤，方中大黄、枳实、槟榔三药合用以攻积导滞、下气通便，木香、厚朴、乌药疏肝理气、行气导滞，柴胡、黄芩疏肝清热，半夏和胃降逆，薏苡仁健脾祛湿，神曲消食和胃，郁金行气解郁，炙甘草调和诸药。诸药共用，肝郁解，气机畅，脾胃之气复行则食欲恢复。

第六节　便　秘

病案一

郑某，女，50岁。2022年6月9日初诊。

主诉　排便困难3个月。

现病史　患者3个月前出现大便硬如羊屎，数日一行，伴胸胁不舒，腹胀腹痛，嗳气，肛门口灼热疼痛，偶有便时出血，纳可，时有食欲不振，寐差，小便可，舌淡红，苔薄，脉弦细。

西医诊断　功能性便秘。

中医诊断　便秘，证属气机郁滞。

治法　顺气导滞。

处方　台乌药10g，槟榔10g，木香6g，酒大黄8g，枳实10g，厚朴10g，杏仁6g，柏子仁10g，炙甘草6g，当归10g，肉苁蓉10g，黑槐花10g。7剂，水煎服，日服1剂。慎起居，畅情志，避风寒，饮食有节。适当多食富含纤维素的粗粮、蔬菜、水果，避免辛辣燥火之食。保持心情愉悦，养成定时排便的习惯。

二诊（2022年6月20日）　上药服后大便通，伴有腹泻，大便溏软，胸胁不舒改善，腹胀好转，但时有嗳气，大便时腹痛，肛门灼热出血减轻，舌脉同前。

守前方去酒大黄加竹茹10g。7剂，水煎服，日服1剂，如上调护。

三诊（2022年10月22日）　因头晕求诊。诉上药后3个月来大便正常，无便秘腹胀，肛门口灼热、出血消失。

按　《黄帝内经·素问》云，“大肠者，传导之官，变化出焉”。便秘是以大便排出困难，排便时间延长或排便间隔时间延长为临床特征的一种病证，其病位在大肠，主要病机为大肠传导功能失常。本例患者因平素易紧张焦虑，故七情不和，致肝气郁滞，气滞于肠道则大肠传导失司，通降失常，久之糟粕不行而成便秘。《金匮翼》“便秘”曰：“气秘者，气内滞，而物不行也。”本病病机为气机郁滞，故治以顺气导滞以通便。方中槟榔、大黄、枳实三药合用以泻下攻积、通腑导滞；乌药、木香、厚朴疏肝理气、行气消积；杏仁、柏子仁、肉苁蓉、当归润肠通便滑肠；黑槐花清热泻火、凉血止血，善于止便血；甘草调和诸药。六腑以通为用，排便困难可用下法，但应在四诊合参的基础上合理使用，润下可为基础，若里实证明显，可酌情使用攻下之药，但不可久用，以邪去为度，以防正气损失。故二诊患者诉大便溏软，偶有腹泻，原方即去大黄，中病即止。

病案二

李某，女，39 岁。2022 年 7 月 20 日初诊。

主诉 排便困难 1 年。

现病史 患者 1 年前出现排便困难，大便艰而不消化，有排便不净感，会出现黏质便，数日一行，曾就诊于多家医院，用药后疗效不佳，症状反复。刻下：大便 4 日未解，排便艰难、费力，黏质便，口干口臭，腹胀，食欲下降，寐差，多梦，小便黄，舌红，苔厚腻，脉滑数。

西医诊断 功能性便秘。

中医诊断 便秘，证属湿热中阻。

治法 清热利湿，运脾理气。

处方 陈皮 6g，茯苓 15g，半夏 10g，苍术 10g，厚朴 10g，薏苡仁 30g，佩兰 10g，滑石 15g，黄连 3g，黄芩 10g，黄柏 5g，酒大黄 6g，生甘草 6g，绵茵陈 15g。7 剂，水煎服，日服 1 剂。慎起居，畅情志，避风寒，饮食有节，养成定时排便的习惯。适当多食富含纤维素的粗粮、蔬菜、水果，少食酸辣、油腻之物。

二诊（2022 年 8 月 3 日） 上药服后大便通，夹有不全消化食物，日行一次，口干口臭好转，仍有腹胀，食欲恢复六分，寐尚可，尿黄，舌淡，苔厚，较前薄，脉滑数。

守前方去黄连、黄芩加枳实10g、竹茹10g。7剂，水煎服，日服1剂，如上调护。

三诊（2022年8月17日） 上药服后大便成形，偶带不全消化食物，日行一次，口干口臭消失，腹胀明显减轻，纳寐尚可，小便正常，舌淡，苔较前好转，脉滑数。

守前方去黄柏、酒大黄、绵茵陈，加炒白术10g、蚕沙5g、神曲10g、党参15g。10剂，水煎服，日服1剂，如上调护。

按 便秘在临床十分常见，证型多样，有气秘、热秘、冷秘、虚秘等，治疗不尽相同。本案患者因平素饮食不节，嗜食辛辣厚味之品，久之胃肠积热，脾胃功能受损，运化失职，化生痰湿，湿与热结，胶着下传内蕴肠腑，腑气不通，大肠传导功能失常，故大便数日不解，排出困难而黏滞；湿热困阻中焦，可见纳差；湿热搏结于肠腑，气机运行失常，故见腹部胀满；热邪伤津，故口干口苦。治以清热利湿，运脾理气，方中陈皮、茯苓健脾利湿，理气化痰，半夏燥湿化痰，苍术、薏苡仁燥湿健脾，厚朴燥湿除满，佩兰化湿健脾，黄连、黄芩、黄柏、滑石、绵茵陈清利湿热，酒大黄泄热通便，生甘草调和诸药。二诊诉大便通，夹有不全消化食物，仍有腹胀，舌苔较前薄，考虑药效明显，去苦寒药物黄连、黄芩，加枳实消积散痞，竹茹清热化痰。三诊诉症状明显改善，大便成形，偶带不全消化食物，舌苔较前好转，上方去黄柏、酒大黄、绵茵陈加炒白术、蚕沙、神曲、党参增强健脾益气之功。上药共用，湿邪祛，热邪清，中焦弥漫之湿热则解，肠道气机恢复通畅，大便自通。

第七章 肾系病证医案

中医认为“肾为先天之本”。①肾藏精、主生殖，贮存、封藏有“先天之精”和“后天之精”，人体的生长发育和生殖与肾藏精的生理功能密切相关。②肾主水，主要靠肾的气化作用，参与人体水液代谢。③肾主骨生髓，其华在发。④肾主纳气，摄纳经过肺吸入的清气。⑤肾在上开窍于耳，在下开窍于前阴和后阴，尿液和粪便的排泄有赖于肾的气化功能。所以中医中所指的肾不能等同于西医中所指的肾，它包含泌尿系统、生殖系统、呼吸系统和造血系统的部分功能。

第一节　慢肾风

病案一

林某，男，45岁。2014年1月14日初诊。

主诉　尿常规检查异常2年余。

现病史　患者2年余前发现“肾病”，求诊于某总医院，肾穿刺示：节段局灶硬化，规范使用激素及足量的环磷酰胺，治疗2年余，效果欠佳，尿蛋白（++）波动，但从未转阴。刻下：易疲乏，气短，消瘦外观，无水肿，舌淡苔薄，脉细。

西医诊断　慢性肾炎。

中医诊断　慢肾风，证属痰瘀互结。

治法　豁痰通络。

处方　丹参15g，王不留行10g，皂角刺10g，白芥子6g，赤芍10g，僵蚕10g，川芎10g，牛膝15g，泽兰10g，路路通15g，甘草3g。7剂，水煎服，日1剂。慎起居、避风寒，饮食有节，不宜劳累，忌辛辣肥甘厚腻之品。

二诊（2014年2月15日）　症状无明显好转，仍乏力，舌脉同上，尿蛋白（++）。

处方　同上方加金樱子15g、芡实15g。7剂，水煎服，日1剂。调护同上。

三诊（2014年3月15日）　症状无明显好转，仍乏力，舌脉同上，但尿常规检查结果好转，尿蛋白（+）。

处方　同上方再加生黄芪30g、党参15g。7剂，水煎服，日1剂。调护同上。

四诊（2014年4月12日）　乏力明显改善，纳可寐安，舌脉同上，尿蛋白（－）。

同上方7剂，水煎服，日1剂。

此后，患者每个月服上方7剂，尿蛋白呈阳性和阴性波动，至2015年5月23日尿蛋白阴性，随访至2023年8月未再复发，现每3个月复诊一次，每次开以下中药5剂巩固疗效。

处方 生黄芪30g，党参15g，茯苓15g，炒白术10g，丹参15g，王不留行12g，赤芍10g，僵蚕10g，川芎10g，牛膝15g，泽兰10g，生甘草3g。

按 本例2年前西医诊断为局灶性节段性肾小球硬化，经规范使用激素及足量环磷酰胺治疗2年效果欠佳，脏器已然受损，病程迁延，病邪潜伏，发展成为慢性痼疾。一诊使用豁痰通络法治疗，症状无明显好转，尿常规检查结果无变化。二诊加用金樱子、芡实固肾收敛，尿蛋白减少。三诊见气虚症状无好转，加用参芪健脾益气后症状明显改善，虽尿蛋白有所波动，但最终转阴，至今已超8年，正常生活劳动，尿蛋白未再复发。具体药物分析参照“效方汇集”之“豁痰通络汤”。

病案二

梁某，女，54岁。2022年11月3日初诊。

主诉 双下肢水肿1年余。

现病史 患者自述从2021年12月开始反复出现双下肢水肿，在厦门市某医院病理确诊膜性肾小球肾炎，予甲泼尼龙片24mg，每日1次维持治疗至2022年10月改为6mg，每日1次，复查尿蛋白（+++）。刻下：双下肢凹陷性水肿，纳少，颜面潮红，舌质偏红，苔腻稍黄，舌下络脉迂曲、粗，脉沉细弱。

西医诊断 肾病综合征。

中医诊断 慢肾风，水肿，证属气阴两虚，痰瘀交阻。

治法 益气养阴，豁痰通络。

处方 生地黄15g，山茱萸10g，炒山药15g，牡丹皮6g，泽泻6g，茯苓15g，生黄芪30g，党参15g，王不留行10g，僵蚕10g，金樱子15g，芡实15g，泽兰10g。7剂，水煎服，日1剂。慎起居、避风寒，饮食有节，忌辛辣肥甘厚腻之品。

二诊（2022年11月24日） 双下肢水肿轻微改善，颜面潮红基本消失，纳少，舌质偏红，舌下络脉迂曲，苔白腻，脉沉细弱。

处方 生黄芪30g，党参15g，王不留行12g，僵蚕10g，金樱子15g，芡实15g，泽兰10g，皂角刺10g，丹参15g，薏苡仁30g，苍术6g，佩兰10g。7剂，水煎服，日1剂。调护同上。

三诊（2023年1月7日） 水肿明显改善，颜面潮红消失，纳少，二便调，舌质偏红，苔白稍厚，脉沉细弱。

处方 同上方去佩兰，加蝉蜕6g、路路通15g。10剂，水煎服，日1剂。调护同上。

四诊（2023年2月21日） 症状消失，舌脉同前。尿蛋白弱阳性，总蛋白71.40g/L，白蛋白37.90g/L。

同上方，10剂，水煎服，日1剂。调护同上。

按 此患者西医诊断为膜性肾小球肾炎，病程迁延，临床表现为双下肢凹陷性水肿，属于中医“阴水”范畴，结合尿蛋白仍（+++）可知，并有精微物质漏泄。脾虚失摄、肾虚不固为本，痰瘀阻络为标，加上长期使用激素，面赤舌红，有阴虚见症，故予六味地黄丸滋补肾阴，加参芪以益气固摄，王不留行、僵蚕、泽兰祛痰化瘀利水之品，金樱子、芡实益肾固摄。二诊面红好转，但水肿改善不明显，且苔白而腻，减六味加皂角刺、丹参豁痰通络，使经络通畅、气血调和；加薏苡仁、苍术、佩兰以化湿利水，使脾气运转，化水湿为精微，并充分发挥脾主升清的功能，与金樱子、芡实益肾固精相配合，使精微物质免于流失；后加蝉蜕、路路通祛风通络，顽疾得以获效。

病案三

白某，男，32岁。2023年2月28日初诊。

主诉 确诊肾病综合征9年。

现病史 患者9年前因全身水肿在外院确诊为肾病综合征，长期用激素治疗后致股骨头坏死，髋关节置换后停用激素，经多方治疗，尿蛋白波动在

（++）~（++++），今转求中医治疗。刻下：双下肢水肿，肢冷，腰酸，劳累后加剧，乏力、纳可寐安，二便自调。舌淡苔白，脉细。尿蛋白（++++），隐血（－）。

西医诊断 肾病综合征。

中医诊断 慢肾风，证属脾肾亏虚，痰瘀互结。

治法 益气固肾，豁痰通络。

处方 丹参15g，王不留行10g，皂角刺10g，白芥子6g，赤芍药10g，僵蚕10g，川芎10g，牛膝15g，泽兰10g，金樱子15g，芡实15g，山茱萸12g，路路通15g，生黄芪30g。10剂，日1剂，水煎服。慎起居、避风寒，饮食有节，易于消化，忌辛辣肥甘厚腻之品。

二诊（2023年3月5日） 患者诉服药后水肿状况改善，腰酸缓解，纳可寐安，二便自调，舌淡苔白，脉细。其间尿常规检查2次：尿蛋白一次（++），一次（+++），舌淡苔白脉细。

处方 守上方去牛膝、泽兰，加党参15g。10剂，日1剂，水煎服。同上调护。

三诊（2023年3月25日） 第二次10剂后尿蛋白在（+）~（++）波动，腰酸乏力改善，双下肢仍稍稍水肿，纳寐可，二便调，舌淡苔白脉细。

处方 守上方加玉米须15g。10剂，日1剂，水煎服。同上调护。

四诊（2023年4月6日） 水肿改善，纳寐可，二便调，舌淡苔白脉细，尿微量白蛋白17.20mg/L，隐血（－）。

处方 丹参15g，王不留行10g，皂角刺10g，白芥子6g，赤芍药10g，僵蚕10g，川芎10g，牛膝15g，泽兰10g，金樱子15g，芡实15g，山茱萸12g，石韦20g，生黄芪30g。10剂，日1剂，水煎服。同上调护。

五诊（2023年4月22日） 经治疗后诸证改善，无特殊不适，2023年4月20日复查尿蛋白（±），厦门市某医院肾穿病理“局灶节段硬化”，舌淡红苔白而厚，脉细。

处方 守上方去赤芍药，加生薏苡仁30g，佩兰10g。10剂，日1剂，水煎服。同上调护。

六诊（2023年6月6日） 尿常规检查：24h尿蛋白定量116mg，尿蛋白（－）、隐血（－），舌淡红苔白稍厚，脉细。

处方 丹参15g，王不留行10g，皂角刺10g，白芥子6g，赤芍药10g，僵蚕10g，川芎10g，玉米须15g，党参15g，金樱子15g，芡实15g，山茱萸12g，路路通15g，生黄芪30g。10剂，日1剂，水煎服。同上调护。

七诊（2023年7月13日） 服上药期间多次检查尿常规，尿蛋白维持阴性。但4周前感染新冠病毒后，尿蛋白反复，自服激素5粒，共10天，余无特殊不适，纳寐可，二便自调，舌淡红苔白稍厚，脉细。

处方 丹参15g，王不留行12g，皂角刺10g，白芥子6g，僵蚕10g，川芎10g，金樱子15g，芡实15g，泽兰10g，薏苡仁30g，佩兰10g，苍术6g，金银花10g。10剂，日1剂，水煎服。同上调护。

至2023年8月26日复诊，尿常规检查结果仍然正常。

按 从中医的角度分析，尿蛋白是人体的精微物质，而精微物质的生成、吸收、转化、利用都有赖于脾的运化、升清功能和肾的气化、固涩功能，所以蛋白尿的泄漏责之于脾虚失摄或肾虚不固。古代有“百病皆由痰作祟”的说法，白剑峰认为免疫复合物就是“痰”，以前所谓的“无形之痰”，只是从现代显微镜下可见的“有形之痰”；水肿责之于肺、脾、肾三脏，而痰的形成也是肺、脾、肾三脏功能失调产生的病理产物，顽痰不化，阻滞脉络，久病入络，先痰后瘀，痰瘀互结，缠绵难愈，故本病病机为脾肾亏虚、痰瘀互结。

本案例患者脾肾功能失调日久，痰瘀互结，顽痰不化，阻滞脉络，久病入络，予自拟“豁痰通络汤”化顽痰、通肾络，辅以山茱萸、芡实、金樱子补肾固精；生黄芪补益脾肾之气以升提，使水谷精微不得下注为蛋白尿。二诊、三诊腰酸好转，仍有水肿迹象，去牛膝、泽兰，加党参15g增强补益脾肾之气，玉米须15g利水消肿、消蛋白。四诊水肿已改善，无特殊不适，但复查尿常规：尿蛋白正常，予守2023年2月28日方，将路路通改石韦20g进一步利水湿、消蛋白。本病以脾肾亏虚为本，痰瘀互结为标，顽痰难化，瘀阻难解，故蛋白尿反复，缠绵难愈；治当益气固肾、豁痰通络，则脾健肾固、痰化瘀消，病自可愈。

病案四

陈某，男，52 岁。2015 年 6 月 30 日初诊。

主诉 尿常规检查结果异常 1 年余。

现病史 患者 1 年余前全身浮肿，求诊于广州中山医科大学附属某院，肾穿刺示“肾小球膜性病变 1 期”，不规则服用强的松，病情反复。2014 年 3 月 5 日至 2015 年 6 月 6 日在他处服用中药，几乎无间断，尿蛋白在（+）~（+++）波动，尿隐血在（+）~（++）波动，血压 100/70mmHg。刻下：面部浮肿，面色潮红，汗稍多动则益甚，纳可寐安，二便可，舌质淡，苔薄白，脉细。生化：白蛋白 32.4g/L、胆固醇 5.25mmol/L、肌酐 101.3μmol/L、尿酸 646μmol/L。尿常规：尿蛋白（++），隐血（+）。目前口服西药缬沙坦 1/3 片（80mg/ 片），每日 1 次；潘生丁 25mg，每日 3 次；雷公藤 20mg，每日 3 次；强的松 25mg，每日 1 次。

西医诊断 肾病综合征。

中医诊断 水肿，证属气虚不运，痰瘀互结。

治法 益气健脾，豁痰通络。

处方 党参 15g，茯苓 15g，生黄芪 30g，生白术 10g，当归 10g，僵蚕 10g，白芥子 6g，皂角刺 10g，川芎 10g，地龙干 10g，黑蒲黄 10g，生茜草 12g，甘草 3g。14 剂，水煎服，日 1 剂。慎起居、避风寒，饮食有节，不宜劳累，忌辛辣肥甘厚腻之品。

二诊（2015 年 8 月 11 日） 面部浮肿消失，汗多好转，舌脉同前。尿蛋白（++），隐血（-）。

处方 同上方加金樱子 15g、芡实 15g。7 剂，水煎服，日 1 剂。调护同上。

三诊（2015 年 9 月 10 日） 症状好转，舌脉同前。尿蛋白（±），隐血（-）。

同上方去蒲黄、茜草，加丹参 15g。7 剂，水煎服，日 1 剂。调护同上。

四诊（2015 年 10 月 13 日） 汗稍多，无颜面、四肢水肿，舌脉同前。

尿蛋白（-），隐血（-）。

同上方7剂。水煎服，日1剂。

此后每月随访一次，中药按上方每次7剂，强的松与雷公藤逐渐减量，至2017年4月29日强的松减至每天5mg，雷公藤减至每天20mg。尿常规：尿蛋白（-），隐血（-）。每个月服以下方剂7剂。

处方 党参15g，茯苓15g，生黄芪30g，生白术10g，当归10g，僵蚕10g，王不留行10g，生地黄15g，川芎10g，丹参15g，地龙10g，甘草3g。

按 本例肾穿刺病理提示为“膜性肾病”，临床表现为血尿、蛋白尿。从中医的角度分析，尿蛋白和尿血本应是精微泄漏，而精微泄漏责之于脾虚失摄或肾虚不固，基本病机为脾肾亏虚。肾主蛰藏，为先天之本，禀受五脏六腑精微之气封而藏之，人体水谷精微之物不宜泄而宜封藏。倘若肾虚无以固本，脾虚不能摄精，不得升清，则精微物质下注流失而出现蛋白尿。血尿既有脾虚失摄、血溢脉外的一面，也有阳乘阴热、络伤血溢的一面。故予参芪益气升提为君药，术、苓健脾升清为臣药，佐以当归、川芎、地龙化瘀通络，僵蚕、白芥子、皂角刺祛痰通络，蒲黄、茜草化瘀凉血止血。此病虚实夹杂，临证需明辨虚实主次，才能有的放矢。

病案五

汪某，男，46岁。2021年12月30日初诊。

主诉 发现尿蛋白阳性2年余。

现病史 患者平素应酬较多，2年余前体检时发现尿蛋白阳性，平素自觉腰酸，劳累后加剧，乏力，动则汗出，多方治疗，尿蛋白波动在（++）~（+++），隐血（+）~（++），今转求中医治疗。刻下：腰酸，劳累后加剧，乏力、动则汗出，形体稍胖，纳可寐安，二便自调。舌淡暗有齿痕，苔薄白，脉细。尿蛋白（+++），隐血（-）。

西医诊断 慢性肾小球肾炎。

中医诊断 慢肾风，证属脾肾亏虚，痰瘀互结。

治法 益气固肾，豁痰通络。

处方 党参15g，生黄芪30g，僵蚕10g，炒芥子6g，皂角刺10g，川芎10g，生甘草5g，王不留行10g，炒芡实15g，金樱子15g，牛膝15g，桑寄生15g，酒萸肉10g，玉米须15g。21剂，全成分颗粒冲服，日1剂。慎起居，饮食有节，忌辛辣肥甘厚味及生冷之品。

二诊（2022年1月27日） 药后腰酸、乏力有所好转，仍动则汗出，纳寐可，二便调。舌淡暗有齿痕，苔薄白，脉细。尿常规检查：尿蛋白（+++）、隐血（－）、尿微量白蛋白150g/L；生化：谷氨酰转肽酶105.2U/L、血糖7.53mmol/L、胆固醇6.83mmol/L、甘油三酯1.95mmol/L、低密度脂蛋白4.73mmol/L。

守上方去桑寄生、玉米须，加茯苓、白术、泽兰。21剂，全成分颗粒冲服，日1剂，如上调护。

三诊（2022年3月1日） 药后腰酸、乏力明显改善，动则汗出好转，纳寐可，二便调，舌淡暗有齿痕，苔薄白，脉细。尿常规检查：尿蛋白（+）、隐血（－），尿微量白蛋白150g/L。

守上方，30剂，全成分颗粒冲服，日1剂，如上调护。

四诊（2022年4月15日） 动则汗出显著改善，余无特殊不适。尿常规检查：尿蛋白（－）、隐血（－）、尿微量白蛋白30g/L。

处方 党参15g，生黄芪30g，僵蚕10g，炒芥子6g，皂角刺10g，川芎10g，生甘草5g，王不留行10g，炒芡实15g，金樱子15g，牛膝15g，茯苓15g，酒萸肉10g，炒白术10g，泽兰10g。60剂，中药颗粒冲服，日1剂，如上调护。

此后，因颗粒药品短缺，改服中药饮片煎服，患者经常外出经商，按四诊原方断断续续服用，尿蛋白在阴性至阳性波动，隐血一直阴性。

2023年4月27日尿常规检查：尿蛋白（－）、隐血（－）、尿微量白蛋白10g/L。守上方饮片30剂，水煎服，日1剂，如上调护。

按 本案患者平素应酬较多，常过食肥甘厚味之品，饮酒过度，损伤脾胃，脾失健运不能升清而精微下注；脾虚痰饮不化，痰湿内生，久而壅堵肾络，阻塞气机，而致脉络瘀阻，痰瘀互结，精微下泄而见蛋白尿。脾胃为气血生化之源，脾胃受损，气血生化乏源，因而出现乏力；脾气虚不能固护体表、收敛汗液而出现自汗。该方仍以“豁痰通络汤”健脾益气、化顽痰、通肾络，加桑寄生、酒萸肉、炒芡实、金樱子补肾固精、强腰壮骨；玉米须味甘性平，可利水湿、消蛋白，利湿而不伤阴。二诊腰酸、乏力好转，去桑寄生、玉米须，易健脾益气之茯苓、白术及活血利水通经之泽兰，药后尿蛋白逐渐转阴。本病以脾肾亏虚为本，痰瘀互结为标，顽痰难化，瘀阻难解，故蛋白尿反复，缠绵难愈；治当益气固肾、豁痰通络，则脾健肾固、痰化瘀消，病自可愈。

第二节　血　尿

病案一

占某，女，40 岁。2014 年 11 月 29 日初诊。

主诉　发现尿常规检查结果异常 3 年，肉眼血尿 1 天。

现病史　患者 3 年前尿常规检查结果发现尿血，长期检查尿隐血（++），未在意。昨日晨起时发现血尿及眼部浮肿，平素常感疲倦，易疲劳，常气短懒言，不喜劳作，纳食不佳，睡眠可，尿少，便溏，眼睑浮肿，舌淡苔白，脉缓弱，尿常规：尿红细胞（+++）。

西医诊断　慢性肾炎。

中医诊断　血尿，证属脾不统血。

治法　益气健脾，摄血止血。

处方　党参 15g，炙黄芪 20g，丹参 15g，玉米须 15g，车前子 10g（包煎），生茜草 10g，黑蒲黄 10g，仙鹤草 30g，大枣 10g，炒白术 10g，茯苓皮 15g，蒲公英 15g。7 剂，水煎，早晚分服。慎起居，畅情志，避风寒，饮食有节。

二诊（2014 年 12 月 6 日）　患者可见眼睑浮肿明显改善，仍神疲乏力，较易汗出，舌淡苔白，脉缓弱，尿常规：隐血（++）。

处方　守上方去蒲公英加防风 10g。7 剂，水煎，早晚分服，调护同前。

三诊（2015 年 1 月 24 日）　患者眼睑浮肿消失，神疲乏力好转，舌稍红苔少，脉细，尿常规：隐血（+）。

处方　党参 15g，炙黄芪 20g，丹参 15g，玉米须 15g，车前子 10g（包煎），生茜草 10g，黑蒲黄 10g，仙鹤草 30g，大枣 10g，生地黄 15g，玄参 15g，女贞子 12g，墨旱莲 15g。7 剂，水煎，早晚分服。调护同上。

随诊至 2015 年 7 月，复查尿常规数次，尿血均为阴性。

按 本病患者平素神疲乏力，纳食不佳，概属脾气不足，然脾主统血，脾气不足则不能固摄血液，故可见血随尿出，而见尿血。《金匮翼》“中虚脱血”载：“脾统血，脾虚则不能摄血；脾化血，脾虚则不能运化，是皆血无所主，因脱陷妄行。”由此可知，脾胃虚弱，气血化生乏源，气不摄血，血无所主，不循常道，溢于脉外，从下而出则成尿血。一诊方中重用黄芪以健脾补气，合党参、白术加强补气健脾之效；气为血之帅，故黄芪合丹参以达补气生血之效；茯苓皮健脾宁心安神，玉米须、车前子以淡渗利湿、利水消肿，茜草、蒲黄、仙鹤草以凉血止血，补虚化瘀；另加蒲公英清热解毒，消肿散结，利尿通淋；合用大枣补脾气，调药性。全方诸药相互协同，共奏健脾养心、益气摄血、凉血止血、淡渗利湿之效。二诊时患者眼睑浮肿明显改善，仍神疲乏力，且较易汗出，故守上方去蒲公英加防风合成玉屏风以益气固表。三诊可见患者眼睑浮肿消失，尿血（+）。此次患者就诊时舌稍红苔少，脉细，为阴虚内热之象，故原方中易白术、茯苓、防风等补脾益气固表之品，予生地黄、玄参等滋阴清热之品，另加女贞子、墨旱莲合为二至丸，取其滋补肝肾、养血止血之义。

病案二

苏某，男，26 岁。2017 年 4 月 28 日初诊。

主诉 反复尿血 6 年。

现病史 患者因尿血曾长期求诊于厦门市某医院，长期口服“肾炎康复片”等中成药，尿常规隐血常在（++）~（+++），未曾做过肾穿刺，小便短，轻度灼热感，无其他症状，舌淡红苔稍黄，脉数。

西医诊断 无症状血尿。

中医诊断 血尿，证属下焦湿热。

治法 清利湿热，凉血止血。

处方 牛膝 12g，泽兰 10g，大蓟 15g，小蓟 15g，生地黄 15g，藕节 15g，当归 10g，蒲黄炭 10g，白茅根 20g，淡竹叶 10g，黄柏 5g，茜草 10g，甘

草3g。15剂，颗粒剂，水冲服，早晚各1次。慎起居、避风寒，忌辛辣厚腻之物。

二诊（2017年5月27日） 于长沙市人民医院行尿常规：隐血（±），无其他症状，舌稍红而偏燥，苔根部稍黄。

处方 上方改黄柏为6g，加麦冬15g。7剂，颗粒剂，水冲服，早晚各1次。

三诊（2017年6月24日） 尿常规：隐血（－），随访2年，未再复发。

按 此患者尿血的发病机制为下焦湿热，损伤膀胱血络，气化失司所致，故以小蓟饮子凉血止血，利水通淋。方中小蓟功擅清热凉血止血，又可利尿通淋，尤宜于尿血、血淋之症。小蓟饮子方中共十味药，方中各药量等分，诸药综合作用，标本兼顾，可使热退血止，淋通尿畅，为治疗血尿、血淋之专方，尤宜于下焦结热者。方中加大蓟增强小蓟清热凉血止血之功效；茜草、白茅根清热利尿，凉血止血；蒲黄助凉血止血，并能消瘀，可使血止而不留瘀；牛膝、泽兰活血祛瘀、利水消肿，使瘀去而血止；黄柏清下焦之火，以达澄本清源之功。二诊患者热盛，舌稍红而偏燥，苔根部稍黄。为热盛之候，故加大黄柏之量同时予麦冬助生地黄清热养阴，凉血止血之功。

病案三

许某，男，63岁。2022年9月21日初诊。

主诉 眼睑及下肢水肿伴尿频、尿血3个月余。

现病史 患者3个月前无明显诱因眼睑、下肢出现水肿，伴尿频、肉眼血尿，求诊于当地卫生院，血常规未见异常，彩超未见泌尿系统结石，予“消炎”治疗（不详），肉眼血尿好转，但水肿无改善。刻下：眼睑及下肢水肿、尿频、小便灼热，尿血伴纳少寐差，舌暗红，苔黄厚，脉滑。尿常规：隐血（+++），尿蛋白（+）。

西医诊断 慢性肾炎。

中医诊断 血尿，证属下焦湿热，痰瘀互结。

治法 清利湿热，豁痰通络。

处方 牛膝 15g，薏苡仁 30g，苍术 10g，生黄芪 15g，防己 10g，土茯苓 15g，皂角刺 10g，白芥子 6g，黄柏 5g，芡实 15g，金樱子 15g，玉米须 15g。7 剂，水煎，早晚各 1 次。慎起居、避风寒，忌辛辣厚腻之物。

二诊（2022 年 10 月 5 日） 患者自诉下肢肿消，眼睑轻肿，睡眠少，纳少寐差，小便灼热，舌脉同前。

处方 上方改黄柏为 6g，加白茅根 15g。7 剂，水煎，早晚各 1 次。

三诊（2022 年 10 月 19 日） 患者此次就诊时，下肢肿消，眼睑轻肿，口黏而苦，怠倦但寐少，舌苔黄厚，脉滑。尿常规：尿蛋白（+），隐血（+++）。

处方 白蔻仁 6g，佩兰 10g，滑石 15g，薏苡仁 30g，苍术 10g，杏仁 6g，厚朴 10g，黄柏 6g，小蓟 20g，淡竹叶 10g，车前子 10g，生蒲黄 10g，白茅根 15g。7 剂，水煎，早晚各 1 次。

四诊（2022 年 11 月 16 日） 患者无颜面四肢水肿，口苦、怠倦明显好转，自诉尿时稍灼痛，苔薄黄，脉滑。查尿常规：尿蛋白（－），隐血（＋）。

处方 上方去白茅根加牛膝 15g、石韦 20g。7 剂，水煎，早晚各 1 次。药后复查，尿常规检查结果正常。

按 患者初诊时眼睑及下肢水肿明显，舌苔黄厚，考虑风水在表又合下焦湿热之邪，病机为湿热蕴结下焦，膀胱气化不利，故予防己黄芪汤合四妙散加减，两方合用，四妙散清热燥湿，防己黄芪汤益气祛风、健脾利水，再加皂角刺、芥子豁痰通络，土茯苓清热燥湿，芡实、金樱子收涩固脱，玉米须利湿渗浊，全方清利下焦湿热又益气利水、化痰通络。二诊自诉下肢肿消，睡眠少，舌苔黄厚，加大黄柏剂量并另加白茅根以清热利湿、凉血止血。三四诊时，下肢肿消，但尿常规检查结果无改善，口黏而苦，舌苔黄厚，此为湿热焦灼之象，故去益气利湿、豁痰通络之药，专注清利下焦湿热、凉血止血，以三仁汤芳香化浊、宣畅气机，四妙散清利湿热，酌加凉血止血之品，热去湿除，血不妄行，尿血自愈。

第三节 关 格

病案一

陈某，女，35 岁。2001 年 5 月 13 日初诊。

主诉 反复颜面四肢浮肿 1 年，恶心呕吐半年。

现病史 患者 1 年前发现颜面四肢反复浮肿，曾尿常规检查发现异常，自服青草药（不详），症状反复。半年来浮肿加剧，伴恶心呕吐、四肢乏力并逐渐加重，今求诊于安溪县中医院，予收住院治疗。刻下：颜面四肢浮肿，面色苍白，恶心呕吐，四肢乏力，纳少，大便多日未排，舌淡苔白腻，脉滑。血压 130/70mmHg，血红蛋白 56g/L，尿素氮 25.6mmol/L，肌酐 619μmol/L，B 超示：双肾萎缩。

西医诊断 慢性肾功能不全尿毒症期。

中医诊断 关格，证属湿浊壅阻，痰瘀互结。

治法 辛开苦降，通腑泻浊，活血通络。

处理 静滴黄芪注、川芎嗪。

中药口服方 黄连 3g，半夏 8g，苏梗 12g，桃仁 10g，竹茹 10g，当归 10g，丹参 15g，黄芪 15g，党参 15g，砂仁 6g，制大黄 10g（后下），炮山甲 5g（冲服）。14 剂，水煎服，日 1 剂。

中药灌肠方 制大黄 30g，生牡蛎 30g，丹参 30g，煎成约 150mL 高位保留灌肠。14 剂，日 1 次。

二诊（2001 年 5 月 30 日） 浮肿消失，恶心呕吐消失，进食量明显增加，乏力改善，血红蛋白 67g/L，尿素氮 17mmol/L，肌酐 431μmol/L，2001 年 6 月 1 日出院。

出院带药 黄芪 30g，党参 30g，白术 10g，茯苓 30g，桃仁 10g，丹参 15g，当归 10g，砂仁 6g，制大黄 6g（后下），炮山甲 5g（冲服），益母草

15g。15 剂，日 1 剂，水煎服。

灌肠方 同上，在家自灌肠。

三诊（2001 年 9 月 9 日） 诉按上方每个月口服及灌肠 15 天，现浮肿、恶心呕吐已消失，但仍面色苍白，稍乏力，舌淡苔白，脉滑。尿素氮 9.7mmol/L，肌酐 278μmol/L，按上方化裁继续治疗，随访 1 年，尿素氮在 8~10mmol/L 波动，肌酐在 250~300μmol/L 波动，病情稳定。

按 患者入院时已进入尿毒症期，以中药辛开苦降、通腑泄浊、活血通络，加上灌肠通腑泄浊、活血化瘀，症状及指标改善出乎意外，该患者以脾虚为主，脾虚失健，湿浊内生，中焦壅滞，胃失和降，且湿郁化热，酿湿成痰，痰阻肾络，升清降浊失调，湿毒内蕴，变生诸症。是以辛开苦降和其胃、益气健脾护中焦、通腑泄浊排湿毒、化痰通络和气血，竟然疗效显著。

从本案的成功白剑峰有以下体会：①慢性肾功能不全患者毁损的肾单位可能并非全部“不可逆”，通过综合治疗可能使部分肾单位恢复部分功能。②患者体内毒素的排泄存在其他代偿途径，如肠道、皮肤等。③中医辨证多属本虚标实，治疗以扶正祛邪为主，但仍宗“急则治其标，缓则治其本”的原则。④大黄在治疗中的作用举足轻重，现代医学研究表明：大黄攻下泄毒，能使氨质从肠道清除；活血化瘀，能改善患者的高凝、高黏状态，抑制残余肾单位的高代谢状态，大黄还能利尿、纠正脂质紊乱。⑤黄芪注射液益气、川芎嗪注射液活血祛瘀改善肾循环，对大部分患者适用。⑥应注意避免使用肾毒性药物，注意防治并发症如高血压、感染、电解质紊乱等。

病案二

李某，女，51 岁。2011 年 3 月 11 日初诊。

主诉 慢性肾炎 5 年，恶心欲呕 1 个月。

现病史 患者 5 年前发现颜面浮肿，查尿常规发现尿蛋白、尿血均阳性，未经特殊治疗；2 年前发现血压升高，自服降压药，血压尚稳定；1 个月前无明显诱因出现恶心欲呕，求诊于当地医院，检查发现肾功能不全，经治疗疗效不佳，今转求中医治疗。刻下：恶心欲呕，乏力，腰膝酸软，纳差，大便秘结，舌暗红苔厚，脉滑。尿素氮 25.2mmol/L，肌酐 443μmol/L，尿蛋白（++），尿血（++）。

西医诊断 慢性肾功能不全。

中医诊断 关格，证属湿浊壅滞，痰瘀互结。

治法 通腑泄浊，豁痰通络。

处方 陈皮 6g，半夏 8g，竹茹 10g，土茯苓 30g，丹参 15g，赤芍 10g，皂角刺 10g，生大黄 12g（后下），白芥子 10g，生牡蛎 20g，牛膝 15g，泽兰 10g。7 剂，日 1 剂，水煎，早晚分服，慎起居、畅情志，避风寒，优质低蛋白饮食。

二诊（2011 年 3 月 20 日） 诉服上药后大便泄泻，一天 5~6 次，恶心欲呕明显好转，饮食量增加，仍腰膝酸软，乏力，舌脉同前。

处方 同上方生大黄改酒大黄 12g。7 剂，日 1 剂，水煎，早晚分服。调护同上。

三诊（2011 年 4 月 2 日） 诉服上药后恶心欲呕消失，饮食如常，大便每天 1 次，质软，仍腰膝酸软，乏力，舌脉同前。

处方 生黄芪 15g，僵蚕 10g，川芎 8g，土茯苓 30g，丹参 15g，赤芍 10g，酒大黄 15g（后下），皂角刺 10g，白芥子 10g，枳实 10g，王不留行 15g，泽兰 10g，生牡蛎 15g。7 剂，日 1 剂，水煎，早晚分服。调护同上。

此后，患者以上方每个月 10~15 剂口服，能正常打工生活。2015 年 6 月 25 日生化：尿素氮 15.79mmol/L，肌酐 337μmol/L，尿酸 580μmol/L，胆固醇 7.03mmol/L，甘油三酯 3.13mmol/L，尿常规蛋白（++）、隐血（+）、白细胞（+++）。此后，未再正常复诊，中药时断时续，偶尔口服肾衰宁。跟踪至 2020 年，病情仍稳定。

按 该患者以脾肾两虚、湿毒内蕴、痰瘀互结，属本虚标实，虚实夹杂之证。脾虚失健，湿浊内生，中焦壅滞，胃失和降，故而恶心欲呕；腰为肾之府，肾虚不固故而腰膝酸软，痰瘀互结故而舌暗红苔厚，脉滑。氮质血症尿素氮升高，容易出现恶心泛恶，甚至呕吐，证属湿浊中阻、胃失和降，以陈皮、半夏、竹茹化湿和中；腑气不通予通腑泄浊，以大黄为主，一般使用酒大黄，因为生大黄长期应用容易伤人体正气，大黄的剂量根据个人体质的不同剂量差别较大，掌握大便每天 2~3 次为度；生牡蛎为咸寒之品，主要作用在于软坚散结，且咸寒之品被认为可以纠正酸中毒；土茯苓解毒利湿，可促进体内毒素的排泄，舌苔厚腻、湿毒明显者尤其适合。再加上化痰通络之品，全方健脾益肾、通腑泄浊、化痰通络，延缓肾功能不全的进一步进展达 10 年，20 余年的临床经验验证中医治疗可以使部分肾单位恢复部分功能，中医能起到延缓病情进展、提高患者生活质量的作用。

病案三

陈某，女，70 岁。2022 年 1 月 27 日初诊。

主诉 发现肾功能异常 15 天，伴恶心乏力。

现病史 患者半个月前因发热住院安溪某县级医院，2022 年 1 月 12 日尿常规：白细胞（+）、尿蛋白（+）、隐血（+++）。生化：尿素氮 13.5mmol/L、肌酐 387μmol/L、尿酸 492μmol/L，住院期间治疗不详；2022 年 1 月 19 日复查生化：尿素氮 29.6mmol/L、肌酐 445μmol/L、尿酸 420μmol/L。遂出院转中医治疗。刻下：恶心欲呕，厌食，四肢乏力，大便硬 2~3 日一行，舌淡苔厚而腻，脉滑。

西医诊断 慢性肾功能不全。

中医诊断 关格，证属湿浊内蕴。

治法 辛开苦降，通腑泻浊。

处方 黄连 3g，半夏 10g，紫苏叶 10g，酒大黄 8g，生牡蛎 20g，土茯苓 20g，枳实 10g，厚朴 10g，薏苡仁 20g，佩兰 10g，杏仁 6g，白蔻仁 6g，竹茹 10g。全成分颗粒 10 剂，每天 2 次，冲服。肾衰宁每次 3 片，每日 2 次。慎起居、畅情志，避风寒，注意休息，优质低蛋白饮食。

二诊（2022 年 2 月 8 日） 诉恶心明显改善，乏力好转，进食量增加，大便每天 1 次，质偏硬量少，诉睡眠较差，苔仍厚但较前明显好转，脉滑。

同上方改酒大黄为 10g，加淡竹叶 10g。全成分颗粒 10 剂；肾衰宁每次 3

片，每日 2 次。调护同上。

三诊（2022 年 2 月 24 日） 症状改善，因未遇本人坐诊，找其他医生开上方 30 剂全成分颗粒。

四诊（2022 年 3 月 22 日） 恶心欲呕消失，大便每日 1~2 次，量偏少质软，乏力消失，饮食正常，头稍晕而重且耳鸣，舌淡红苔稍厚而白，脉滑。

处方 黄连 3g，半夏 10g，紫苏叶 10g，酒大黄 12g，生牡蛎 20g，土茯苓 20g，枳实 10g，厚朴 10g，薏苡仁 20g，蔻仁 6g，僵蚕 10g，丹参 15g，石菖蒲 10g。全成分颗粒 10 剂。

五诊（2022 年 4 月 2 日） 头重耳鸣明显改善，大便 1~2 次，余无其他不适。

处方 黄连 3g，半夏 10g，紫苏叶 10g，酒大黄 12g（后下），生牡蛎 20g，土茯苓 20g，枳实 10g，厚朴 10g，僵蚕 10g，丹参 15g，石菖蒲 10g，王不留行 10g，蝉蜕 5g，路路通 15g。因全成分颗粒部分缺药，改中药饮片 7 剂，嘱连煎 3 遍混合保温，每次 200mL，每天 2~3 次，服完后煎第 2 剂；肾衰宁每次 2~3 片，每天 2~3 次，务必保持每天大便 2~3 次。

六诊（2022 年 4 月 14 日） 诸证缓解，饮食正常，无恶心呕吐，无乏力，每天大便 1~3 次，舌质淡红，苔薄白根部稍厚，脉滑。安溪县中医院生化复查尿素氮 14.3mmol/L、肌酐 201μmol/L、尿酸 411μmol/L。

效不更方，中药饮片同上。

按 本病中医属关格，辨证多本虚标实，本虚以脾肾为主，标实可有湿浊、水湿、腑实、瘀血等，中医可采用辛开苦降、利水渗湿、通腑泄浊、活血通络等方法。该患者辛开苦降、通腑泄浊贯穿始终，皆因其湿浊太盛，脾胃失清降浊失司，故以通腑气自降，再加三仁及佩兰以芳香化湿；湿浊壅滞、痰蒙耳窍，故而头重而鸣，加石菖蒲以化痰开窍；后期湿浊逐渐化解，加王不留行、路路通以活血通络而取得较好疗效。

慢性肾衰竭患者体内毒素的代谢可以通过通腑泄浊来代偿，可能可以使部分毁损的肾单位恢复部分功能，如果患者能配合中药灌肠疗效更佳，但血肌酐超过 700μmol/L 中药治疗疗效甚微，建议血液透析。

病案四

钟某，男，40岁。2021年6月8日初诊。

主诉 双脚踇趾关节胀痛、双下踝水肿伴恶心10余天。

现病史 患者10天前因饮食不节后出现双脚踇趾关节胀痛，服用止痛药后有所好转，但出现双下踝水肿伴恶心欲呕。查肾功能示：尿素氮9.8mmol/L，肌酐252μmol/L，尿酸620μmol/L。刻下：双脚踇趾关节胀痛、双下踝水肿，恶心欲呕，纳差寐安，大便软，每天2~3次，尿少，舌淡红苔白，根部厚腻，脉滑。既往患糖尿病史8年，痛风病史3年。

西医诊断 ①肾功能不全。②糖尿病肾病。③痛风。

中医诊断 关格，证属湿浊内闭。

治法 通腑泄浊。

处方 牛膝15g，薏苡仁30g，苍术10g，萆薢10g，土茯苓30g，生牡蛎30g，车前子10g，玉米须10g，佩兰10g，滑石15g，防己10g。全成分颗粒5剂，水冲服，日1剂。慎起居、避风寒，忌辛辣肥甘厚腻之品。

二诊（2021年6月15日） 药后脚趾关节胀痛好转，水肿消失，恶心欲呕改善，大便每天1次，尿量增多，舌脉同前。复查：肌酐200μmol/L，尿酸543μmol/L。

处方 同上方加酒大黄、厚朴各10g。全成分颗粒7剂，冲服，日服1剂。调护同上。

三诊（2021年6月21日） 上药后每天大便2~3次，质软，偶有腹泻，关节肿胀、水肿、恶心均已消失，舌淡红苔白，脉滑。复查尿素氮4.9mmol/L、肌酐130μmol/L、尿酸435μmol/L。

同上方全成分颗粒10剂，冲服，日服1剂。调护同上。

四诊（2021年7月1日） 诸症消失，舌脉同前。肾功能：尿素氮4.1mmol/L，肌酐113μmol/L，尿酸444μmol/L。

同上方全成分颗粒10剂，冲服，日服1剂。调护同上。

五诊（2021年7月13日） 诸症消失，每天大便保持2~3次，质软，无腹泻，诉较容易出汗，动则尤甚，舌脉同前。复查尿素氮 4.5mmol/L，肌酐 100μmol/L，尿酸 450μmol/L。

处方 牛膝 15g，薏苡仁 30g，苍术 10g，萆薢 10g，土茯苓 30g，生牡蛎 30g，车前子 10g，玉米须 10g，佩兰 10g，滑石 15g，酒大黄 10g，厚朴 10g，生黄芪 15g。10 剂。

患者服上药后外出工作半年，停用中药，症状未再发作，病情稳定。至 2022 年 2 月 25 日复诊，仍以上方化裁，每个月服 10~15 剂，多次复查肾功能仅尿酸偏高，尿素氮、肌酐均在正常范围，2022 年 7 月 14 日，肾功能：尿素氮 6.0mmol/L，肌酐 67μmol/L，尿酸 448μmol/L。

按 《伤寒论》曰，“关则不得小便，格则吐逆”。本例患者糖尿病肾病、慢性肾功能不全、继发性高尿酸血症，久病脾胃功能受损，运化失司，湿邪内盛，浊毒内聚，壅滞三焦，气机升降失常。湿浊为患，水湿不运，故而尿少水肿；湿毒下注，壅阻关节，经络瘀阻，故而关节肿痛；湿浊困阻中焦，胃失和降，而出现恶心欲呕、厌食等。《医门法律》“关格门”认为：“凡治关格病，不知批郤导窾，但冀止呕利溲，亟治其标，技穷力竭，无益反损，医之罪也。”故治疗关格并非简单止呕利尿，而需抓住根本病机。本案湿浊内蕴，膀胱不利，肠道不通，故以通腑泄浊为治疗大法。

方中牛膝活血化瘀、引药下行，薏苡仁、苍术健脾祛湿；萆薢、土茯苓、车前子、玉米须是本人自拟“化浊降酸茶”的主要成分，具有分清化浊、利湿降酸的功效，常于复方中加入用以治疗高尿酸血症；大黄、生牡蛎、土茯苓为自拟“肾衰灌肠方”的成分，只是灌肠用生大黄通腑泻浊力强，而口服换酒大黄缓泻而不伤正；舌苔厚腻，湿浊壅盛，故加佩兰、滑石以芳香化湿祛浊，防己利水渗湿而消肿。全方化湿利水、通腑泄浊，可促进体内毒素排泄，保护健全的肾单位，从而改善肾功能。

第四节　阳　痿

病案一

李某，男，24岁。1991年3月15日初诊。

主诉　阳痿半年余。

现病史　患者诉半年前开始出现阳痿不起，经多方治疗，服鹿茸等壮阳之物及注射雄性激素罔效，至今已婚半年，同房未曾成功，焦虑异常，诉常能勃起而不坚，未曾交媾而精已出，纳寐一般，二便正常，舌淡红苔薄黄，脉滑。

西医诊断　性功能障碍。

中医诊断　阳痿，证属肝气郁滞，湿邪内生。

治法　疏肝解郁，温阳化湿。

处方　柴胡10g，枳实10g，白芍15g，茯苓15g，牛膝10g，生薏苡仁30g，覆盆子10g，肉苁蓉10g，巴戟天6g，甘草3g。3剂，水煎服，日服1剂。慎起居、避风寒、畅情志，饮食有节，易于消化。

二诊（1991年3月28日）　药后勃起稍强，较能持久，然仍早泄，未能成功，舌脉同前。

处方　守上方加五味子6g。3剂，水煎服，日服1剂。同上调护。

三诊（1991年4月7日）　药后半年来首次成功，诉较早射精，舌脉同前。

处方　守上方加生鸡内金10g。2剂，水煎服，日服1剂。同上调护。

服上药后诸症俱除，随访1个多月，未再服药仍效。1991年9月13日，喜诉其妻已孕3个月。

按　肝主筋，前阴乃宗筋所聚，故《辨证录》曰："肝气旺而宗筋伸。"《黄帝内经·素问》"上古天真论篇"曰："肝气衰，筋不能动。"清代沈金鳌《杂病源流犀烛》"前阴后阴源流"云："又有失志之人，抑郁伤肝，肝失条达，木不能疏达，亦致阴痿起。”清代陈世铎《辨证录》曰：“因事体未遂，抑郁忧闷，遂阳痿不振，在举而不刚。”明代张介宾《景岳全书》“阳痿”又云：“凡思虑焦劳忧郁太过者，多致阳痿。”肝主疏泄，可调节情志，情志活动是“心神”的体现，只有在情志舒畅、肝气条达的情况下，肝才能通过藏血和疏泄的功能调节宗筋的血量。若疏泄失调，气机紊乱不畅，则血脉结而不行，宗筋失充，形成阳痿。

本案例症状日久，经多方治疗未果，情志不畅，焦虑异常从而导致肝气郁滞，肝脏疏导功能异常，人体气血运行不畅，日久肝郁乘脾，导致脾失健运，水湿运化失常而出现苔薄黄脉滑等湿邪内生之证。方中柴胡善调达肝气、疏肝解郁、畅达气机、升清达邪为主药，正所谓治痿先治郁，郁舒痿自起，配以枳实行气导滞降浊，二者一升一降使郁结之阳气得以透达，使气机运行正常，以白芍益阴柔肝，甘草调中和气，白芍配甘草酸甘化阴，柔肝缓急之力进一步加强，能缓解筋脉之痉挛，有利于气津之流畅，气血之运行；茯苓、生薏苡仁健脾胃祛湿；肾为先天之本，覆盆子可益肾养肝、缩尿固精之，肉苁蓉补肾阳，益精血，巴戟天入足少阴肾经及足厥阴肝经，具有补肾壮阳、强筋健骨的功效，牛膝入肝肾沉降趋下，引药下行，直达宗筋。全方柔肝健脾，补肾益精。二诊加五味子进一步增强温肾敛精的功效。三诊加生鸡内金善化有形郁积，兼有收敛之性，助其持久而愈。

病案二

郑某，男，29岁。2023年5月9日初诊。

主诉 性功能低下半年余。

现病史 患者近半年来自觉性欲减退，平时无性欲要求，勃起差，阴茎痿软不举，早泄，伴全身畏寒怕冷，查体未见明显器质性疾病。平时身体健康，多次就诊于外院及当地诊所，经中西医治疗均未好转。刻下：性欲减退，勃起差，早泄，畏寒怕冷，纳可，寐差，入睡困难，二便正常，舌淡，苔薄白，脉细弱。

西医诊断 性功能障碍。

中医诊断 阳痿，证属肝肾不足。

治法 补益肝肾。

处方 鳖甲 30g（先煎），生麻黄 5g，淫羊藿 12g，生地黄 15g，山茱萸 12g，莲须 10g，龙骨 20g，生牡蛎 20g，芡实 15g，菟丝子 10g，枸杞子 15g，王不留行 10g，路路通 15g，生鸡内金 6g。7 剂，水煎服，日服 1 剂。慎起居，畅情志，避风寒，饮食有节。

二诊（2023 年 5 月 23 日） 上药服后症状明显改善，硬度及早泄均有过半好转，畏寒怕冷较前好转，动则汗出，纳可，寐尚可，二便正常，舌淡，有齿印，苔薄，脉细弱。

守前方去生地黄、枸杞子、路路通，加熟地黄 15g、生黄芪 30g、党参 15g。7 剂，水煎服，日服 1 剂，如上调护。

三诊（2023 年 6 月 13 日） 上药服后症状进一步改善，硬度及早泄均有好转七八分，基本恢复原来的状态，汗出怕冷明显减轻，纳可，寐尚可，二便正常，舌脉同前。要求续上方巩固治疗。

同上方 7 剂，水煎服，日服 1 剂，如上调护。

按 阳痿属性功能障碍范畴，指性交时阴茎痿软不举，无法进行正常性生活。其病因涉及多样，包括先天禀赋不足、后天饮食情志劳欲失养等。基本病理变化为肝肾心脾受损，经络空虚，或经络失畅，导致宗筋失养而成。正所谓肝肾同源，男子阴茎为外肾，肾主生殖，肝主筋，阴茎乃宗筋之所聚，阴茎的正常生理功能与肝肾有着密切关系；肾主封藏，肾藏精，肝主疏泄，肝藏血，精血同源，二者相互制约，协调男子正常的排精功能。肾气、肾阳不足，不能温煦机体，气血生化运行受阻，肝血不足，筋脉失养，而见阴茎痿软不举。阳虚肾寒，故见全身畏寒怕冷。治疗当以补益肝肾为要。方中鳖甲血肉有情之品补益肝肾；淫羊藿味辛甘性温，走肝、肾二经，补命门、益精气，为补肾壮阳之要药；少量生麻黄辛温走窜、开关通闭，现代药理研究证明其能提高勃起中枢和射精中枢的兴奋性；以上三药是肖熙教授治疗阳痿的常用组合。枸杞子、菟丝子滋补肝肾，山茱萸补益肝肾，收敛固涩，莲须、芡实、鸡内金固肾涩精，龙骨、生牡蛎收敛固涩；王不留行有活血通经的功效，善于通利血脉，行而不住，走而不守，路路通疏肝活络，两药合用，能增加局部血管灌流量。二诊患者症状好转，动则汗出，加熟地黄、生黄芪、党参益气养阴。该案始终以补益肝肾为主，药物直达病所，故取得满意疗效。

病案三

王某，男，62岁。2023年6月22日初诊。

主诉 性功能下降2个月。

现病史 患者诉2个月来逐渐感觉性功能下降明显，勃起功能下降，伴有早泄，纳可，二便正常，舌淡齿印明显苔白，脉细。

西医诊断 性功能障碍。

中医诊断 阳痿，肝肾不足。

治法 疏肝解郁，补肾益阳。

处方 疏肝益阳胶囊每次4粒，每日3次。

生鳖甲20g（先煎），生麻黄3g，淫羊藿15g，巴戟天10g，牛膝15g，薏苡仁30g，菟丝子10g，枸杞子15g，覆盆子10g，王不留行10g，路路通15g，泽兰10g。5剂，水煎服，日1剂。慎起居，饮食有节，忌辛辣肥甘厚味及生冷之品。

二诊（2023年7月6日） 药后晨勃明显，硬度明显增强，但早泄仍明显，伴腰酸，舌脉同前。

处方 淫羊藿15g，巴戟天10g，牛膝15g，菟丝子10g，枸杞子15g，覆盆子10g，王不留行15g，路路通15g，熟地黄15g，山茱萸10g，炒山药15g，肉桂2g（冲服），生甘草5g。

5剂，水煎服，日1剂。调护同上。

三诊（2023年7月13日） 诉后5剂无效，还是前面的有效，舌淡齿痕明显，苔白，脉细。

处方 生鳖甲20g（先煎），生麻黄3g，淫羊藿15g，巴戟天10g，牛膝

15g，薏苡仁 30g，菟丝子 10g，枸杞子 15g，覆盆子 10g，王不留行 10g，路路通 15g，泽兰 10g，蜈蚣 2 条。5 剂，水煎服，日 1 剂。

药后症状改善，能进行性生活，但时间坚持较短，易泄。

按 《类证治裁》记载，“故阳之痿，多由色欲竭精，或思虑劳神，或恐惧伤肾，或先天禀弱，或后天食少。亦有湿热下注，宗筋弛纵，而致阳痿者”。肾藏精，主生殖，司精关开阖；肝主疏泄，两脏均与精液的闭藏和施泄密切相关，所以阳痿和早泄往往与肝肾相关。疏肝益阳胶囊具有疏肝解郁、活血补肾的功效，可以增加阴茎的血流，提高男性勃起的硬度，延长男性性生活的时间。

肾虚阳痿患者的治疗不能只一味壮阳，也应阴中求阳，生鳖甲、淫羊藿、生麻黄三药是福建省著名的肾病专家肖熙教授治疗阳痿的常用组合，意在阴中求阳、兴奋阳道。方中再仿五子衍宗丸有补肾益精的功效。近来有不少学者认为阻塞性血管病变是 40 岁以上男子继发性阴茎勃起障碍的主要原因，加入具有活血通络作用的蜈蚣、王不留行可以改善阳痿症状，特别是蜈蚣一味有“理气逐瘀通络、安神镇惊、强身兴阳”的作用，有利于性功能障碍的恢复。

第八章

气血津液病证医案

第一节　消　渴

“消渴”并不能完全等同于糖尿病，或者说“消渴”只是糖尿病中的一种类型。《黄帝内经·素问》“奇病论篇”：“有病口甘者，病名为何？何以得之？岐伯曰：此五气之溢也，名曰脾瘅，夫五味入口，藏于胃，脾胃之行之精气，津液在脾，故令人口干也，此肥美之所发也，此人必数食甘美而多肥也，肥者令人内热，甘者令人中满，故其气上溢，转为消渴，治之以兰，除陈气也。”《黄帝内经》把本病分为三大期。1期称为“脾瘅”，其病机是“五气之溢”，与糖尿病前期类似；2期称为“消渴”，其病机是“甘气上溢”，与2型糖尿病发病期类似；3期称为“消瘅”，其病机是“怒气上逆”，相当于糖尿病并发症期。消渴早期以郁为主，先是气郁、食郁，进一步引起湿郁、痰郁，最终发展为热郁、血郁。消渴发生期以热为主，由于郁滞积蕴，久而化生内热，热在心肺则口渴引饮，在胃则消谷善饥，在肝则易怒口苦，在肠则便秘难下，在肾及膀胱则小便频多；消渴发展期以虚为主，其病机可归纳为“燥热伤阴→气阴两虚→阴阳两虚”；消渴后期以损为主，病机可概括为“浊毒蕴结→痰瘀内阻→络损脉伤→脏腑损害”。

中医药治疗糖尿病的研究不能一味追求增加胰岛素的分泌，其实中药促胰岛素分泌作用远不如西药，况且促胰岛素分泌不一定是完美的降糖药物。中医必须从减少葡萄糖在肠道中的吸收，增加靶细胞上胰岛素受体数量，增加胰岛素敏感性，减少胰岛素抵抗，增加细胞的葡萄糖转运因子，增加糖的无氧酵解等方面来认识中药的降糖作用。

病案一

郑某，男，55岁。2024年4月23日初诊。

主诉　体检发现血糖升高3年。

现病史　患者3年前体检空腹血糖6.3mmol/L，2年前体检空腹血糖

6.9mmol/L，1 年前体检空腹血糖 7.2mmol/L，未经任何治疗，饮食未控制。今天生化：血糖 8.14mmol/L，糖化血红蛋白 7.1%。无口干喜饮，无消谷善饥，无尿多，无体重下降，纳可，大便偏软，一天 1~3 次，舌淡红苔白，脉滑。

西医诊断 糖尿病。

中医诊断 脾瘅，证属脾虚湿盛。

治法 健脾化湿，清热生津。

处方 炒白术 10g，佩兰 10g，虎杖 15g，天花粉 10g，甘草 3g。15 剂，每日 1 剂，煎汤代茶频饮。加强运动，多吃蔬菜，忌肥甘厚腻之品。

二诊（2024 年 5 月 10 日） 服上药过程中多次测空腹末梢血糖，多在 6mmol/L 左右，最高不超过 6.5mmol/L，无多饮、多尿、多食，无体重下降，纳可，无腹泻，舌脉同前。

处方 同上方，30 剂，每 2~3 天 1 剂，煎汤代茶频饮。调护同上。

三诊（2024 年 7 月 26 日） 诉空腹末梢血糖多在 6mmol/L 以下，较少超过 6mmol/L。今复查生化：血糖 5.95mmol/L，糖化血红蛋白 6.3%。

按 患者血糖升高，虽空腹血糖与糖化血红蛋白均已达到糖尿病的诊断标准，但无多饮、多尿、多食，无消瘦等“三多一少”的症状，故中医诊断仍属脾瘅，不诊为消渴。

《黄帝内经 · 素问》“奇病论篇”：岐伯曰：此五气之溢也，名曰脾瘅……甘者令人中满，故其气上溢，转为消渴，治之以兰，除陈气也。”从糖尿病病机分析，糖尿病的病理基础应是“脾不散精”，脾虚生湿浊，湿浊化热，热盛伤津而产生口干、消瘦等症状。白术味甘苦性温，具有健脾益气、燥湿利水的功效；佩兰味辛性平，芳香醒脾、理气化浊、善清脾胃湿热，是用于预防和治疗 2 型糖尿病中胰岛素抵抗者的代表药物；虎杖又名“野黄连”，其味苦性寒，清热泻火、凉血解毒、活血化瘀，可以改善胰岛素敏感性，保护胰岛 β 细胞，缓解由糖尿病引起的氧化应激损伤；天花粉味苦微甘、性寒，具有养阴润燥、清热生津之功效；甘草调和诸药。五药配伍具有健脾化浊、清热生津的作用，该方取名“健脾平糖饮”，在安溪县中医院治未病科广泛应用，对于空腹葡萄糖受损、糖耐量异常或轻度糖尿病患者疗效不错。

病案二

李某，49岁。2022年6月8日初诊。

主诉 口干口苦伴失眠1个月余。

现病史 患者1个月余前无明显诱因出现失眠、口苦，未予重视，1周来上述症状加重，影响正常生活，遂来就诊。糖尿病史5年，长期口服降糖药物，目前口服“瑞格列奈、二甲双胍、达格列净片”，今晨测空腹末梢血糖13mmol/L。刻下：夜间辗转反侧不能入眠，口苦，口干，纳可，二便调。舌质红有齿痕苔薄黄，脉细弦。

西医诊断 糖尿病。

中医诊断 消渴，证属肝经郁热，湿热壅滞。

治法 清肝火，化湿热。

处方 柴胡10g，黄芩10g，半夏10g，生姜6g，大枣10g，生甘草5g，党参10g，虎杖20g，鬼箭羽10g，天花粉15g，石斛10g，龙骨15g，生牡蛎15g。7剂，水煎服，日1剂。西药降糖按原方案继续。慎起居，畅情志，饮食有节，忌肥甘厚味。

二诊（2022年7月20日） 服上方药后睡眠明显改善，饥饿时出现双手颤抖，但无出冷汗，多次测空腹末梢血糖均在7mmol/L以下，口干口苦好转，舌红苔薄白有齿痕，脉细。今天空腹末梢血糖5.4mmol/L。考虑肝经郁热已解，目前表现为气阴两虚，调整以益气养阴为主，兼化肝经余热。

处方 生黄芪20g，生地黄15g，苍术6g，玄参15g，丹参15g，葛根20g，虎杖15g，鬼箭羽10g，天花粉15g，石斛10g，生甘草5g，太子参15g。7剂，水煎服，日1剂，如上调护。

三诊（2022年8月17日） 睡眠已安，口干消失，晨起稍有口苦，小便短。舌质红有齿痕，脉细。

守上方7剂，生黄芪改30g，煎服法同前，西药同前，如上调护。

四诊（2022年9月21日） 诸症皆除，生化空腹血糖6.0mmol/L，舌红，苔少，脉细。

守上方去苍术，加麦冬、陈皮，生黄芪改为15g。7剂，水煎服，日1剂，如上调护。嘱常服西洋参水。

按　《金匮要略》"消渴病篇"云，"厥阴之为病，消渴，气上撞心，心中疼热"，肝主情志，肝脏与消渴病密切相关。肝郁不疏，郁而化热，内热伤阴，发为消渴，伤阴亦可耗气，故久致气阴两虚。夜间子时、丑时肝胆经当令，少阳为半表半里之经，起着联络诸经的作用，肝经郁热，枢转不利，则阴阳失调，夜不成寐；肝胆气机疏泄不利，肝胆之气上逆而致口苦。

方中小柴胡汤和解少阳、清利肝胆郁热；鬼箭羽性味苦寒，入厥阴肝经，有破血通经之功效，现代研究对糖尿病血管病变有防治作用；虎杖微苦微寒，又名"野黄连"，可以清热泻肝火；天花粉、石斛养阴生津；龙骨、生牡蛎重镇安神。二诊夜已能寐，新发饥饿时手抖、口干，表现为气阴两虚，故去小柴胡汤，易黄芪、苍术健脾益气；生地黄、玄参、葛根滋阴生津；久病入络，络脉瘀阻，以丹参祛瘀生新以治标。三诊加重生黄芪之量，增强益气之功。四诊舌红少苔，去苍术之燥，易以麦冬之阴，入陈皮味，使养阴而不滞。药后内热已除，舌脉呈一派气阴两虚之象，故嘱常服西洋参水，益气养阴而收全功。

病案三

李某，男，53岁。2022年5月18日初诊。

主诉　发现血糖升高2年。

现病史　患者2年前体检发现血糖升高，后长期规律口服降糖药物（二甲双胍片、瑞格列奈），自测末梢空腹血糖在9~11mmol/L波动。刻下：四肢怠倦困重，口苦，心慌心悸，大便黏滞，有后重感，舌红苔黄而厚，脉滑。

西医诊断　糖尿病。

中医诊断　消渴，证属湿热壅滞。

治法　清热化湿，通腑泄热。

处方　白豆蔻6g，杏仁6g，薏苡仁30g，滑石15g，佩兰10g，扁豆花10g，黄柏6g，泽泻10g，淡竹叶10g，虎杖15g，葛根15g，黄芩10g，黄连

3g。7 剂，水煎服，早晚各 1 次。西药按原方案继续，慎起居，畅情志，饮食有节，忌肥甘厚味。

二诊（2022 年 6 月 15 日） 服上药后降糖效果明显，多次测末梢空腹血糖在 7~8mmol/L 波动。口苦减轻，仍有心慌心悸，睡眠不好，大便秘结，舌红苔黄厚，脉滑。

处方 同上方加酒大黄 5g。7 剂，水煎服，早晚各 1 次。

三诊（2022 年 9 月 7 日） 服上药后血糖进一步下降，末梢空腹血糖在 7mmol/L 左右波动，自在当地诊所按原方抓药 3 次。刻下：口苦减轻，大便通畅偏软而黏滞，心悸改善，睡眠差，舌红苔黄厚，脉滑。

处方 同 5 月 18 日方 7 剂，水煎服，早晚各 1 次。

四诊（2022 年 9 月 21 日） 药后睡眠明显好转，偶有便秘，舌红苔黄稍厚，糖化血红蛋白 5.6%。

处方 同上方去扁豆花、葛根，加土茯苓 15g、木香 5g、酒大黄 5g。12 剂，水煎服，早晚各 1 次。

五诊（2023 年 2 月 15 日） 停服中药 3 个月期间纳可、寐安、二便通调，末梢空腹血糖在 5~6mmol/L 波动，半个月前擅自减少降糖药服用次数，1 天服 1~2 次，血糖再升高，今晨末梢空腹血糖 12mmol/L，伴口苦嗜睡，大便硬，舌苔黄厚，脉滑。

处方 白豆蔻 6g，杏仁 6g，薏苡仁 30g，滑石 15g，佩兰 10g，黄连 10g，厚朴 10g，虎杖 20g，生甘草 5g，半夏 10g，黄芩 10g，苍术 10g，鬼箭羽 10g，酒大黄 5g。7 剂，水煎服，早晚各 1 次。

按 既往糖尿病多被认为是“消渴”，因其早期症状隐匿，古人诊疗条件不足，难以诊出疾病，当出现“三多一少”典型症状时已是消渴中晚期，故传统中医学大多认为消渴的基本病机为阴虚燥热，治疗上往往以滋阴清热为主。然而现在在临床实践中发现，2 型糖尿病前期患者大多有嗜食肥甘厚味的习惯，常表现为中焦胃肠实热证。嗜食膏粱肥甘厚味，碍脾运化，损伤胃肠，脾胃纳运、肠腑传导功能失职，则水谷积滞，精微不化，因而出现中焦壅满，气机受阻，郁而化生内热等一系列变化，“饮食自倍，肠胃乃伤”，可见中焦胃肠是其病理过程形成的关键脏腑。本案中患者口苦、大便秘结，此乃腑气不通，舌红苔黄而厚，脉滑提示湿热内蕴，故对证论治，予三仁汤加减清化湿热，其中加入虎杖、大黄以加强清热通腑之功。正如《药品化义》："大黄气味重浊，直降下行，走而不守，有斩关夺门之力，故号为将军。专攻心腹胀满，胸胃蓄热，积聚痰实，便结瘀血，女人经闭。盖热淫内结，用此开导阳邪，宣通涩滞，奏功独胜。"虎杖也称"野黄连"，具有清热泻火、活血定痛的作用，现代研究显示其具有下调餐后血糖水平的功能，可有效预防并治疗糖尿病。

病案四

傅某，男，53岁。2022年9月21日初诊。

主诉 反复口干口苦10年，双脚底麻木1年余。

现病史 患者10年前无明显诱因出现口干喜饮，伴口苦，体重下降，求诊于当地县级医院，诊断为"糖尿病"，10年来不规则服用降糖药，血糖波动较大；1年余前发现双脚底麻木，服用"营养神经药"效果不佳。刻下：口干喜饮，晨起口苦明显，双脚底麻木，大便干结，舌红，舌下脉络曲张，舌两边苔白而厚，脉弦滑，空腹血糖10.5mmol/L。

西医诊断 糖尿病周围神经病变。

中医诊断 消渴，证属肝胆湿热，瘀血内阻。

治法 清利湿热，活血通络。

处方 柴胡10g，黄芩10g，半夏10g，党参10g，虎杖15g，鬼箭羽10g，酒大黄6g（后下），丹参15g，牛膝15g，薏苡仁20g，土鳖虫5g，生甘草5g。7剂，水煎服，早晚各1次。慎起居，畅情志，饮食有节，忌肥甘厚味。

二诊（2022年12月7日） 诉双脚底麻木改善，但口干口苦改善不明显，自在家按原方取药2次，大便好转但仍较硬，舌苔厚，脉弦滑，空腹血糖8mmol/L。

处方 同上方去半夏，加天花粉15g，佩兰10g，加酒大黄至8g。10剂，水煎服，早晚各1次。

三诊（2022年12月21日） 口干口苦明显改善，大便好转成形，双脚底麻木基本消失，舌脉同前。空腹血糖6.8mmol/L，要求按上方续服。

同上方10剂，水煎服，早晚各1次。

按 《伤寒论》言“少阳之为病，口苦，咽干，目眩也”，此乃少阳病提纲。患者口干口苦，提示邪在少阳，结合患者大便干结，舌红，两边苔厚，脉弦滑，正如《伤寒论》第230条所言：阳明病，胁下硬满，不大便而呕，舌上白胎者，可予小柴胡汤。上焦得通，津液得下，胃气因和，身濈然汗出而解。故邪留少阳阳明，既需通腑泄热，仍要和解少阳。故予小柴胡汤加减。本案中患者脚底麻木，糖尿病久病入络，或阴虚燥热，耗伤津液，血运不畅，或阴损及阳，阳虚寒凝而成瘀，发为胸痹、眩晕、中风、四肢麻木等，由此，活血化瘀需贯穿于糖尿病治疗的始终。鬼箭羽一药，味苦性寒，有破瘀行血、活络通经之功，故能改善糖尿病并发的血管病变，配伍牛膝、土鳖虫可加强化瘀通络之功。二诊症状好转，但口干口苦无改善，“若渴，去半夏，加人参，合前成四两半，栝蒌根四两”，加天花粉后明显改善，古人诚不欺我。

病案五

林某，男，69岁。2022年11月9日初诊。

主诉 口干口苦1个月。

现病史 患者诉1个月前无明显诱因出现口干口苦，饮水量及饮水次数较前显著增加，饮不止渴，尿频量多，在外未诊治，症状未见改善，遂来就诊，测空腹血糖10.2mmol/L。刻下：口干喜饮，口苦，纳寐尚可，尿频量多，小便黄，大便干硬。舌红苔厚而黄，脉弦滑。既往脑梗死、糖尿病史，长期口服降糖药。

西医诊断 糖尿病。

中医诊断 消渴，证属少阳阳明合病。

治法 和解少阳，内泻热结。

处方 柴胡10g，黄芩10g，黄连10g，半夏10g，虎杖15g，鬼箭羽

10g，党参 10g，生甘草 5g，佩兰 10g，丹参 15g，酒大黄 6g，薏苡仁 30g。7 剂，水煎服，日服 1 剂。慎起居，畅情志，饮食有节，忌食肥甘厚味。降糖药按原方案治疗。

二诊（2022 年 11 月 30 日） 口干口苦明显改善，饮水量、饮水频率减少，尿频量多改善，大便通畅，自觉口中干涩，小便偏黄，舌红苔厚而黄，脉弦滑。

守前方去党参加土茯苓 20g、苍术 10g。7 剂，水煎服，日服 1 剂。降糖药同前，如上调护。

三诊（2022 年 12 月 14 日） 患者诉口干口苦基本缓解，饮水量、饮水频率明显减少，尿频量多显著改善，大便通畅，小便转清，舌红，苔薄黄，脉弦滑。空腹血糖 7.2mmol/L。

守前方 7 剂以加强疗效，水煎服，日服 1 剂。降糖药同前，如上调护。

按 《黄帝内经 · 灵枢》“本脏”中指出，“肝脆则善病消瘅易伤”，可知肝失疏泄，郁而化火，灼伤津液，可致消渴；《黄帝内经 · 素问》“阴阳别论篇”云，“二阳结谓之消”，阐发了胃热津伤，阳明燥热致消的机制。本案辨病为先，结合患者口苦、口干、舌红苔厚而黄，脉弦滑、大小便异常等少阳病兼热壅气滞、三焦津液代谢失常等实证表现，辨证为少阳阳明合病。因此投大柴胡汤加减治疗此病。大柴胡汤和解少阳，内泻热结，清肝胃肠热并存。方中柴胡、黄芩为基础对药，二药配合可清疏肝郁，疏泄少阳之邪；黄连清泄胃热，大黄内泄阳明热结、行气消痞，又可防黄连止泻涩肠之弊；辛开之半夏与苦降之黄芩、黄连、大黄配伍，共奏开郁火、清胃热之功效；党参益气养阴，既可防邪热伤阴耗气，又能缓和大黄泻下伤阴之弊；佩兰辛香燥，可以祛除体内郁积的陈腐秽浊之气，使脾得以运化，水谷精微得以布散，五脏六腑得以濡润；鬼箭羽味苦，入厥阴肝经，能坚阴，性寒入血分，能清解阴分之燥热，对糖尿病的阴虚燥热有良好的作用；虎杖微苦微寒，清热解毒、利胆退黄、祛风除湿、散血定痛，因清热泻火力强，又名“野黄连”；久病入络，络脉瘀阻，以丹参祛瘀生新以治标；薏苡仁健脾祛湿；甘草调和诸药。二诊未获全功，湿热毒邪稽留，去滋腻之党参，易以土茯苓、苍术驱除湿邪热毒。三诊诸证皆除，继以原方以使郁、热皆去，虚损得复。

病案六

陈某，女，55 岁。2023 年 2 月 15 日初诊。

主诉 糖尿病 10 余年，双下肢水肿伴疼痛 8 年。

现病史 患者糖尿病史 10 余年，不规则治疗。8 年前出现双下肢水肿，伴双小腿及足底疼痛，现胰岛素每次皮下注射 14 单位，一天 2 次，无口服药。刻下：双下肢水肿，伴双小腿及脚底疼痛，稍口干，纳少，寐差，尿短，大便可，舌暗淡有齿印，苔厚，脉滑。

西医诊断 糖尿病肾病、糖尿病周围神经病变。

中医诊断 水肿，证属气虚不运，脉络瘀阻。

治法 益气利水，活血通络。

处方 茯苓 15g，猪苓 10g，泽泻 10g，生白术 10g，桂枝 10g，生黄芪 20g，防己 10g，益母草 15g，车前子 10g，玉米须 15g，僵蚕 10g，王不留行 10g，通草 3g。7 剂，水煎服，早晚温服。慎起居，畅情志，饮食有节，忌肥甘厚味。

二诊（2023 年 3 月 20 日） 下肢水肿明显减轻，但双下肢疼痛反而有所加剧，脚底足背呈对称性、阵发性抽痛，舌脉同上。

处方 桂枝 10g，赤芍 10g，大枣 10g，当归 10g，通草 6g，细辛 3g，防己 10g，生黄芪 20g，茯苓 15g，秦艽 10g，桑枝 10g，益母草 15g，炙甘草 6g。7 剂，水煎服，早晚温服。调护同上。

三诊（2023 年 4 月 5 日） 双下肢水肿消失，但双脚底足背呈对称性、阵发性抽痛无好转，5 天来右侧胸部也开始抽痛，伴有头晕，二便正常，舌暗淡有齿印，苔厚，脉滑。空腹血糖 10.2mmol/L。

处方 胰岛素继续原量注射，加达格列净口服每日 10mg。

皂角刺 10g，白芥子 6g，赤芍 10g，当归 10g，牛膝 15g，薏苡仁 30g，苍术 6g，鬼箭羽 15g，虎杖 20g，土鳖虫 6g，地龙 10g，王不留行 12g，路路通 15g，生甘草 5g。7 剂，水煎服，早晚温服。

四诊（2023 年 4 月 19 日） 双下肢疼痛好转，头晕无明显改善，舌暗淡有齿印，苔厚，脉滑。

处方 皂角刺 10g，生黄芪 15g，赤芍 10g，当归 10g，牛膝 15g，薏苡仁 30g，苍术 6g，鬼箭羽 15g，虎杖 20g，土鳖虫 6g，地龙 10g，王不留行 12g，路路通 15g，生甘草 5g。7 剂，水煎服，早晚温服。

五诊（2023 年 7 月 19 日） 患者诉服上方药后双下肢抽痛消失，效果特别好，未再继续服用中药。但 1 个月前擅自停用口服降糖药，近 1 个月末梢血糖控制不佳，1 天前双下肢痛又复发，但程度较前明显减轻，口干饮多，舌暗淡有齿印，苔白水滑，脉细。

处方 同上方。7 剂，水煎服，早晚温服。

按 水肿的治疗，遵循“去宛陈莝”“开鬼门”“洁净府”三条基本原则。张仲景宗《黄帝内经》之意提出：“诸有水者，腰以下肿，当利小便；腰以上肿，当发汗乃愈。”本案中予利小便之法，运用五苓散和防己黄芪汤加减治疗，对水肿疗效显著。消肿改善后，患者的突出症状是双下肢疼痛，特别是脚底和足背的对称呈阵发性抽痛，这是因为糖尿病多年，血糖控制不佳导致的糖尿病神经损伤，患者舌暗有齿印，说明有阳虚又有瘀阻，予当归四逆散加减以温阳通络，但效果有限；考虑患者之水肿责之于肺、脾、肾三脏的功能失调，水湿内阻日久，易酿湿成痰，顽痰随气上下，阻滞脉络，痰瘀互结，缠绵难愈，故予白芥子、皂角刺开化顽痰；赤芍、土鳖虫、地龙、王不留行、路路通活血通络，且土鳖虫、地龙善下行，具有搜风化痰、通络止痛、息风止痉的作用；薏苡仁、苍术燥湿，牛膝引药下行；虎杖活血定痛，鬼箭羽活血通经，两药为治疗糖尿病的常用药对。全方共奏豁痰通络、活血定痛的作用，故而效果显著。

第二节　汗　证

正常的出汗是人体自主调节的结果，对燮理阴阳具有重要作用，是一种生理现象；异常的出汗是阴阳失衡的征兆，常见自汗和盗汗，其直接后果是耗气伤阴。《黄帝内经·素问》“举痛论篇”：“炅则腠理开，荣卫通，汗大泄，故气泄矣。”《黄帝内经·灵枢》“营卫生会”：“夺血者无汗，夺汗者无血”。

白昼汗出，动辄尤甚者，是谓自汗，一般认为多由气虚或阳虚而致；寐中汗出，醒来即止者，是谓盗汗，一般认为多由阴虚而致。然临证并不尽然，如《景岳全书》指出：“自汗盗汗，亦各有阴阳之证，不得谓自汗必属阳虚，盗汗必属阴虚也。”肺主皮毛，司腠理之开阖，肺气充足，卫气循行于体表，则腠理严实，汗孔开阖有度，就不会出现异常的汗出，当肺气不足或营卫不和，可导致卫外失司而津液外泄；此外阴虚火旺或肝火、湿热郁蒸，也会逼津外泄。实证和虚证之间也可兼见或相互转化，如邪热郁蒸，久则伤阴耗气，转为虚证；虚证亦可兼有火旺或湿热；虚证之间自汗日久可伤阴，盗汗久延则伤阳，以致出现气阴两虚或阴阳两虚之候。

此外，出汗还是一个邪气外出的途径。根据中医学顺势而为、因势利导的治疗思想，即“凡逐邪者，随其所在，就近而逐之”，合理地利用发汗，给邪找出路，可应用于以表证为指征的疾病。临证又不必完全囿于此，比如尿毒症的汗法也是体内毒素代谢的另外一种代偿途径。

病案一

林某，女，38 岁。2022 年 5 月 31 日初诊。

主诉　易汗出、乏力 3 个月。

现病史　患者 3 个月前无明显诱因出现容易出汗，动则尤甚，日均 5~6 次，汗出后畏冷，汗出湿衣，倦怠乏力，面色㿠白，伴口干喜饮，心悸心慌，纳少，寐差，多梦，小便清长，夜间尿频（每天 3~4 次），大便正常，舌淡有齿痕，舌边红，苔少，脉细。

西医诊断 多汗症。

中医诊断 自汗，证属气虚不固。

治法 益气固表。

处方 生黄芪 20g，炒白术 10g，防风 6g，党参 15g，麦冬 15g，五味子 6g，生龙骨 20g，生牡蛎 20g，生甘草 5g，茯苓 15g，乌药 10g，益智仁 6g，桂枝 10g。7 剂，水煎服，日服 1 剂。慎起居，畅情志，避风寒，防感冒，饮食有节。

二诊（2022 年 6 月 23 日） 服药期间，诸症减轻，汗出基本消失，心悸心慌明显改善，乏力减轻，口稍干，纳尚可，寐稍差，夜尿 1 次，但停药后半个月汗出再发，舌脉同上。

守前方去麦冬、茯苓、生甘草，加炙甘草 6g、生白芍 10g、生姜 6g、大枣 10g。7 剂，水煎服，日服 1 剂，如上调护。

三诊（2022 年 8 月 27 日） 上方服后，未再汗出，心悸心慌消失，乏力缓解，面色红润，仍稍口干，纳可，寐尚可，二便正常，舌淡红，苔白，脉细。

守前方去乌药，加麦冬 15g。7 剂，水煎服，日服 1 剂，如上调护。

按 汗证是由于人体阴阳失调，营卫不和，腠理不固，而引起汗液外泄失常的病证。患者素体气虚，卫外不固，营阴不能内守，津液外泄，故汗自出，动则加重；“汗为心液”，汗出过多则心阳不足，故出现汗出畏冷，心慌心悸症状，予玉屏风散合生脉散加减，益气固表，收敛止汗，调和营卫。方中黄芪、白术、防风补益肺气，固表止汗，补肺气之虚以充卫气而止汗；桂枝、甘草温补心阳，《伤寒论》“发汗过多，其人叉手自冒心，心下悸，欲得按者，桂枝甘草汤主之”；党参、麦冬、五味子益气生津，敛阴止汗；生龙骨、生牡蛎为治汗出经验用药，张锡纯言“治梦之纷纭、虚汗之淋漓，龙牡尤胜”；兼小便清长，夜间尿频，加益智仁、乌药益肾缩尿。全方益气固表，收敛止汗为一体，标本兼顾，阴阳相合，共济因肺气虚营卫不和之证。二诊患者症状改善但停药后仍再发，守上方加桂枝汤以加强调和营卫之力，且桂枝得黄芪益气而振奋卫阳；黄芪得桂枝，固表而不致留邪，芍药养血和营，与桂枝合用调营卫而和表里，生姜辛温，疏散风邪，以助桂枝之力；大枣甘温，养血益气，以资黄芪、芍药之功；与生姜为伍，又能和营卫，调诸药。进一步使全方固表而不留邪，散邪而不伤正，邪正兼顾。

病案二

郑某，女，63岁。2023年7月1日初诊。

主诉 反复头汗多10年。

现病史 患者10年来反复头汗，动则汗出，汗出淋漓，胸背部也有少量汗出，平素易感冒，常打喷嚏，鼻塞，常头痛，纳可，寐安，进食后即腹泻，舌淡有齿痕，苔少脉细。

西医诊断 多汗症。

中医诊断 汗证，证属气虚不摄。

治法 益气固表。

处方 生黄芪30g，炒白术10g，防风6g，桂枝10g，生白芍10g，大枣10g，炙甘草6g，葛根15g，山茱萸12g，龙骨15g，生牡蛎15g，浮小麦30g，木香6g，生姜6g。5剂，水煎服，日服1剂。慎起居，畅情志，避风寒，防感冒，饮食有节。

二诊（2023年7月8日） 动则汗出，汗出淋漓明显好转，但仍咽痒喷嚏，鼻塞，头痛好转，纳可，寐安，腹泻好转，舌淡有齿痕，苔少，脉细。

处方 生黄芪30g，炒白术10g，防风6g，桂枝10g，生白芍10g，大枣10g，炙甘草6g，葛根15g，浮小麦30g，木香6g，银柴胡10g，乌梅10g，五味子6g，石菖蒲10g，生姜6g。5剂，水煎服，日服1剂。调护同上。

三诊（2023年7月22日） 药后症状基本消失，咽痒喷嚏、鼻塞已无发作。但停药后逐步再发动则汗出，头颈部汗出淋漓，原进食后即腹泻好转，但昨天饮食不洁后腹泻频繁，午后头重头痛，纳可，寐安，舌淡有齿痕，苔少脉细。

处方 同首诊方5剂，水煎服，日服1剂。药后诸症消失。

按 该案与前例类似，仍是气虚不摄之汗证，但患者年龄较大，且汗出以头颈部为主，汗出量更多，故加山萸肉以益肾敛汗固脱，张锡纯言“萸肉之性不独补肝，凡人身之阴阳气血将散者，皆能敛之。故救脱之药，当以萸肉为第一”“若其汗过多，服药仍不止者可用龙骨、牡蛎、萸肉各一两煎服，不过两剂即止”。二诊咽痒鼻塞，喷嚏频频，改脱敏煎后症状消失，但停药后复发，仍以首诊方善其后。

病案三

李某，男，69岁。2023年4月13日初诊。

主诉 大汗淋漓1个月余。

现病史 患者自诉1个月余前开始出现汗多，稍活动或睡觉时汗出明显，曾多方求治，口服中药20余剂，观其方有清热泻火，益气收敛，但均无见效。刻下：大汗淋漓，头身汗出如泉，伴明显口干，口苦，咳嗽有痰，痰白，鼻涕清稀，阴囊湿疹而痒，无发热，平素大便不成形，纳寐一般，小便正常，舌淡胖大齿印明显，苔黄腻，脉洪大。患者体形肥胖，既往慢性阻塞性肺疾病20余年，长期口服西医治疗（具体不详）。

西医诊断 多汗症。

中医诊断 汗证，证属气虚不摄。

治法 益气固表，收敛止汗。

处方 黄芪30g，炒白术10g，防风6g，党参30g，五味子6g，麦冬15g，龙骨30g，生牡蛎30g，山茱萸15g，浮小麦30g，炙甘草6g。3剂，日1剂，水煎服。慎起居、避风寒，饮食有节，忌辛甘厚腻及生冷之品。

二诊（2023年4月15日） 患者诉服用上方后汗出明显好转，口干也明显改善，无口苦。刻下：少许汗出，少许黏痰，鼻塞流清涕，夜尿增多，舌淡胖大齿印明显苔黄腻，脉洪大。

处方 守上方加石菖蒲10g、乌药10g。5剂，日1剂，水煎服，同上调护。

三诊（2023年4月20日） 患者诉服上方后汗出明显好转，阴囊湿疹竟然消失，无口干口苦。刻下：少许汗出，轻咳嗽少许黏痰、流涕减少，夜尿减少，舌淡胖大轻度齿痕，苔黄，脉洪大。

处方 守上方去乌药，改党参量为15g，加桑白皮10g。5剂，日1剂，水煎服，同上调护。

四诊（2023年4月25日） 患者已无汗出，舌脉同前，患者要求续守上方3剂巩固治疗。

按 本例患者下午就诊，时值春季清明期间，天气并未太热，就诊时手持毛巾频频擦拭，汗出如泉，似欲虚脱之象。大汗淋漓、口干频饮，但诊脉确实洪大而有力，按理应是阳热亢盛之证，但是没有发热，反而有虚脱之象；舌淡胖大齿印明显，平素大便多不成形，应是脾虚气虚、卫表不固，思虑良久不敢下手；考虑患者慢性阻塞性肺疾病20余年，反复有咳喘病史，长期口服西医治疗，且伴有咳嗽白痰，流清涕，应本有肺气虚衰、卫失固护，且脾气虚中气不能外充于卫、卫阳失固、津液外出而为汗，最后决定以治疗气虚试试。气虚不能摄汗，伤及津液故而口干频饮，有气阴两虚之象，以玉屏风散益气固表，加生脉饮益气养阴；依张锡纯经验加龙骨、牡蛎、山萸肉以敛汗固脱，加浮小麦收涩，甘草守中焦、调诸药，全方共奏益气固表、收敛固脱之功。二诊因鼻塞流涕、苔黄腻加石菖蒲以化痰开窍，因夜尿多加乌药以暖肾缩尿。三诊因咳嗽咳痰未解，加桑白皮以宣肺止咳。该症虚实难辨，脉症难舍，试舍脉从症以益气固表、收敛固涩治疗，竟获良效。

病案四

李某，男，73岁。2023年2月15日初诊。

主诉 全身汗出1个月。

现病史 患者1个月前出现全身汗出，尤以头面部及颈部汗出明显，动则汗出淋漓，伴腹胀，常下肢水肿，尿短，大便可，舌淡红，苔白，脉细。5年前贲门癌手术史，肝硬化病史，2年前脾手术史。

西医诊断 多汗症。

中医诊断 汗证，证属营卫不和。

治法 调和营卫。

处方 生牡蛎30g，龙骨30g，桂枝15g，白芍15g，生姜10g，炙甘草10g，大枣15g，生黄芪30g，熟地黄15g，山茱萸15g，丹参15g，大腹皮10g，益母草15g。7剂，水煎服，日1剂。慎起居，避风寒，防感冒，饮食有节。

二诊（2023年3月3日） 出汗略有改善，但仍较严重，伴口干喜饮，舌淡红，苔白偏干燥，脉细。

处方 龙骨30g，生牡蛎30g，桂枝10g，白芍10g，生姜6g，大枣10g，炙甘草6g，山茱萸15g，生地黄15g，丹参15g，生黄芪15g，益母草15g，党参15g，麦冬15g，五味子5g。7剂，水煎服，日1剂。慎起居，避风寒，防感冒，饮食有节。

三诊（2023年3月15日） 汗出基本消失，大便黏，蹲起时头晕黑蒙，腹胀有水，双下肢有水肿，双侧乳房增大疼痛，舌淡红，苔白，脉细弱。

处方 茯苓15g，猪苓10g，泽泻10g，生白术10g，桂枝10g，生黄芪20g，防己10g，木香6g，大腹皮10g，厚朴10g，丹参15g，益母草15g。7剂，水煎服，日1剂。

按 本例患者有贲门癌手术史、脾手术史、肝硬化病史，是为痼疾。此例汗证乃是脏腑功能失调、阴阳失衡、营卫失调所致，表之营卫悉源于里，病由里及表，故病多汗。脾虚水停、膀胱气化不利故腹胀、下肢水肿、尿短；肺气不充、表气不固则动则汗出；长期多汗愈加损津耗气，舌淡脉细便是明证。治以调和营卫、敛气固脱，方选桂枝汤加减，桂枝、白芍既有温阳护卫、敛阴护营、调和营卫之效，又有温阳化气、利水育阴之能；一味黄芪，便有益卫固表、补气升阳、利水消肿之效，并予姜、枣、草培土治水，以充中州之化源，中气充健则表气亦足；更有龙骨、牡蛎、山萸肉三味敛汗固脱之佳品；丹参、大腹皮、益母草化瘀利水，将水气从二便分消，佐一味熟地黄补血滋阴，使利水不伤阴血。二诊汗出改善、口干喜饮、舌苔干燥，漏汗之机得以扭转，然津气已伤，故熟地黄换生地黄，并加生脉饮益气生津。三诊出汗明显改善，脾虚湿阻水停之象为主，汗证乃罢，当治其里，故改以五苓散加减治其腹水。

病案五

许某，女，40岁。2023年3月1日初诊。

主诉 夜间盗汗2年。

现病史 患者2年来无明显诱因出现盗汗，入睡即汗，清醒则止，伴头发油腻，稍畏风，纳可，寐差，二便调，舌淡有齿痕，苔白而厚，脉弱。

西医诊断 多汗症。

中医诊断 盗汗，证属营卫不和。

治法 调和营卫。

处方 桂枝12g，生白芍12g，生姜6g，大枣10g，炙甘草10g，龙骨20g，生牡蛎20g，浮小麦30g，薏苡仁30g，佩兰10g，生白术10g，茯苓15g。7剂，水煎服，日1剂。慎起居，避风寒，防感冒，饮食有节。

二诊（2023年3月15日） 盗汗减少，晨起阵发性汗出，寐差多梦，头发油腻，双眼涩痛，舌脉同前。

处方 桂枝12g，生白芍12g，生姜6g，大枣10g，炙甘草10g，龙骨30g，生牡蛎30g，浮小麦30g，薏苡仁30g，荷叶10g，生白术10g，茯苓15g，白薇10g。7剂，水煎服，日1剂。

三诊（2023年7月5日） 因月经量少就诊，追问盗汗情况，诉服上药后盗汗止，做梦明显减少，故未再就诊。

按 一般来说，盗汗多属阴虚，但并不尽然。本例患者脾虚湿滞、营卫不和，脾虚湿滞故舌淡、齿痕、苔厚，脾虚化源不足、肺气不充则畏风，湿郁化热，热迫津泄故汗多黏腻、头发油腻。治以健脾祛湿、调和营卫、收敛止汗，方选桂枝汤加减。桂枝、白芍既有温阳护卫、敛阴护营、调和营卫之效，又有温脾除湿、养血敛阴之能；姜、枣、草培土治水，以充中州之化源，中气充健则表气亦足；龙骨、牡蛎、浮小麦收敛固涩；白术、茯苓、薏苡仁健脾利湿，佩兰芳香化湿。二诊盗汗减少、双眼涩痛，漏汗之机扭转，肝血不足之象渐显，予加荷叶清上化湿，白薇清热潜阳，汗止寐安。

第九章 肢体经络病证医案

肢体经络病证以肢体功能障碍为外在症状表现，以经络失养或闭阻不通及脏腑功能失常为内在病理基础。一般包括不通、不荣两个方面。如因风、寒、湿、热等邪气痹阻经络，影响气血运行，则发痹证；外邪壅络，阴血亏虚，筋脉失养，则发痉证；精津不足，气血亏耗，肌肉筋脉失养，则发痿证；气血阴精亏虚，或痰瘀壅阻经脉，扰动筋脉，则发颤证；经脉痹阻，腰府失养，则发腰痛。

临床痹证较为常见，是以肢体关节及肌肉酸痛、麻木、重着、屈伸不利，甚或关节肿大灼热等为主症的一类病证。《黄帝内经·素问》“痹论篇”曰：“风寒湿三气杂至，合而为痹，其风气胜者为行痹，寒气胜者为痛痹，湿气胜者为着痹也。”根据病因的不同分为行痹、着痹、痛痹；又可按其部位不同分为项痹、肩痹、膝骨痹等。《黄帝内经·素问》“痹论篇”还提到了皮痹、肌痹、筋痹、脉痹、骨痹等五体痹，五体痹若迁延日久不愈，内传与之相合之脏而形成五脏痹。

痹证的主要病机是气血痹阻不通，筋脉关节失于濡养所致。痹证初起，以邪实为主，病位在肢体皮肤经络；久病多属正虚邪恋，或虚实夹杂，病位则深入筋骨或脏腑。辨证时首先应辨清风寒湿痹和热痹的不同，对病程久者尚应辨识有无痰瘀阻络、气血亏虚及脏腑损伤证候。痹为闭阻不通之意，故治法以宣通为主，气血流通，营卫复常，则痹证可逐渐痊愈。

西医的风湿热、风湿性关节炎、类风湿关节炎、反应性关节炎、肌纤维炎、强直性脊柱炎、痛风、坐骨神经痛，以及骨质增生性疾病。其他如布氏杆菌病、血栓闭塞性脉管炎、硬皮病、结节性红斑、结节性脉管炎、系统性红斑狼疮、多发性肌炎等也可见到痹证证候。

第一节　风寒湿痹

病案一

詹某，女，62岁。2019年6月25日初诊。

主诉　反复双肩关节、膝关节酸痛1年余。

现病史　患者1年余前无明显诱因出现双肩关节及双膝关节酸痛，天气变化时或劳累后症状加剧，双手后举不适，行走难以持续，经西药对症处理后症状反复，近来因劳倦后疼痛加重，今求诊于中医。刻下：双肩关节、膝关节酸痛，行动不利，伴身困乏力，腰酸，纳可，夜寐欠安，二便调，舌暗红苔白，脉细。

西医诊断　肩周炎，骨性关节炎。

中医诊断　风寒湿痹。

治法　益气祛湿，通络止痛。

处方　生黄芪20g，羌活10g，独活10g，姜黄10g，当归10g，防风10g，赤芍药10g，牛膝15g，薏苡仁30g，皂角刺10g，生甘草5g，秦艽10g，桑寄生15g。7剂，水煎服，日1剂，早晚餐后40min温服，慎起居、避风寒，慎劳倦，忌肥甘厚味。

二诊（2019年10月23日）　患者诉服上药后症状基本缓解，1周前因气候转寒，症状再发，稍感乏力，胃脘部不舒，舌淡红苔白，脉细。予上方加砂仁6g，5剂，煎服法同前。

三诊（2019年11月1日）　症状明显缓解，要求守上方巩固疗效，舌脉同前。

同上方5剂。嘱其注意休息，避免过劳，不适随诊。

按　《济生方》云，“皆因体虚，腠理空疏，受风寒湿气而成痹也”。本案患者长期劳作，脏腑渐损，正气渐亏，又兼风寒湿邪外侵，气虚不运，寒湿内阻，痹阻脉络，脉道不通，不通则痛，故而见肩膝关节酸痛。气虚则四肢肌肉、形神失养，故见身困乏力，劳累加剧。痹病日久，肝肾不足，腰为肾之府，腰府失养，故见腰酸。结合舌脉，四诊合参，辨证属气虚络瘀、寒湿内阻之证，治当益气化湿、通络止痛。该主方以《杨氏家藏方》之蠲痹汤为主方益气和营、祛风除湿，善治风湿相搏，身体烦疼，项臂痛重，举动艰难，以及手足冷痹，腰腿沉重，筋脉无力等。方中以黄芪补益脾气，使气足而血行畅通，络脉通利，则痹痛可止；姜黄、羌活、独活祛风通络止痛，功擅解一身之痹痛；当归养血活血，舒络柔筋，以取“治风先治血，血行风自灭”之理；防风、秦艽祛风除湿、通络止痛；薏苡仁渗湿除痹，可舒筋脉、缓拘挛；牛膝、桑寄生补益肝肾、强壮筋骨；皂角刺搜风化痰，通络止痛。诸药同用，则气足血行，血脉畅利，寒湿得祛，痹痛可除。

病案二

黄某，女，62岁。2019年6月12日初诊。

主诉 多关节疼痛2年余。

现病史 患者诉2年余前始出现双侧肩、肘关节疼痛，周围肌肉酸痛，遇风、冷即作，发作时稍有屈伸不利感，渐至下肢关节受累，曾查风湿、类风湿因子未见异常，经多方治疗无效，遂来求诊。刻下：四肢关节疼痛难解，上肢尤甚，痛势绵绵，遇寒加剧，双肘关节稍肿胀，无畸形，皮温、皮色无明显改变，身乏，纳寐可，二便调，舌淡有齿痕苔白，脉弦。

西医诊断 骨性关节炎。

中医诊断 风寒湿痹。

治法 益气温阳，祛湿止痛。

处方 生黄芪20g，姜黄10g，羌活10g，当归10g，防风10g，赤芍药10g，秦艽10g，桑枝10g，桂枝10g，牛膝15g，泽兰10g，生甘草5g，细辛3g。5剂，水煎服，日1剂，早晚餐后40min温服，慎起居、避风寒，饮食有节，忌生冷之品。

二诊（2019年7月3日） 服药期间关节疼痛缓解，但停药多日后再发，程度较前明显减轻，上肢关节肿胀较前消退，乏力，纳寐可，二便调，舌淡有齿痕苔白，脉弦。

予上方去泽兰，加乳香10g，5剂，煎服法同前。

三诊（2019年7月10日） 关节疼痛基本缓解，遇风隐隐不舒，身困、乏力改善，纳寐可，二便调，舌淡有齿痕苔白，脉弦。

予上方续服5剂，煎服法同前。

按 该例与案一类似，都是以《杨氏家藏方》之蠲痹汤为主方化裁治疗。但本案患者是以阳气受损，卫外不固，复感风寒湿邪，表邪入里，流注于关节、经脉、肌肉之间，伤及血脉，浸淫筋骨，影响气血周流，气血痹阻，不通则痛，故遍身关节疼痛、周围肌肉酸痛，受风寒即加重，所以又仿当归四逆汤之意，加桂枝、细辛辛温走窜、温经散寒。因上肢关节肿胀，以桂枝、桑枝温通经脉走上肢。二诊患者服药期间关节疼痛缓解，但停药多日后再发，上肢关节肿胀较前消退，加乳香加强活血行气、消肿止痛而获全功，嘱患者注意防寒，以防再发。

病案三

陈某，女，61岁。2022年3月9日初诊。

主诉 右肩部疼痛、活动受限3个月。

现病史 患者于3个月前不明原因出现右肩部酸痛，活动受限，未予重视及诊治，症状逐渐加重，经中药、针灸、理疗症状时轻时重。刻下：右肩臂疼痛，屈伸不利，不能抬举，时有麻木感，左肩正常。患者平素恶风、易流涕，动则多汗，时有腹泻，纳食一般，眠可，舌质淡苔薄白，脉沉细。

西医诊断 肩周炎。

中医诊断 肩痹，证属风寒湿痹。

治法 温阳化湿，通络止痛。

处方 生黄芪20g，羌活10g，姜黄10g，当归10g，防风10g，赤芍10g，桂枝 10g，桑枝 10g，秦艽 10g，丹参 15g，乳香 6g，没药 6g，生甘草 5g。7 剂，每日 1 剂，早晚餐后温服，慎起居、避风寒，饮食有节，忌生冷之品。

二诊（2022 年 4 月 27 日） 服药后右肩臂疼痛明显缓解，活动较利便，未再求诊，1 周前劳累过度，症状再发，但疼痛程度较前明显减轻，伴双膝关节酸楚，不耐久行，舌淡红，苔薄白，脉沉细。

予上方加牛膝 15g。7 剂，煎服法同前。

按 肩周炎中医归属于“肩痹”“肩凝”范畴，该病多是由于风、寒、湿邪侵袭肩部，致使局部气血凝滞，筋肉失养，多表现为肩关节疼痛及运动功能受限。患者平素劳倦，且年过六旬，营卫失和，腠理疏松，故见恶风；卫表失司，外不固密，营阴外泄，动则汗出；风寒之邪乘虚而入，邪滞肩部关节经络，气血凝滞，发为肩痹；结合舌脉，为营卫不和、风寒湿邪痹阻、久病入络之证。该案患者右肩臂疼痛更厉害，伴屈伸不利、抬举不能，时有麻木感，知其久病入络已深，故加《医学衷中参西录》的活络效灵丹，其中“乳香善透窍以理气、没药善化瘀以理血，二药并用是宣通脏腑、疏通经络之要药，凡心胃胁腹肢体关节诸疼痛皆能治之”。全方共奏益气祛风、理气活血、舒筋通络、除湿止痛之功。二诊之时患者肩部疼痛明显缓解，功能恢复，但出现膝关节屈伸稍感不利，加牛膝引药下行、通利关节。

第二节 热痹

病案一

张某，女，41岁。2022年11月9日初诊。

主诉 多关节红肿热痛7天。

现病史 患者于7天前受风寒后出现关节酸痛，酸痛累及肩、肘、腰及膝部，尤以双膝关节疼痛明显，行动不利，伴肌肉酸软重着，疼痛部位轻度红肿，皮温较正常皮肤稍高，在外未治疗。刻下：肩、肘、腰部及双膝关节红肿热痛，口苦，纳寐可，二便调。舌淡苔黄腻，脉滑。

西医诊断 风湿性关节炎。

中医诊断 痹证，证属湿热壅滞。

治法 清热祛湿，活血通络。

处方 杏仁6g，薏苡仁30g，佩兰10g，白豆蔻6g，滑石15g，当归10g，丹参15g，乳香6g，没药6g，苍术10g，牛膝15g，秦艽10g，生甘草5g。7剂，水煎服，日服1剂。慎起居、避风寒，忌辛辣肥甘厚腻之品。

二诊（2022年11月30日） 关节酸痛明显好转，行走、劳动不受限制，但膝关节仍不耐劳累，肌肉重着消失，入睡困难，多梦，大便软，舌淡红苔薄黄，脉滑。

守前方去佩兰、滑石，加木香6g、合欢皮10g。7剂，水煎服，日服1剂，如上调护。

三诊（2022年12月14日） 关节酸痛基本缓解，时有膝关节酸楚，较难承受负重久行，睡眠多梦好转，二便可，舌淡红苔薄黄，脉滑。

守上方去杏仁、白豆蔻，加皂角刺10g、夜交藤30g。7剂，水煎服，日服1剂，如上调护。

按 本案外感风寒湿邪，郁而化热，侵入经络关节，湿阻血瘀，故见关节红肿热痛。方拟三仁汤合活络效灵丹加减以清热祛湿、活血通络。方中重用生薏苡仁利水渗湿除痹；苦杏仁、白豆蔻、佩兰行气化湿；滑石淡渗利湿清热；苍术健脾燥湿；当归养血活血；丹参助当归活血祛瘀，并可补养血分；乳香、没药行气止痛，活血祛瘀；牛膝活血通经；秦艽祛风除湿，舒筋通络；甘草调和诸药。二诊诸症已去大半，兼失眠多梦、大便软，故去散气之佩兰及甘寒之滑石，易温中健脾之木香及养心安神之合欢皮。药后寒湿已化，故三诊去杏仁、白豆蔻，但关节酸痛时有发生，考虑痰瘀痹阻日久入络，叶天士语，“邪留经络，需以搜剔动药”，故利用皂角刺辛散温通、锐利之性，迅速直达病所，功剔痼结之“顽痰凝瘀”，另取夜交藤养心安神、通络祛风之效以收全功。

病案二

李某，男，73岁。2023年3月15日初诊。

主诉 左手掌红肿热痛20余天。

现病史 患者于20余天前无明显诱因出现左手掌红肿热痛，手掌及五指均红肿并波及左腕关节处，左肩、肘关节附近均正常。在当地乡镇医院住院，检查发现血常规中白细胞和中性粒细胞有升高，抗“O”、类风湿检查阴性，尿常规正常，肺部CT无明显异常，未查自身免疫性抗体，住院静脉滴注抗感染药物10天，皮肤灼热消失，疼痛减轻，但红肿无任何好转。刻下：左手掌红肿疼痛，纳差，睡眠差，二便尚可，舌淡有齿痕，苔厚腻中间有裂痕，脉滑。既往：1年前曾出现左小腿以下肿胀，无红热痛，未经特殊治疗，10天后自然缓解。平时畏风怕冷，尤其是冬季四肢冰冷。

西医诊断 左手掌红肿原因待查。

中医诊断 热痹，证属寒湿内闭化热。

治法 温通经脉，清热化湿。

处方 桂枝12g，赤芍12g，桑枝10g，薏苡仁30g，当归12g，通草5g，细辛3g，丹参15g，乳香6g，没药6g，连翘10g，白芥子6g。7剂，水煎服，日1剂。慎起居，避风寒，忌辛辣肥腻之品。

二诊（2023年3月28日） 诉服上药后左手掌疼痛基本缓解，但手掌肿胀仅轻微改善，没有明显灼热感，舌脉同前。

处方 桂枝12g，赤芍12g，桑枝10g，薏苡仁30g，当归12g，通草5g，细辛3g，丹参15g，乳香6g，没药6g，连翘10g，白芥子6g，黄芪15g，秦艽10g。7剂，水煎服，日1剂。

患者服上方第一剂后次日出现全身皮肤过敏性皮疹瘙痒，伴有头晕，但意外发现手掌肿胀完全消失，因前方服过7剂，且平时有用过黄芪，考虑秦艽过敏，嘱拿掉秦艽继续服用。

三诊（2023年4月5日） 左手掌红肿热痛完全消失，与右手对比无任何异常，舌淡有齿痕，苔稍厚中有裂痕，脉滑。

处方 同上方去秦艽5剂善后。

按 该患者诊断不明，1年来有2次不同部位的局部肿胀疼痛，应考虑风湿性疾病引起的局部血管病变，因症状消失，患者拒绝进一步检查。

该方以当归四逆散加活络效灵丹化裁。“手足厥寒，脉细欲绝，当归四逆汤主之。”该方具有温经散寒、养血通脉之功效，临床常用于治疗血栓闭塞性脉管炎、无脉症、雷诺病、类风湿关节炎等属血虚寒凝者。该患者脉滑而不细，左手掌红肿，似不对证，但平素形寒肢冷，应素体有经脉寒凝，此次红肿局限，应只是局部化热，且右手也是冰冷，先以之温经通脉。张锡纯认为，“乳香善透窍以理气，没药善化瘀以理血。二药并用宣通脏腑流通经络之要药，凡心胃胁腹肢体关节诸疼痛皆能治之”，“活络效灵丹治气血凝滞，痃癖癥瘕，心腹疼痛，腿疼臂疼，内外疮疡，一切脏腑积聚，经络湮瘀。腿疼加牛膝，臂疼加连翘……疮红肿属阳加银花、知母、连翘”。二诊加黄芪以加强益气通脉的作用，与桂枝汤、活络效灵丹合成张锡纯的“活络祛寒汤”，秦艽有祛湿热、止痹痛、退虚热的作用；在温经散寒、理血通脉的基础上加连翘、秦艽以清湿热、退虚热，竟然效如桴鼓。

病案三

王某，男，60岁。2022年6月22日初诊。

主诉 右踇趾红肿热痛10余天。

现病史 患者平素屡进膏粱厚味之品，10天前喝啤酒后出现右踇趾红肿热痛，疼痛呈进行性加剧，痛如刀割，筋脉抽掣，入夜更深，得冷稍舒，口服止痛药（具体不详）后，疼痛有所减轻。今为求进一步诊治，求诊于安溪县中医院门诊，查血尿酸600μmol/L。刻下：右踇趾红肿热痛，纳寐可，小便黄，大便尚可。舌淡红苔黄根部黄腻，脉滑。

西医诊断 痛风性关节炎。

中医诊断 热痹。

治法 清热祛湿，化浊通痹。

处方 牛膝15g，薏苡仁30g，苍术10g，玉米须15g，土茯苓20g，萆薢10g，车前子10g，秦艽10g，忍冬藤20g，肿节风（九节茶）10g，生甘草5g。7剂，水煎服，日服1剂。慎起居、避风寒，饮食有节，忌食海鲜、啤酒等高嘌呤食物。

二诊（2022年7月13日） 红肿热痛明显改善，舌淡红苔黄，脉滑。

守前方。7剂，水煎服，日服1剂，如上调护。

三诊（2022年8月31日） 服药后1个月余来，症状未复发，复查血尿酸430μmol/L。

处方 萆薢10g，土茯苓10g，玉米须10g，车前子10g，甘草2g。7剂，煎水代茶饮，日服1剂，如上调护。

按 患者为老年男性，因“右踇趾红肿热痛10余天”就诊，症见右踇趾红肿热痛，纳寐可，小便黄，大便尚可，舌淡红苔黄根部黄腻，脉滑。四诊合参，当属祖国医学“痹证，热痹”范畴。患者平素屡进膏粱厚味之品，内生湿热痰浊，滞留血脉，气血运行失畅，日久痰瘀化生，郁闭化热，蓄积成毒，痰瘀互结，经络壅塞，不通则痛，故关节红肿热痛。法当祛风清热解毒，化浊通络。方中土茯苓、萆薢清热祛湿泄浊；秦艽、忍冬藤、肿节风祛风清热，通络止痛；薏苡仁、苍术健脾燥湿；甘草调和诸药。二诊未获全功，结合舌脉，守原方续调。三诊诸症皆除，以自拟“化浊降酸茶”续以清热利湿泄浊，以巩固疗效。

第三节 尪痹

病案一

苏某，男，57岁。2022年7月6日初诊。

主诉 双腕关节疼痛、踝关节胀痛2个月余。

现病史 患者自诉2个月余前出现双腕关节疼痛、踝关节胀痛，关节活动可听到弹响声，手指麻木，曾就诊于多家医院，查类风湿因子阳性，口服西药后症状可暂时缓解，但过后反复。刻下：双腕关节疼痛、踝关节胀痛，活动不利，活动时可听到弹响声，手指麻木，天气寒冷时明显，手足不温，面色苍白，纳尚可，寐差，二便正常，舌淡暗，有齿痕，苔白，脉细。

西医诊断 类风湿关节炎。

中医诊断 尪痹，证属血虚寒凝。

治法 温经散寒，养血通脉。

处方 当归12g，通草5g，细辛3g，桂枝10g，生白芍10g，生姜6g，炙甘草6g，牛膝15g，薏苡仁20g，威灵仙12g，土鳖虫5g，生甘草5g，秦艽10g，桑枝10g。3剂，水煎服，日服1剂。慎起居、畅情志，避风寒，饮食有节，注意关节保暖。

二诊（2022年7月20日） 患者诉双腕关节疼痛、踝关节胀痛有所减轻，但关节活动仍受限，乏力、手指麻木好转不明显，四肢温度稍恢复，纳可，寐差，嗜睡，二便正常，舌淡，有齿痕，苔白，脉弦滑。

守前方去生白芍、薏苡仁、威灵仙，加赤芍10g、丹参15g、乳香5g、没药5g。7剂，水煎服，日服1剂，如上调护。

三诊（2022年8月3日） 药后疼痛症状明显缓解，关节活动基本如常，手指麻木及冰冷消失，纳可寐安，舌脉同前。守上方7剂，水煎服，日服1剂，如上调护。

按 本案乃属平素体虚，阳气不行，血虚寒涩气血不通，四肢末梢失荣，故出现关节疼痛，手指麻木，手足不温；四肢末梢血液循环不畅，可出现局部水肿；气血不通，头面失养，故面色苍白。治以温经散寒、养血通脉，故用当归四逆汤配薏苡仁、秦艽、威灵仙、桑枝祛湿通络，土鳖虫、牛膝活血祛瘀，生姜温中散寒。二诊诉关节肿胀疼痛减轻不明显，改生白芍为赤芍以加强活血通络之力，以活络效灵丹加强活血化瘀、理气止痛之功。诸药共用，寒邪得温，血滞得畅，营卫调和，气血畅通，血脉寒凝闭滞则除而病愈。

病案二

陈某，男，63岁。2022年8月4日初诊。

主诉 双指、腕关节肿胀、僵硬2年余。

现病史 患者自诉2年余前出现双指、腕关节肿胀、僵硬，曾多次就诊于省级医院，予“激素等药物”治疗数个月（具体不详），症状反复，因不良反应太大自行停药。后症状加重，自服“塞来昔布”止痛，近半个月来每天服2片方能正常生活。刻下：双指近端指关节肿胀压痛，腕关节受累，活动不利，疼痛、晨僵明显，常感胃脘部闷痛，纳少，寐差，二便尚可，舌暗淡，苔白而厚，脉细。

西医诊断 类风湿关节炎。

中医诊断 尪痹，证属风湿痹阻。

治法 祛风除湿，温经通络。

处方 当归12g，桂枝10g，赤芍10g，细辛3g，木通5g，薏苡仁30g，羌活10g，姜黄10g，桑枝10g，苍术6g，秦艽10g，乳香6g，没药6g，甘草5g。7剂，水煎服，日服1剂。慎起居、畅情志，避风寒，饮食有节。

二诊（2022年8月11日） 患者诉双指关节肿胀、压痛改善，腕关节活动受限减轻，疼痛、晨僵发作次数较前下降，现每天服用止痛药1片即可，纳食略增，睡眠质量差，舌脉同前。

守前方去姜黄，加丹参15g。7剂，水煎服，日服1剂，如上调护。

三诊（2022年8月18日） 患者诉双指关节疼痛有明显好转，腕关节活动受限明显减轻，但仍有晨僵，现每天服用止痛药1片即可，纳尚可，寐好转，舌脉同前。

守前方去木通，加通草5g、蜈蚣2条。7剂，水煎服，日服1剂，如上调护。

四诊（2022年8月25日） 患者诉双指关节、腕关节疼痛、晨僵明显改善，现偶服止痛药即可，纳寐尚可，舌淡偏暗，苔薄白，根部稍厚，脉细。

守前方去苍术，加生黄芪20g。10剂，水煎服，日服1剂，如上调护。

五诊（2022年9月15日） 服上药后停中药观察10天，未再服止痛药，手指活动几乎正常，无疼痛、晨僵，纳寐可，舌脉同前。患者要求再服，考虑其症状虽改善，但舌脉仍显示阳气不足，遂逐步加大药量。

守前方桂枝药量加至12g。10剂，水煎服，日服1剂，如上调护。

六诊（2022年10月11日） 患者诉双指关节活动正常，晨僵消失，1个月来已停用止痛药，舌淡红，苔白稍厚，脉细。

守前方14剂，水煎服，日服1剂，如上调护。

七诊（2022年11月8日） 患者诉双手腕关节活动正常，天气转冷后肩关节、膝关节出现酸痛，近年来冬天特别明显，舌淡，苔薄白，脉细。

处方 当归12g，桂枝12g，赤芍10g，细辛3g，通草5g，羌活10g，桑枝10g，生黄芪20g，秦艽10g，乳香6g，没药6g，甘草5g，土鳖虫6g，牛膝15g，路路通15g。10剂，水煎服，日服1剂，如上调护。

八诊（2022年12月13日） 服药后现诸关节活动基本正常，前几天天气突然转冷，服过一次止痛药，舌淡，苔白，脉细。守前方14剂，水煎服，日服1剂，如上调护。

按 患者年老体虚，加之外感风寒湿邪，三邪相互为虐，邪留肌肉骨节，气行不畅，血行不利，阳气不能达于四肢末端，营血不能荣于肢体筋脉，故双手指、腕关节疼痛、僵硬。方中当归甘温，养血和血；桂枝、细辛温经散寒，温通血脉；赤芍、木通活血通脉止痛；苍术、薏苡仁健脾祛湿；秦艽祛风湿；姜黄破血行气，通经止痛；羌活、桑枝祛湿通络，且可引药入上肢；乳香、没药活血化瘀，消肿止痛；甘草兼调药性而为使药。二诊虑其睡眠质量未见好转，予加丹参养血安神，祛瘀止痛，见效明显。三诊诉晨僵仍存，止痛药物虽已减量，但难停药，历代对当归四逆汤中的木通争议较大，依理该方目的在于宣通气血，而木通味苦，泻心火由小肠出，反不利于宣通，故换为通草通经脉，以畅血行，虫类药蜈蚣以增强化瘀通络之力，疗效大增，验证古之木通乃今通草。四诊、五诊、六诊虑其症状虽大为改善，但久病伤正，舌脉仍有气血、阳气不足之象，故先后加黄芪补气升阳，桂枝温经通阳，助阳化气。七诊诉肩关节、膝关节酸痛，遇冷明显，加土鳖虫活血祛瘀，路路通祛风通络，牛膝活血祛瘀，强筋骨，引诸药下行。明代李中梓："治行痹者，散风为主，御寒利湿仍不可废，大抵参以补血之剂，盖治风先治血，血行风自灭也。"针对本病肢体关节疼痛僵硬、活动不利一症，结合患者症状，四诊合参，考虑为风寒湿外邪侵犯筋骨关节，且患者年老正气不足，久病气血不行，故方中用药以"治血"为主，祛风湿并用而获全功。

第四节 腰痛

许某，男，61 岁。2023 年 4 月 7 日初诊。

主诉 腰部酸痛放射至右下肢 3 个月。

现病史 患者 3 个月前负重作业后出现腰部酸痛，活动不利，酸痛放射右下肢至脚底，曾求诊于院外推拿按摩师以手法治疗加中药治疗 14 天，腰部酸痛症状有所改善，但 1 周后再发。后住安溪县中医院以理疗、牵引治疗 10 天，症状改善不明显。刻下：双侧腰部酸痛，以右侧为主，伴活动不利，不能久行，疼痛放射右下肢至脚底，卧床休息后起床困难，纳尚可，寐差，大便软，夜尿 2~3 次，舌淡轻度齿痕，苔薄，脉滑。高血压、糖尿病史 10 余年。

西医诊断 坐骨神经痛。

中医诊断 腰痛，证属肝肾不足。

治法 祛风湿，止痹痛，补肝肾，益气血。

处方 独活 10g，桑寄生 15g，黑杜仲 10g，牛膝 15g，秦艽 10g，当归 10g，细辛 3g，生甘草 5g，泽兰 10g，路路通 15g，土鳖虫 6g，龙须藤 15g，巴戟天 10g，皂角刺 10g。5 剂，水煎服，日服 1 剂。慎起居、畅情志，避风寒，饮食有节。

二诊（2023 年 5 月 19 日） 上药服后症状明显好转，腰酸改善，腰部运动受限缓解，右下肢放射性疼痛虽有改善但仍常发生，大便软，夜尿 2 次，舌淡轻度齿痕，苔薄，脉滑。

守前方去巴戟天，加蜈蚣 3 条。5 剂，水煎服，日服 1 剂，如上调护。

三诊（2023 年 7 月 7 日） 诉上药服后诸症皆消失，腰部运动正常，无放射性疼痛，近 2 个月未再发，要求续上方以巩固疗效。

同上方 7 剂。

按 腰痛病位在腰府，基本病机为筋脉痹阻，腰府失养。其病性多为本虚标实，虚实夹杂。本虚者多为肾虚或兼气血不足，标实者多为寒湿、湿热、痰凝、气滞、瘀血内阻。该患者为老年男性，劳累后发病，兼之久病气血亏虚，病久入络，又可因虚致实，兼夹痰瘀为患，痰凝瘀阻聚于腰部，筋脉痹阻故腰痛，疼痛放射右下肢至脚底；腰为肾之府，肾主骨髓，久病气血生化亏虚，肾精不足无以濡养筋脉，肾水不能滋养肝木，肝失调达，不通则痛，故腰部酸痛，活动不利。肾气不足，肾失固摄，膀胱气化失司，故夜尿频数。方中君药独活、桑寄生祛风除湿，活络通经；臣以牛膝、杜仲、巴戟天补益肝肾，强壮筋骨；当归补血活血，使气血旺盛，有助于化痰祛瘀；又佐泽兰、路路通、土鳖虫、龙须藤活血通络，祛风止痛；细辛、秦艽祛周身风寒湿邪；皂角刺辛散温通，其性极锐利，能迅速直达病所，具有化寒痰、通经络之功效，是临床上常用的一种豁痰通络的药物；使以甘草调和诸药。各药合用，是为标本兼顾，扶正祛邪之剂，故能见效。二诊未获全功，右下肢放射性疼痛虽有改善但仍常发生，故以加虫类药蜈蚣以增强通络化痰止痛之力。本证病邪已深入筋骨，痰凝瘀阻聚于腰部，气血凝滞不行，经络闭阻不通，非草木之品所能解滞，必借虫蚁之类搜剔经络。痰化瘀消，络道疏通，气血通畅，方能药到病瘳。

第五节　颤　证

詹某，男，69 岁。2023 年 2 月 8 日初诊。

主诉　四肢震颤半年余。

现病史　患者半年前无明显诱因出现四肢震颤，静止位时明显，随意运动时减轻，激动时加剧，入睡后消失，手部以掌指关节和拇指震颤明显，呈“搓丸样”动作。而后症状日渐加重，震颤频率、幅度逐渐增大，运动逐渐迟缓，规则口服“美多芭”。近 1 个月余来出现四肢拘挛，不能持物，行走不利，西药加量也不能缓解，因而求诊。刻下：四肢震颤、拘挛，双手不能持物，行走不利，纳尚可，多梦，二便调。舌质暗红少苔，脉弦细稍数。

西医诊断　帕金森病。

中医诊断　颤证，证属肝肾阴虚，虚风内动。

治法　平肝息风，祛风通络，补益肝肾。

处方　天麻 10g，双钩藤 15g，僵蚕 10g，巴戟天 10g，葛根 15g，王不留行 12g，蜈蚣 3 条，路路通 15g，生甘草 5g，威灵仙 15g，熟地黄 15g，山茱萸 10g，石菖蒲 10g，远志 6g。7 剂，水煎服，日服 1 剂。慎起居、避风寒，忌辛辣肥甘之品。

二诊（2023 年 2 月 22 日）　患者诉四肢震颤缓解，拘挛显著改善，舌红苔稍厚，脉弦细略滑。

守前方去威灵仙，加胆南星 6g。7 剂，水煎服，日服 1 剂。调护同上。

三诊（2023 年 5 月 31 日）　服上方药后四肢震颤、拘紧情况显著改善，未再复诊。今日诉停药后 1 个月病情稳定，但 1 个月后震颤又逐步加重，伴小腿肚疼痛，舌红少苔，脉弦细。

守前方去葛根、路路通，加生白芍、牛膝。7 剂，水煎服，日服 1 剂。调护同上。

按　《黄帝内经》云，“诸风掉眩，皆属于肝”，“肝主身之筋膜”，肝为风木之脏，肝风内动，筋脉不能任持自主，随风而动，牵动肢体颤抖摇动。

本病病理性质总属本虚标实，虚实夹杂，病位在筋脉，与肝、脾、肾关系密切。病之本为气血阴阳亏虚，肝脾肾脏受损，病之标为风、痰、瘀、火阻滞经脉。患者素体阴虚，阴不制阳，水不涵木，木失滋荣，虚风内作，扰动筋骨，则出现四肢震颤拘挛。方以天麻、双钩藤、僵蚕平肝息风；葛根、王不留行、蜈蚣、路路通、威灵仙祛风通络、解肌镇颤；巴戟天温阳填精而不燥，熟地黄、山茱萸甘温补肾、填精滋阴，三药相合，深得阴阳互根互用之妙；石菖蒲、远志以化痰开窍、宁心安神；甘草调和诸药。诸药合用，补虚攻实，使下元得以滋养，虚风得以内息，水火相济，痰瘀化而清窍开，共奏标本兼治之功。二诊未获全功，苔稍厚，脉象略滑，去威灵仙，易以胆南星清热化痰、解痉止颤。二诊后因症状改善显著而未复诊，疗效未固而四肢复颤，加之小腿肚疼痛，故三诊予去葛根、路路通，加以白芍育阴柔肝、缓急止痛，牛膝活血利水、引药下行。此病起病缓，病程长，常因虚致实，可见肝肾亏虚、虚风内动、痰瘀互结、浊毒内蕴，治当标本虚实兼顾，方可固复积损，沉疴渐愈。

第十章 妇科病证医案

妇科病包括月经不调、崩漏、带下、子嗣、临产、产后、乳疾、癥瘕、前阴诸疾及杂病等项。妇科与男科不同的地方在于妇女有胞宫，在生理上有月经、胎孕、产育和哺乳等特有的功能，所以在病理上就会发生经、带、胎、产、杂等特有的疾病。《千金要方》“妇人方”说：“妇人之别有方者，以其胎妊、生产、崩伤之异故也，所以妇人别立方也。”《医宗金鉴》“妇科心法要诀”说：“男妇两科同一治，所异调经崩带症，嗣育胎前并产后，前阴乳疾不相同。”

妇科病机与内科、外科等其他各科病机的区别点就在于，妇科病机必须是损伤冲任的。胞宫是通过冲任（督带）和整个经脉联系在一起的，在病理上，脏腑功能失常、气血失调等只有损伤了冲任（督带）的功能时，才能导致胞宫发生经、带、胎、产、杂诸病。历代医家也都认识到这一点，《诸病源候论》论妇人病，凡月水不调候五论、带下候九论、漏下候七论、崩中候五论，全部以损伤冲任立论。《校注妇人良方》称：“妇人病有三十六种，皆由冲任劳损而致，盖冲任之脉为十二经之会海。”《医学源流论》说：“凡治妇人，必先明冲任之脉，冲任脉皆起于胞中，上循背里，为经脉之海，此皆血之所从生，而胎之所由系，明于冲任之故，则本源洞悉，而候所生之病，则千条万绪，以可知其所从起。”因此，“冲任损伤”在妇科病机中占有核心地位。

临床上以月经病最为常见，月经病是以月经的周期、经期、经量、经色、经质等发生异常，或伴随月经周期，或于断经前后出现明显症状为特征的疾病。月经病的主要共同病机是脏腑功能失常（主要是肝肾功能失常）、血气不和，导致冲、任二脉失调，以及肾—天癸—冲任—胞宫轴功能失调等。针对病机其治法重在治本调经，遵循《黄帝内经》“谨守病机”“谨察阴阳所在而调之，以平为期”的宗旨，采用补肾、疏肝、扶脾、调理气血、调理冲任等以调治。

第一节 月经先后不定期

王某，女，17 岁。2013 年 5 月 8 日初诊。

主诉 月经先后不定期 2 年，伴经前颜面长疮半年。

现病史 患者诉月经初潮 13 岁。近 2 年来因学习紧张，月经周期开始不规则，时而提前 10 余天，时而推后半个月，经量有时也较少，月经一般 6~7 天方尽。曾接受中西医治疗（药不详），药后症状依然未见明显改善。近半年来更是每于月经要来潮前半个月左右颜面开始长疮，经后消退，甚为苦恼。此次适时来潮第 4 天，刻下：颜面长满粉刺，尤以额头部为甚，暗红色，大小不一，舌质边尖略红，脉弦小数。

西医诊断 月经失调。

中医诊断 月经先后不定期，证属冲任不调。

治法 调理冲任。

处方 北柴胡 10g，丹参 10g，当归 10g，川芎 10g，生白芍 10g，炙甘草 6g，山茱萸 10g，菟丝子 10g，墨旱莲 15g，女贞子 10g，香附 10g，益母草 15g，黑栀子 10g，夏枯草 10g，黑蒲黄 10g，五灵脂 10g，玄参 10g，桑白皮 10g，白花蛇舌草 15g，半边莲 15g。7 剂，月经第 5 天服用，每天 1 剂，分 2 次温服。

二诊（2013 年 6 月 14 日） 患者诉这次月经 6 月 9 日来潮，周期正常，经量也有所增加，特别是经前颜面长疮明显减轻。现经期第 5 天，药已中病，效不更方。

守法再进 7 剂以巩固疗效，共治疗 4 个月经周期症状消失，随访 1 年未见复发。

按 本病例系安溪县中医院中医妇科专家石玉峰的病案。该患者属月经病的先后不定期，伴因冲任不调，引发瘀滞化热。可能经八脉交会穴之手太阴肺经从列缺穴通任脉而并发经前肺风、粉刺之症。由此可见，月经先后不定期、经前肺风、粉刺，总病机都是冲任失调而发本病。石氏调经方（详见“医论篇”下“效方汇集”）就是针对调治冲任而设，又由于冲任不调，瘀滞化热，故治疗上在原基本方上加用桑白皮清热泻肺，玄参清热凉血解毒，白花蛇舌草、半边莲清热解毒、消疮散结，药症相符，而获良效。经 20 多年的临床验证，若月经周期正常，单纯经前颜面长粉刺，经后自消者，仍用上方药，于月经第 5 天开始服用，治疗几个疗程，近远期疗效都很满意。而且不会打乱月经周期，一举两得。

第二节　月经后期

王某，女，42 岁。2023 年 1 月 7 日初诊。

主诉　月经后期、月经过少半年。

现病史　患者诉半年来无明显诱因月经逐渐延后，月经量逐步减少，上个月延后 8 天，经量极少色暗，经期不足 3 天，伴有腰酸，经前乳房和中下腹胀痛，情绪烦躁，纳少，寐尚可，舌淡红稍见齿痕，苔白根部稍厚，脉细。

西医诊断　月经失调。

中医诊断　月经后期，证属肝肾不足，肝气郁滞。

治法　补益肝肾，理气活血。

处方　熟地黄 15g，山茱萸 10g，枸杞子 15g，淮山药 15g，盐杜仲 10g，菟丝子 10g，当归 10g，茯苓 15g，柴胡 10g，益母草 15g，香附 10g，炒麦芽 20g，薏苡仁 30g，丹参 15g。7 剂，水煎服，日服 1 剂。慎起居、避风寒，畅情志，饮食有节，忌辛甘厚腻之品。

二诊（2023 年 4 月 11 日）　患者上药后至今行经 2 次，月经延后好转，仅延后 3~4 天，经量增加，色偏暗，经期 3~4 天，腰酸好转，经前乳房和中下腹胀痛也有明显改善，纳可寐安，大便偏硬，有时 2 日一行，舌淡红稍见齿痕，苔白，脉细。

处方　同上方去炒麦芽、薏苡仁，加肉苁蓉 10g、何首乌 15g。7 剂，水煎服，日服 1 剂。调护同上。

三诊（2023 年 8 月 8 日）　因体检发现甲状腺结节明显增大就诊，诉自二诊后月经每月准时来潮，量适中，偏暗，经期 5 天左右，经前乳房稍胀，无腹痛。

按　月经后期经常伴有月经过少甚至闭经，在治疗上比较棘手。《医宗金鉴》“冲为血海，任主胞胎，冲任皆起于胞中，所以任脉通，太冲脉盛，月事以时下，故能有子也”，冲为血海，任主胞胎，二脉流通，经血渐盈，应时而下；血海空虚，自然经血稀少而延后。患者年过四旬，月经延后量少，伴有腰酸，舌淡齿痕脉细，考虑证属肾虚肝郁、血海空虚，根据“精血同源，气血互生”的原则选用《景岳全书》的归肾丸为主方补阴益阳、养血填精，方中熟地黄滋阴养血、益精填髓为主药，山萸肉滋补肝肾、涩精止遗，山药滋肾补脾助熟地黄滋阴之力，杜仲补肾阳、强筋骨，菟丝子补肾益精，共为辅药；枸杞养阴补血、益精明目，当归补血调经、活血止痛，茯苓渗湿健脾，合为佐使药，共奏滋阴益阳、养血填精之功效。伴有经前乳房和中下腹胀痛，情绪烦躁，兼有肝郁气滞，故加柴胡、香附以理气；经色暗而下腹胀痛，佐以益母草、丹参以活血祛瘀；纳差以炒麦芽醒脾，苔厚加薏苡仁化湿，因冲任隶属于肝肾，调肝肾就是调冲任，故以养血疏肝、滋养肝肾而取效。二诊便难，遂以肉苁蓉、何首乌补肾养血、润肠通便，终获全功。

第三节　月经过少

黄某，女，31 岁。2022 年 6 月 2 日初诊。

主诉　人工流产后月经过少。

现病史　患者自诉第二胎，停经 2 个多月，孕检时经彩超检查提示“胎儿停育”，于 2022 年 4 月 24 日行人工流产术，术后就开始服用生化颗粒、康妇炎胶囊共 7 天。7 天后恶露净止。4 月 30 日开始服用克龄蒙片，每天 1 次，每次 1 片，共 21 天。于 5 月 28 日，人工流产后，首次来月经，经量极少，经色暗淡，质稀。2 天即净。无痛经，无白带异常相伴随。刻下：脸色无华，时有头晕乏力，四肢欠温，腰膝酸软。舌质淡胖，舌苔略白稍厚，脉沉弱。既往月经周期、经量都很正常。

西医诊断　月经过少。

中医诊断　月经过少，证属肾虚宫寒，气血失和，血运受阻。

治法　调补肝肾，温经散寒，益气养血。佐以活血祛瘀。

处方　炒杜仲 10g，覆盆子 15g，枸杞子 15g，当归 10g，制吴茱萸 5g，川芎 10g，桂枝 10g，白芍 10g，炙甘草 5g，菟丝子 10g，茯苓 15g，炒白术 10g，党参 15g，香附 10g，益母草 15g。7 剂，日 1 剂，煎 2 次服。畅情志，适寒温，远房事。多进血肉有情之品调身固本。

二诊（2022 年 6 月 28 日）　诉这个月月经 6 月 22~27 日净。周期、经期正常。月经量基本已恢复到人工流产前经量，经色、质也正常。四肢转温，头晕腰酸消失。药已中病，守法再进 7 剂。并嘱下个周期若经量、周期仍正常，再服 7 剂善其后。周期、经量恢复半年后方能再备孕。

按　该病案由安溪县中医院退休老中医石玉峰提供。该患者因胎儿停育后行人工流产术。术后，胞宫、胞脉受损，气血失和，血运受阻，导致胞宫、胞脉虚寒，故见人流后经量极少，经色暗淡，质稀。气血失和，则见脸色无华，时有头晕乏力；腰为肾之府，肝肾不足则腰膝酸软；舌质淡胖，苔白稍厚，脉沉弱，乃虚寒之征。方取《金匮要略》温经汤合归肾丸化裁，共奏补益肝肾、益气活血、温经祛瘀之功。冲任隶属于肝肾，补肝肾就是补冲任。方证合拍，胞宫、胞脉得养，则经少等诸症悉除。随访半年症状未见反复。

第四节 崩 漏

病案一

许某，女，26岁。2021年3月3日初诊。

主诉 月经淋漓不尽5个月余。

现病史 患者5个月余前因工作压力大经常熬夜后出现月经量多，淋漓不尽，行经持续20天不止，前几日色红量多，后则色暗量少，夹小血块，求诊于当地医院，效果欠佳。刻下：月经已淋漓12天不尽，现经色稍黑少量瘀块，伴腰酸腿软，口干乏力，手足心热，寐差，纳尚可，二便调，舌红，苔白，脉细。每次经前乳房胀痛明显。

西医诊断 异常子宫出血。

中医诊断 崩漏，证属肝肾亏虚。

治法 滋肾益阴，固冲止血。

处方 熟地黄15g，山茱萸10g，续断15g，黑杜仲10g，当归10g，苎麻根15g，炒山药15g，菟丝子10g，柴胡10g，香附10g，益母草15g，生甘草5g，女贞子10g，墨旱莲15g。7剂，水煎服，日1剂，早晚餐后温服。慎起居、避风寒、畅情志，饮食有节，易于消化，忌辛辣肥甘厚腻之品。

二诊（2021年3月31日） 服前药3日后月经即止，此次经前乳房胀痛明显减轻，现已行经6天。量仍较多，色淡红，仍觉口干乏力，时感入睡困难，舌红苔白，脉细。

处方 同上方去炒山药、柴胡、香附，加黄芩6g、龙骨15g、煅牡蛎15g。5剂，煎服法同前。

2021年6月9日，带朋友来求诊，诉近2次月经经期已正常，故未再就诊。

按 本案患者以“月经量多、淋漓不尽”为主诉，中医应属“崩漏”无疑。《东垣十书》“兰室秘藏”云：“妇人血崩系肾水阴虚不能镇守胞络相火，故血走而崩也。”可见阴虚火旺、热与血搏结为崩漏的主要病因之一。本案患者长期熬夜，暗耗肾阴，阴虚火旺，扰动冲脉血海，迫血妄行而成崩漏；女子以肝为先天，肝主藏血，崩漏日久，气血耗损，亦损肝血，且肝肾同源，肾水愈亏，而封藏失司，冲任不固，不能调摄、制约经血，故而崩漏日久不愈；肾阴亏损，形体失荣，阴虚火旺，虚火上炎，故见口干乏力、手足心热；虚火上扰，心神不宁，故见寐差；结合舌脉，四诊合参，证属肝肾阴虚之证，治以滋肾益阴、固冲止血法，方投左归丸加减。方中熟地黄、山茱萸、山药滋补肝肾，为六味地黄丸中“三补”；续断、杜仲、菟丝子补益肝肾；当归养血和营，引血归元；柴胡、香附疏肝解郁安神；女贞子、墨旱莲、益母草活血清热调经；甘草调和诸药。诸药合用，阴液得补，经血可止。二诊患者月经即止，仍觉口干，时感入睡困难，舌红苔白，脉细，虑其崩漏日久，气血耗伤，阴伤未复，上方去炒山药、柴胡、香附。予黄芩加强清热之功，龙骨、牡蛎滋阴潜阳，镇惊安神。

病案二

苏某，女，32岁。2022年12月7日初诊。

主诉 月经淋漓不止半个月。

现病史 患者此次月经淋漓不止已半个月，量偏多，色淡红，经间期出现褐色带，伴乏力心悸，口干，手足冰冷，晚饭后腹胀，便秘，遇寒冷时偶有荨麻疹，但食热性食物易长痘，舌淡，齿痕明显，脉弱。

西医诊断 子宫异常出血。

中医诊断 崩漏，证属气虚不固。

治法 益气固冲止血。

处方 炙黄芪30g，党参15g，柴胡5g，升麻5g，当归10g，陈皮6g，枳壳10g，丹参15g，厚朴6g，炙甘草6g，葛根15g，神曲10g。7剂，水煎服，日服1剂。慎起居、避风寒，饮食有节，忌辛辣厚腻之品。

二诊（2023年1月17日） 药后月经淋漓已止，腹胀、便秘好转，乏力、心悸改善，寐欠佳，舌脉同前。

处方 炙黄芪30g，党参15g，柴胡5g，升麻5g，当归10g，陈皮6g，枳实10g，丹参15g，厚朴6g，炙甘草6g，葛根15g，炒麦芽30g，茯神20g。7剂，水煎服，日服1剂。调护同上。

三诊（2023年2月15日） 此次月经已将近10天，量比上次少，伴多梦，口干，舌脉同前。

处方 炙黄芪30g，党参15g，柴胡5g，升麻5g，当归10g，陈皮6g，枳实10g，丹参15g，炒白术10g，防风10g，茜草10g，炙甘草6g，海螵蛸10g，黑荆芥10g。7剂，水煎服，日服1剂。调护同上。

2023年5月3日随访，诉近2次月经正常。

按 崩漏致病之由，“有因冲任不能摄血者，有因肝不藏血者，有因脾不统血者，有因热在下焦迫血妄行者，有因元气大虚不能收敛其血，又有瘀血内阻，新血不能归经而下者”。本例患者为气虚不固，故月经淋漓、食后腹胀、乏力、舌淡齿痕脉弱，治以补气升提，方选补中益气汤加减。方中黄芪、党参、炙甘草补中益气；柴胡、升麻、葛根升阳举陷；当归补养营血使所补之气有所依附；陈皮行气和胃，使诸药补而不滞；枳壳、厚朴行气除胀；丹参凉血活血，一味丹参功同四物，兼以补血；神曲消食和胃。诸症改善而仍有月经淋漓，治漏的关键在三诊加的茜草、海螵蛸、黑荆芥，取《黄帝内经》四乌贼骨一藘茹丸之意，起祛瘀生新之效，尚有固涩止血之能，正如张锡纯所言“但知茜草、螵蛸能通经血，而未见《黄帝内经》用此二药雀卵为丸鲍鱼汤送下治伤肝之病，时时前后血也。故于经血过多之证即不敢用，不知二药大能固涩下焦，为治崩之主药也”。

第五节　痛　经

陈某，女，45 岁。2023 年 2 月 11 日初诊。

主诉　反复经前中下腹疼痛 3 年余。

现病史　患者自诉 3 年余前每次月经前 2 天开始出现中下腹部疼痛，经前 1 天疼痛最剧烈，痛点固定在中下腹部，压之痛更甚，夜间可加剧，月经血块多，平素伴有中上腹胀痛，与饮食无关，无反酸，纳寐一般，二便正常，舌淡红，舌下脉络迂曲，苔少，脉细。

西医诊断　痛经。

中医诊断　腹痛，证属气滞血瘀。

治法　活血化瘀，行气止痛。

处方　五灵脂 10g，牡丹皮 10g，当归 10g，川芎 6g，乌药 10g，赤芍 10g，桃仁 10g，红花 6g，香附 10g，延胡索 10g，枳壳 10g，生甘草 5g，益母草 15g，黑蒲黄 10g。7 剂，日 1 剂，水煎服。

二诊（2023 年 2 月 23 日）　诉服用上方后中上腹痛、腹胀症状较前明显减轻，但仍时有不适，本月经期未至，舌淡红，舌下脉络迂曲，苔少脉细。

续守上方加砂仁 6g。7 剂，日 1 剂，水煎服。

三诊（2023 年 3 月 9 日）　诉本月月经来潮痛经明显减轻，瘀块减少，中上腹痛、腹胀症状基本消失，纳可寐安，二便调，舌淡红，舌下脉络迂曲，苔少脉细。要求原方续服。

守上方 7 剂，日 1 剂，水煎服。

按　“气行则血行，气滞则血疲，气为血之帅”，各种原因引起的气机郁滞均可引起经络血脉郁滞。据《医林改错》条目“凡肚腹疼痛，总不移动，是血瘀”，选用膈下逐瘀汤加减治疗。本案例患者反复痛经 3 年余之久，平素操劳，中上腹部胀痛，痛点固定，且经行有瘀块，舌下脉络瘀曲，考虑久病气滞则血瘀。膈下逐瘀汤以当归、川芎、桃仁、红花为基础药，几味药都有活血祛瘀的作用；五灵脂入肝经，味咸性温，散瘀止痛，通利血脉；牡丹皮清热凉血，活血散瘀，可去血分瘀热，可散积中之瘀；方中再配香附、延胡索、乌药、枳壳，增强疏肝行气止痛之功效。全方以活血化瘀和行气药居多，使气帅血行，再加益母草以活血祛瘀调经，黑蒲黄合五灵脂为失笑散，具有活血祛瘀、散结止痛之功效，甘草调和诸药。全方活血祛瘀、行气止痛，对气滞血瘀之腹痛和痛经均有良效。

第六节　带下病

苏某，女，45岁。2022年7月6日初诊。

主诉　带下量多水样，色白、味臭1年多。

现病史　患者1年前发现带下量多呈水样，色白、味臭，经多方检查无阴道感染，经期提早1周，经期也有异味，经前腰酸，伴下腹隐痛，嗜睡，前额头痛，舌淡苔白根部稍厚，左尺脉弱。

西医诊断　白带增多（原因待查）。

中医诊断　带下病，证属湿热下注。

治法　清利湿热。

处方　车前子10g，苍术10g，薏苡仁30g，黄柏5g，芡实15g，白果10g，败酱草15g，牛膝15g，陈皮6g，黑荆芥10g，生甘草5g，益母草15g。7剂，水煎服，日服1剂。慎起居、避风寒，饮食有节，忌肥甘厚腻之品。

二诊（2022年7月20日）　白带减少，白带已无异味，但行经时仍异味重，伴前额头痛，舌脉同前。

处方　车前子10g，苍术10g，薏苡仁30g，黄柏5g，芡实15g，白果10g，败酱草15g，牛膝15g，陈皮6g，黑荆芥10g，生甘草5g，益母草15g，僵蚕10g。7剂，水煎服，日服1剂。调护同上。

三诊（2022年8月3日）　白带明显减少，异味基本消除，头痛明显缓解，仍有下腹隐痛，舌脉同上。

处方　车前子10g，苍术10g，薏苡仁30g，黄柏5g，芡实15g，白果10g，败酱草15g，牛膝15g，陈皮6g，黑荆芥10g，生甘草5g，益母草15g，僵蚕10g，乌药10g。7剂，水煎服，日服1剂。调护同上。

四诊（2022年8月17日）　白带基本消失，腹痛、异味及头痛均基本缓解，守上方7剂以善后。

按　"夫带下俱是湿证"，本例为脾湿肝郁、湿热下注之证，病位在脾、胃、肝。湿困脾胃、肝郁热逼，故带下量多色白而味臭、经期提前、腰酸嗜睡、前额头痛，治以补脾疏肝、清热祛湿、收涩止带，方选完带汤合易黄汤加减。方中苍术燥湿健脾，佐以车前子、薏苡仁利湿清热，分消水气使脾土不湿；黄柏清热燥湿、败酱草清热祛瘀、益母草活血利水，使血脉流畅而无患湿热；陈皮、荆芥开提肝木之气，使风木不闭塞于地中，芡实、白果收涩止带。后续辅以化浊、温肾之品，收获良效。

第七节　断经前后诸证

病案一

林某，女，47岁。2022年10月13日初诊。

主诉　阵发性潮热、汗出5个月，停经3个月。

现病史　患者缘于5个月前无明显诱因出现阵发性潮热、汗出，未予重视。后症状持续不解，伴月经3个月未行。刻下：潮热，汗出，平素月经量少，伴经行乳房胀痛，现3个月余未行，纳尚可，夜难以入寐，二便尚调，舌质淡红苔白，脉细弦。

西医诊断　围绝经期综合征。

中医诊断　断经前后诸证，证属肝郁血虚。

治法　疏肝解郁，益气养血。

处方　柴胡10g，黄芩6g，姜半夏10g，生龙骨30g（先煎），当归10g，益母草20g，鸡血藤20g，炒酸枣仁15g，合欢皮15g，生黄芪15g，生地黄15g，浮小麦30g，大枣10g，炙甘草6g。7剂，水煎服，每日1剂，早晚饭后温服。

二诊（2022年10月23日）　药后月经仍未行，潮热，汗出明显减少，自觉乳房稍胀，舌淡苔白，脉细弦。

给予上方加香附10g、苏木6g。续服7剂，煎服法同前。

三诊（2022年11月2日）　患者诉说服药第4天月经来潮，月经量较前多，没停药继续服完，汗出已不明显，余证亦缓，仍继续守法调治20余天。患者发来微信告诉潮热、汗出诸证悉除。

按　患者年逾四十，以潮热，汗出为主症，属绝经前后诸证，该病历代从肾论治者居多，然临床应验或效或无。因该病发生于特定的年龄期，《清代名医医案精华》云“女子以肝为先天”，且“妇人善怀而多郁，有性喜偏隘”，故应另辟通道，亦可从肝论治，切勿固执于补肾常法。女子以肝为用，若阴血亏虚，肝体失养，肝气不舒，枢机不利，郁热从生。迫津汗出，故见潮热、汗出；魂舍于肝，肝血不足，则魂失所养，故夜寐难安；肝藏血而主疏泄，肝血亏不盈经，肝气郁滞不能定期潮信，故经血不来；肝脉过乳房，气机郁滞，则乳房气血不畅，而见胀痛。四诊合参，辨本案为肝郁血虚证。治法以疏肝解郁，益气养血，止汗为主。

方中柴胡疏肝解郁，条达肝气；黄芩清肝利胆，泻火除热，柴芩合用，清利肝胆，和解枢机。当归养血活血，补血调经；鸡血藤行血补血；益母草活血调经，三药合用共补肝血畅肝气，养肝体而助肝用，以复肝之疏泄，则气血和，诸证可缓。姜半夏散结化痰，降逆和胃，以安未受邪之地；黄芪补气生血，濡养诸脏；龙骨镇惊安神，收敛固涩；炒酸枣仁，养心安神敛汗；合欢皮解郁安神助眠；生地黄甘寒，清热滋阴；浮小麦固表止汗，益气除热；大枣养血安神；甘草调和诸药。诸药合用，肝郁得疏，血虚得养，虚热得清，而经血可通。

二诊时患者月经未行，但余证皆缓，此方药已中的，当守法继续服用。经血不下，乳房作胀，此为气滞血瘀之象，故加香附疏肝解郁，理气调经，苏木活血通经祛瘀，气血同调，使经血复来。二诊药后证缓，三诊复守法续调，终取得满意疗效。

病案二

白某，女，57岁。2022年6月17日初诊。

主诉 燥热、失眠10年余，加重1周。

现病史 患者自诉10年余前开始出现阵发性燥热汗出，伴有难以入睡且易醒，服“谷维素”有效，但症状反复，平素纳少，近1周上述症状再发加重，伴口苦咽干，尿短，大便硬，舌淡红苔腻稍黄，脉细弦。

西医诊断 围绝经期综合征。

中医诊断 断经前后诸证，证属肝胆郁热。

治法 疏肝解郁，调和阴阳，镇惊安神。

处方 柴胡10g，黄芩10g，半夏10g，大枣6g，生姜6g，党参10g，炙甘草6g，龙齿15g，生牡蛎20g，远志6g，地骨皮10g，石菖蒲10g，茯神20g，夏枯草10g。5剂，水煎服，日服1剂。慎起居、避风寒，畅情志，忌辛辣肥甘厚腻之品。

二诊（2022年6月27日） 患者自诉药后烘热汗出改善，睡眠好转，但仍有口苦咽干，尿短，大便硬，舌淡红苔腻稍黄，脉细。

处方 守上方加大柴胡量至15g、茯神至30g。5剂，水煎服，日服1剂。同上调服。

三诊（2023年7月4日） 失眠好转，舌脉同上。

处方 守上方加酸枣仁10g巩固治疗。5剂，水煎服，日服1剂。同上调护。

按 “女子七七天癸绝”而生断经前后诸证，症状繁多甚至“如神灵所作”，或有以肾虚论治，孰不知七七诸证至，七八却不药而愈，依理肾虚应逐年加重，可见并非肾虚所致。所以单纯强调补肾不能起到很好的临床疗效，应当解决阴阳失调的主要矛盾，当以调理阴阳、调畅气机、安和五脏，使阴平阳秘、气机调达、五脏安和，逐渐适应这种因衰老而引起的变化，才是治疗的根本。故治疗上应以调和阴阳气血安神为法。

本案以小柴胡汤为主方和解少阳、疏肝解郁，治疗症见“往来寒热，胸胁苦满，默默不欲饮食，心烦喜呕”，燥热阵发、汗出畏风正似往来寒热，心烦不寐亦是常见之症；加远志、石菖蒲、龙齿仿“安神定志丸”意以镇惊安神、化痰开窍，常合用于不寐；地骨皮凉血退骨蒸烘热；夏枯草清肝泻火，合半夏名为“二夏汤”平衡阴阳，交通季节，顺应阴阳变化规律而善治失眠。

病案三

刘某，女，53岁。2022年11月16日初诊。

主诉 阵发性燥热汗出、失眠1年余。

现病史 患者自诉1年前无明显诱因开始出现阵发性潮热汗出，燥热时满脸通红似发烧，继而大汗淋漓，汗后畏寒，白天较少发生，夜间发作频繁，伴有难以入寐，无口干口苦，平素汗多，冬季畏冷肢体冰凉，纳可，二便正常，舌偏红，苔薄，脉细弱。

西医诊断 围绝经期综合征。

中医诊断 断经前后诸证。

治法 疏肝解郁，调和阴阳，镇惊安神。

处方 柴胡 10g，黄芩 10g，半夏 10g，大枣 6g，党参 10g，炙甘草 6g，龙骨 20g，生牡蛎 20g，合欢皮 10g，桂枝 10g，白芍 10g，地骨皮 10g，生姜 6g，牡丹皮 10g。7 剂，水煎服，日服 1 剂。慎起居、避风寒，畅情志，忌辛辣肥甘厚腻之品。

二诊（2022 年 12 月 13 日） 上方服用后阵发性燥热汗出减少，睡眠较前好转，肢体冰凉也有改善，无口干口苦，纳可，二便正常，舌淡红，苔薄，脉细弱。

守上方去牡丹皮，加淮小麦 30g。7 剂，水煎服，日服 1 剂。同上调护。

三诊（2023 年 3 月 16 日） 诉服上方后燥热汗出、失眠基本消失，未再继续治疗，病情稳定。但近 5 天来又出现睡眠障碍，潮热盗汗，但症状较前轻，二便正常，舌淡红苔薄，脉细。

处方 守上方加大生龙骨至 30g、生牡蛎至 30g。7 剂，水煎服，日服 1 剂。同上调护。

按 本案与上案类似，均以小柴胡汤为主方和解少阳、疏肝解郁，但该患者平素汗多，冬季畏冷，肢体冰凉，脉细弱，故加桂枝汤以调和营卫、调理阴阳；龙骨乃石中神兽，土中万年之物，敛后天脾中之精，牡蛎为海中精灵，补先天肾中之精，《医学衷中参西录》云："人身阳之精为魂，阴之精为魄。龙骨能安魂，牡蛎能强魄。魂魄安强，精神自足，虚弱自愈也。是龙骨、牡蛎，固为补魂魄精神之妙药。"龙骨潜纳浮越之阳气，牡蛎敛走失之阴，正是交通心肾、调和阴阳之佳配；地骨皮凉血退骨蒸烘热；牡丹皮清热凉血，清泻肝火。二诊更加甘麦大枣汤以养心安神，和中缓急，诸药合用则脾土健旺、肝气条达、心血得补、营卫调和，使阴阳调和、五脏安和乃取效。

第十一章 皮肤病证医案

皮肤病是一种常见疾病，据统计，患病率高达 40%~70%，现代皮肤科已经成为一门独立的学科。各种药物，如抗组胺药、皮质激素、抗生素、抗真菌药等，都被应用到皮肤科疾病。连“单抗”都加入了银屑病的治疗中。加上多样化的皮肤药物剂型、皮肤外科的兴起，更是解决了大部分的皮肤问题。但是，化学药物的不良反应的问题，比如长期使用激素可以引起的库欣综合征、继发感染、骨质疏松、消化道溃疡、糖尿病等；还有一些慢性全身性的皮肤病，比如银屑病、湿疹、慢性荨麻疹、老年性皮肤瘙痒等皮肤病不易根治，且治愈后容易反复。

中医药治疗皮肤病的优势在于“天人合一”的整体观和辨证论治的理念，客观上来说局部皮肤的病变是机体内病变的外在反映，辨证处理好皮肤局部与整体的关系，从内部根本的调理加外部的对证治疗，局部辨治与整体辨治的有机统一，标本兼治，是中医皮肤科提高疗效的基本方法。

第一节 瘾疹

病案一

陈某，女，32 岁。2022 年 8 月 14 日初诊。

主诉 反复全身皮肤起疹瘙痒 10 余天。

现病史 患者 10 余天前无明显诱因出现全身皮肤起红疹伴瘙痒，自行于药店购买“氯雷他定片”口服，症状未见明显改善。后求诊于当地医院，予静脉滴注治疗后（具体药物不详），明显好转，停药后症状反复。刻下：皮肤红疹成团，瘙痒剧烈，遇热更甚，皮肤抓破后有血痂，小便黄，大便尚可，舌淡红，苔薄黄，脉浮数。

西医诊断 荨麻疹。

中医诊断 瘾疹，证属邪郁肌肤，营卫失和。

治法 解肌祛风，调和营卫，兼清热凉血。

处方 土茯苓 30g，生地黄 15g，赤芍 10g，牡丹皮 10g，生荆芥 10g，防风 10g，当归 10g，薏苡仁 20g，苍术 10g，茜草 10g，紫草 10g，白鲜皮 10g，地肤子 10g，生甘草 6g。5 剂，水煎服，日 1 剂。慎起居、避风寒，忌食辛辣、鱼腥发物，忌饮酒。

二诊（2022 年 8 月 20 日） 皮肤瘙痒减轻，偶有发作，舌淡红，苔白厚，脉细。

守前方加蝉蜕 6g、僵蚕 10g。5 剂，水煎服，日 1 剂，如上调护。

三诊（2022 年 8 月 27 日） 皮肤瘙痒止，未复发，舌淡红，苔薄白，脉沉。

守前方去薏苡仁、苍术，加徐长卿 10g，续服 5 剂巩固疗效。于 2022 年 9 月 12 日电话随访患者，诉药后诸症皆除，病告痊愈。

按 患者患病时恰处盛暑季节，暑多夹湿，天暑下迫，地湿上蒸，湿热蒸腾，又逢风邪侵袭肌表，风为百病之长，携湿热之气壅遏营卫，卫阳被郁，不司开阖，营阴郁滞，气血不畅，风热毒邪郁结于腠理，故见皮肤瘙痒、皮肤色红，反复发作；证属邪郁肌肤，营卫失和；故治以解肌祛风，调和营卫，兼清热凉血为法。

方中荆芥、防风辛温发散，祛风解表止痒，走表走卫。赤芍苦寒清热凉血，兼可化瘀活血；牡丹皮清热凉血，活血通络；茜草凉血化瘀，紫草清热凉血，再加生地黄清热凉血，当归补血活血；六药走里走营，养血行血，清热凉血，祛风止痒。湿热壅盛、郁结腠理，加土茯苓甘淡渗利、解毒利湿；薏苡仁甘淡凉、利水渗湿、清热；白鲜皮、地肤子清热燥湿、祛风止痒；生甘草清热解毒、调和诸药。全方共行清利湿热、调和营卫、祛风止痒之效。二诊时皮肤瘙痒减，知药已中的，故守前方加蝉蜕、僵蚕以强疏散风邪、通络止痒之效。三诊时皮肤瘙痒止，舌苔已化，湿邪已清，故减薏苡仁、苍术，加徐长卿加强祛风止痒之功，以巩固疗效。

病案二

温某，女，34岁。2023年6月7日初诊。

主诉 反复全身风团样疹1个月余。

现病史 患者1个月余前无明显诱因全身出现形态、大小不一的风团，时长时消，反复发作，在外未治疗，症状未见改善，今为求进一步诊治，前来就诊。刻下：全身风团样疹，时长时消，畏风，四肢懈怠乏力，口粗而涩，无口干口苦，舌淡红有齿痕，苔黄厚，脉滑。

西医诊断 荨麻疹。

中医诊断 瘾疹，证属湿蕴肌肤。

治法 清热化湿，祛风止痒。

处方 杏仁6g，薏苡仁30g，白豆蔻6g，佩兰10g，滑石15g，苍术6g，生荆芥10g，防风10g，地肤子10g，白鲜皮10g，徐长卿10g，牡丹皮10g，赤芍10g，生黄芪15g，黄柏5g。5剂，水煎服，日1剂。慎起居、避风寒，忌食辛辣、鱼腥发物，忌饮酒。

二诊（2022 年 6 月 21 日） 四肢懈怠乏力、口粗而涩缓解，但皮肤瘙痒未见明显改善，风团样疹仍反复，伴鼻塞，舌淡红，苔薄白，脉滑。

处方 生地黄 15g，赤芍 10g，牡丹皮 10g，茜草 10g，紫草 10g，僵蚕 10g，蝉蜕 6g，荆芥 10g，防风 10g，白鲜皮 10g，地肤子 10g，徐长卿 10g，生甘草 5g，当归 10g，苍术 6g。7 剂，水煎服，日 1 剂，如上调护。

三诊（2022 年 8 月 2 日） 皮肤瘙痒症状悉除，未复发。此次因月经推迟，经量少，怕冷，乏力前来求诊。

按 夏季火盛，暑常夹湿，湿热之气壅遏营卫，卫阳被郁，不司开阖，营阴郁滞，气血不畅，风热毒邪郁结于腠理，故见皮肤瘙痒、风疹反复；舌苔黄厚脉滑，一派湿热之象，故予三仁汤为主方加以祛风止痒。二诊湿热已去，但风疹不除，以僵蚕、蝉蜕、荆芥、防风祛风透邪；生地黄、赤芍、牡丹皮凉血活血消斑；茜草、紫草凉血止血脱敏；白鲜皮、地肤子、徐长卿祛风止痒；当归养血祛风，苍术化湿，诸症悉除。

第二节　湿　疮

病案一

谢某，男，70岁。2022年1月15日初诊。

主诉　胸腹部皮疹瘙痒1年余。

现病史　患者1年余前出现皮疹，以胸腹部皮肤为主，背部皮肤也可见少许丘疹，色红成片，遇热瘙痒更甚，经常抓挠，入夜几难入眠，先后求诊于多家县、市级医院，经中西医多种内外治法治疗后，皮疹症状时好时坏，难以根治。刻下：胸腹部皮疹，色红成片，伴有抓痕及多处皮肤色素沉着，遇热瘙痒更甚，纳可，寐差，难以入睡，二便正常，舌淡红，苔稍厚，脉滑。

西医诊断　湿疹。

中医诊断　湿疮，证属风湿蕴肤。

治法　祛风除湿，凉血止痒。

处方　生地黄20g，赤芍10g，牡丹皮10g，徐长卿10g，白鲜皮10g，地肤子10g，荆芥10g，防风10g，蝉蜕5g，当归10g，银柴胡10g，乌梅10g，五味子6g，生甘草5g。7剂，水煎服，日服1剂。慎起居、畅情志，避风寒，饮食有节，服药期间忌食辛辣、鱼腥、烟酒、浓茶等。

二诊（2022年1月25日）　胸腹部皮疹稍有好转，瘙痒也有轻度改善，仍遇热加剧，纳可，寐差，难以入睡，二便正常，舌脉同前。

同上方加生地黄30g。7剂，水煎服，日服1剂，如上调护。

三诊（2022年2月19日）　春节期间皮疹症状反复，遇热仍剧痒无比，症状改善不明显，纳可，睡眠同前，二便正常，舌淡红，苔厚稍黄，脉滑。

同上方去当归，加苦参6g。7剂，水煎服，日服1剂，如上调护。

四诊（2022年2月26日）　服药后皮疹与瘙痒改善较前二诊明显，但遇热仍痛痒加剧，程度有所减轻，稍口苦，纳可，睡眠未改善，二便调，舌脉同前。

同上方去生地黄、银柴胡、乌梅、五味子，加木通 5g、石膏 15g、薏苡仁 30g、苍术 10g。7 剂，水煎服，日服 1 剂，如上调护。

五诊（2022 年 3 月 5 日） 上药第 1 剂服后当晚瘙痒明显改善，可入睡；3 剂后皮疹颜色明显变淡变黑，遇热瘙痒明显减轻；今见胸腹部皮疹减少约 1/3，颜色变浅，背部皮疹几消失，舌脉同上。

同上方 7 剂。半个月后未再求诊，电话回访诉已痊愈。

按 湿疹，属中医学“湿毒疮”“血风疮”“湿疮”等范畴，是以皮损形态各异为主要特征的皮肤疾患。病因总因禀赋不耐，风、湿、热邪相搏，浸淫肌肤而成。其病位在皮肤，与体内血液运行密切相关，病程久，易复发。患者一、二诊采用当代大家祝谌予所制的脱敏煎为基础方，并加清热凉血、祛风止痒的药，然服药后患者诉皮疹症状有所改善，但整体效果不是很明显，遇热仍剧痒无比。三诊加用苦参后症状明显好转。古人云：“痒自风来，止痒必先疏风。”故择消风散疏风养血，清热除湿。方中荆芥、防风开泄腠理，疏风透表止痒；苦参清热燥湿；石膏清热泻火，对遇热加剧之症似有良效；苍术祛风燥湿；木通清利湿热；蝉蜕清热透疹；赤芍、牡丹皮清热凉血；徐长卿消疹止痒；白鲜皮、地肤子祛风止痒；薏苡仁健脾祛湿；甘草调和诸药。诸药合用，祛风与除湿并行，养血与清热共伍，血脉和用，则皮疹消，瘙痒止。

病案二

林某，女，76 岁。2022 年 6 月 4 日初诊。

主诉 全身皮肤起疹、瘙痒 1 年余。

现病史 患者全身皮肤起疹、瘙痒 1 年余，胸腹颈部及四肢皮肤均有累及，皮疹呈后疹样，有红色有结痂，有渗出，有色素沉着，经多方治疗症状反复，夜间症状明显，纳可，寐差，大便偏硬，舌淡红苔厚稍黄，脉滑。糖尿病史多年，长期服药，血糖控制尚可。

西医诊断 湿疹。

中医诊断 湿疮，证属湿热蕴肤。

治法 清热燥湿，祛风止痒。

处方 荆芥 10g，防风 10g，蝉蜕 5g，苦参 5g，苍术 6g，木通 3g，石膏 12g，生地黄 12g，虎杖 15g，赤芍 8g，白鲜皮 10g，地肤子 10g，牡丹皮 8g，甘草 5g。5 剂，水煎服，日服 1 剂。慎起居，避风寒，饮食有节，服药期间忌食辛辣、鱼腥之品，忌烟酒、浓茶等。

二诊（2022 年 6 月 16 日） 药后皮肤症状明显改善，皮疹减少，瘙痒减轻，舌脉同上。

处方 同上方改苍术为 10g、石膏为 15g。7 剂。水煎服，日服 1 剂，如上调护。

三诊（2022 年 7 月 12 日） 症状进一步改善，舌淡红舌苔仍较厚，脉滑。

同上方去生地黄，加土茯苓 15g。7 剂，水煎服，日 1 剂。

四诊（2022 年 8 月 11 日） 皮疹基本消失，瘙痒明显改善，舌淡红，苔稍厚，脉滑。

同上方 7 剂，水煎服。

五诊（2022 年 10 月 26 日） 特殊门诊开糖尿病药物，诉皮肤症状全部消失，2 个月来未再复发。

按 该患者糖尿病史多年，皮肤痛痒剧烈，皮疹多样渗出，舌淡红苔厚稍黄，脉滑，一派湿热壅滞之象，直接投以消风散治疗，加虎杖以清利湿热、消壅通腑，白鲜皮、地肤子祛风止痒，生地黄、赤芍、牡丹皮凉血活血、清热止痒，症状迅速好转。三诊考虑去滋腻之生地黄，加土茯苓以加强清热燥湿之功，可见消风散对湿热壅滞的湿疹疗效显著。

第三节　风瘙痒

许某，女，65岁。2022年8月3日初诊。

主诉　全身皮肤瘙痒半年。

现病史　患者素体虚弱，半年前无明显诱因出现全身皮肤瘙痒，无皮疹、无皮损，搔抓后留痕，未予重视，然全身皮肤瘙痒症状经久未愈，故前来求诊。刻下：全身皮肤瘙痒，遇热稍舒，患者极度消瘦，全身乏力，夜寐易醒，凌晨3至4点醒后难再入睡，腹胀纳少，大便少，质软。舌淡苔薄白，脉细。

西医诊断　皮肤瘙痒。

中医诊断　风瘙痒，证属脾胃亏虚，肌肤失养。

治法　健脾益气，祛风养血。

处方　炒山药30g，生鸡内金6g，生地黄15g，牛蒡子10g，生黄芪20g，党参15g，茯苓15g，生白术10g，炙甘草6g，虎杖15g，薏苡仁30g，木香5g，白鲜皮10g，地肤子10g。7剂，水煎服，日1剂。慎起居、避风寒，畅情志，饮食有节。

二诊（2022年8月17日）　上诊药后皮肤瘙痒稍好转，排气增多，腹胀改善，大便量比以前多，纳食增加，仍寐差，多梦，消瘦，乏力，冬天手脚冰凉，夏天足部易皲裂。既往有慢性胃炎病史。

处方　炒山药30g，生鸡内金6g，生地黄15g，牛蒡子10g，生黄芪20g，党参15g，茯苓15g，生白术10g，炙甘草6g，生荆芥10g，防风10g，生茜草10g，赤芍10g，牡丹皮10g，紫草10g。7剂，水煎服，日1剂，如上调护。

三诊（2022年9月7日）　皮肤瘙痒基本消失，仍有腹胀，纳食好转但仍不多，体重有所增加，大便软，1~2日1次，舌脉同前。

处方　炒山药30g，生鸡内金6g，薏苡仁20g，牛蒡子10g，党参15g，生白术10g，炙甘草6g，茯苓15g，扁豆10g，陈皮6g，莲子15g，神曲10g，半夏6g。7剂，水煎服，日1剂，如上调护。

按 脾在体合肌肉，主四肢。脾为后天之本，能资生一身。脾胃健壮，多能消化饮食，则全身自然健壮。患者素体亏虚，气血生化无源，故见乏力；脾胃气虚，水谷精微失运化，四肢肌肉失濡养，故见消瘦；“胃不和则卧不安”，故见寐差；脾主运化，脾胃气虚，推行无力，消谷力弱，故见腹胀纳少，大便少，质软；脾胃气血生化无源，血虚肌肤腠理失濡润，日久生风，故见全身皮肤瘙痒。

方予《医学衷中参西录》的资生汤为主方加减，方中白术色黄属土，气香醒脾，为后天资生之要药，能健脾之阳，脾土健壮，自能助胃；山药《本草经》谓之“补中益气力，长肌肉”，且能滋胃之阴，胃汁充足，自能纳食；鸡内金善化有形郁积，兼有以脾胃补脾胃之妙，与白术并用，为消化瘀积之要药，更为健补脾胃之妙品；牛蒡子体滑气香，能润肺又能利肺；生地黄凉血退热，劳瘵之热大抵因真阴亏损，相火不能潜藏，地黄善引相火下行，安其故宅。另加四君子以健脾，生黄芪、薏苡仁助健脾益气之功；木香理气健脾；脾胃亏虚日久，恐湿热毒浊壅滞，故予虎杖清解湿热毒浊；白鲜皮、地肤子祛风止痒。二诊纳食增加，但瘙痒不除，以荆芥、防风祛风走表，生茜草、紫草入血凉血，赤芍、牡丹皮入血活血，是以凉血活血、祛风止痒之举。三诊全身瘙痒症状悉除，仍有腹胀、纳差、大便软等脾虚之象，故予资生汤合参苓白术散以健脾善后。

第十二章 其他类医案

第一节　胁　痛

陈某，男，29 岁。1996 年 10 月 26 日初诊。

主诉　右胁下疼痛 1 年余。

现病史　患者自诉 1 年余前在厦门市某医院查谷丙转氨酶 275U/L，乙肝表面抗原 >1∶64，乙肝两对半示大三阳，住院以干扰素注射及保肝治疗，症状无明显改善；转另一医院以中西医结合治疗，前后共住院 54 天症状好转。肝功能示：谷丙转氨酶 125U/L，乙肝表面抗原 >1∶64 而出院。1 个月余前劳累后症状再发，右胁下痛，怠倦乏力，尿黄，在当地服草药无效，10 月 25 日肝功能示：谷丙转氨酶 375U/L，乙肝表面抗原 >1∶64，遂就诊。刻下：右胁下痛，面容黧黑，巩膜黄染，倦怠嗜卧，口苦而干，食欲不振，心烦，寐差，小便偏黄，大便正常，舌红苔黄，脉弦数。查体可触及肝右肋下 2cm，质地充实，有明显叩击痛。

西医诊断　慢性活动性乙肝。

中医诊断　胁痛，证属湿热蕴毒，瘀滞肝胆。

治法　清利湿热，解毒祛瘀。

处方　金银花 15g，虎杖 15g，贯众 15g，茵陈 20g，酒大黄 10g，栀子 6g，赤芍 10g，牡丹皮 10g，土茯苓 30g，车前子 15g，甘草 3g。7 剂，水煎服，日服 1 剂。慎起居、避风寒，饮食有节，忌辛辣肥甘厚味之品。

猪苓多糖每次 40mg，肌内注射，每天 1 次，20 天 1 疗程。

乙肝疫苗每次 10U，皮下注射，每 15 天 1 次，1 个月 1 疗程。

二诊（1996 年 11 月 2 日）　患者诉服用上方后诸症改善。刻下：右胁下痛，伴腹胀，食欲不振，仍有口苦，小便偏黄，舌脉同前。

处方　同上方去牡丹皮，加炒麦芽 10g、木香 5g。6 剂，水煎服，日服 1 剂。同上调护。

三诊（1996 年 11 月 8 日）　患者诉腹胀缓解。刻下：时小便黄，胃不饥感，舌脉同前。

处方 金银花15g，虎杖15g，贯众15g，茵陈30g，酒大黄12g，赤芍15g，白术15g，砂仁6g，木香5g，莲子15g，甘草3g。7剂，水煎服，日服1剂。同上调护。

四诊（1996年11月15日） 谷丙转氨酶80U/L，乙肝表面抗原>1∶64，患者诉右胁轻痛，余无特殊不适，舌脉同前。

处方 同上方加延胡索10g。7剂，水煎服，日服1剂。同上调护。

此后猪苓多糖、乙肝疫苗续用，中药以11月15日方服7剂停5天再服。

五诊（1996年12月25日） 诉无特殊不适，谷丙转氨酶30U/L，乙肝表面抗原>1∶8。

处方 牡丹皮10g，栀子6g，柴胡10g，白芍15g，当归10g，茯苓15g，炒白术10g，甘草3g，金银花15g，虎杖15g。服7剂停1周，至1997年1月底，猪苓多糖和乙肝疫苗注射3个疗程后停药。

后记 2023年8月整理该病案时联系患者，诉20余年来每年复查肝功能都正常，近5年来乙肝两对半检查仅乙肝表面抗体阳性，病情从此未再发。

按 当年没有抗病毒药物，乙肝活动期的治疗以注射干扰素为主，20世纪90年代曾流行猪苓多糖联合乙肝疫苗注射治疗，疗效参差、褒贬不一，后来慢慢被遗弃了。现在抗乙肝病毒药物层出不穷，大多数能有效控制病毒的复制。白剑峰在整理病案时发现该病例疗效特别，也许今后对其他病毒感染性疾病有参考意义，故特记录供同道指正。

病毒标志物阳性中医应从疫毒去认识，转氨酶升高往往是湿热蕴毒的标志，湿热胶结缠绵不去，暗耗阴血，肝失疏泄，气机郁滞，血行不畅，瘀血阻滞，肝气不舒，克脾犯胃，中土受损为慢性肝病的基本病机演变规律。慢性肝炎的湿热疫毒大多留恋气分，只有化燥后才能深入血分；病位由肝入脾，日久伤肾。仲景在《伤寒论》第236条云："阳明病……但头汗出，身无汗，剂颈而还，小便不利，渴饮水浆者，此为瘀热在里，身必发黄，茵陈蒿汤主之。"唐容川《金匮要略浅注补正》说："瘀热以行，一个瘀字，便见黄皆发于血分也，凡气分之热不得称瘀……脾为太阴湿土，主统血，热陷血分，脾湿遏郁乃发黄……故必血分湿热乃发黄也。"由此可见，本案例由湿热蕴结脾胃，土壅日久则木实，肝胆疏泄不利，导致血行不畅，邪热瘀结肝胆，胆汁不循常道使然，症见右胁胀痛，面容暗黑，巩膜黄染，倦怠嗜卧，口苦而干，小便偏黄，食欲不振，心烦，舌红苔黄，脉弦数，治疗大法为清利湿热、解毒祛瘀，方选茵陈蒿汤加减。方中茵陈清利肝胆湿热，退黄疸；栀子清三焦之热，除烦而利小便；大黄通泄瘀热；金银花、虎杖、贯众、土茯苓清热解毒化湿，降酶退黄，这4味药物均有较强抗病毒的作用；赤芍、牡丹皮又合虎杖清热凉血，活血祛瘀；甘草调和诸药。全方共奏清利湿热、解毒祛瘀、利胆退黄之效。二诊腹胀纳差，加炒麦芽消食和胃，木香通理三焦，善行脾胃之气滞。三诊考虑肝气不舒，克脾犯胃，中土受损，“见肝之病，知肝传脾，必先实脾”，故加白术、砂仁、莲子益气健脾，固护脾土，后以丹栀逍遥散善后，竟获奇效。

第二节　发　热

林某，女，79 岁。2018 年 8 月 26 日初诊。

主诉　反复畏寒、发热 1 个月。

现病史　患者于 1 个月前无明显诱因出现畏冷、发热，体温多于午后或夜间升高，38℃左右，较少高于 38.5℃，发热前伴畏冷，无寒战，伴周身肌肉酸痛，尤以双大腿肌肉酸痛明显，起立时需双手按住大腿方能站立；无咳嗽、咳痰，无消瘦、盗汗，无咯血，无咳腥臭脓血痰，无胸痛，无腹痛、腹泻，无尿频、尿急、尿痛等不适。曾求诊于当地医疗站，口服“头孢类抗生素、阿奇霉素及中药（九味羌活汤加减）5 剂”，无效；先后于安溪县中医院及厦门大学附属某医院住院治疗，西医诊断：感染性发热待查。先后予“盐酸莫西沙星、多西环素、注射用头孢哌酮钠舒巴坦钠”抗感染及保肝等对症处理，与发热有关的理化检查均无明确诊断，1 个月来畏冷发热仍每天反复，准备择日行大腿肌肉穿刺。因拒绝穿刺，求诊中医，刻下：寒热往来，午后尤甚；周身肌肉酸痛，下肢尤为明显；面色㿠白，乏力，口稍苦而涩无味，纳少不欲饮食，二便如常。舌淡红，苔薄白，脉弦细。

西医诊断　感染性发热待查。

中医诊断　发热，证属邪在少阳。

治法　和解少阳。

处方　柴胡 15g，党参 10g，黄芩 10g，法半夏 6g，炙甘草 6g，生姜 6g，大枣 6g，青蒿 10g。全成分颗粒 5 剂，冲服，每次 1 包，每天 2 次。慎起居，畅情志，避风寒，饮食有节。

二诊（2018 年 9 月 12 日）　患者服药 1 剂后，寒热消失，肌肉酸痛明显改善，饮食逐步增加；连续 3 天无发热后出院，体温正常，饭量增加，肌肉酸痛基本消失。但近 3 天来夜间汗多，乏力，无咳嗽、咳痰，昨天下午再度出现发热，体温 38℃，发热前再度出现畏冷，纳可，寐欠安，舌淡红，苔薄白，脉弦细。

守上方加桂枝 10g、白芍 10g。全成分颗粒 5 剂，冲服，每次 1 包，每天 2 次。如上调护。

药后热退，症状消失，随访至 2023 年 8 月未再发作。

按 该患者寒热 1 个月，经多种方法治疗后症状仍未缓解。邪客于少阳半表半里之间，正胜邪退则发热，邪进正退则恶寒，正邪相争则寒热往来、发作如疟；邪阻少阳经脉，经络气血不通则周身肌肉酸痛；邪郁少阳，三焦气机不利，郁火灼伤津液则口苦而涩无味，结合舌脉象，辨证为邪在少阳未解，法应和解少阳为治，故方以小柴胡汤为主。二诊患者诉夜间汗多，寒热往来再次出现，考虑邪在少阳未尽，营卫不和，治以和解少阳、调和营卫，方以柴胡桂枝汤。

第三节　口　僻

许某，女，44 岁。2023 年 4 月 19 日初诊。

主诉　反复左侧面部抽动伴口角歪斜 6 年余。

现病史　患者 6 年余前出现面瘫，经服中西药、针灸及静脉滴注治疗，症状无明显改善，继而出现右侧面肌反复频繁抽动，无疼痛，伴眼皮下垂、口眼歪斜，偶有头晕，舌淡暗，苔白腻，脉弦滑。

西医诊断　面神经炎。

中医诊断　口僻，证属风痰阻络。

治法　化痰通络。

处方　白附子 6g，白僵蚕 10g，全蝎 3g，蜈蚣 2 条，皂角刺 10g，白芥子 6g，白芷 10g，石菖蒲 10g，陈皮 6g，半夏 6g，茯苓 15g，制南星 5g，生甘草 5g。7 剂，水煎服，日服 1 剂。慎起居、避风寒，饮食有节，忌肥甘厚腻之品。

二诊（2023 年 5 月 3 日）　左侧面部抽动明显好转，左眼皮下垂似有好转，仍口眼歪斜，偶头晕，舌脉同上。

处方　同上方加蝉蜕 5g，蜈蚣加至 3 条。7 剂，水煎服，日服 1 剂。调护同上。

三诊（2023 年 5 月 17 日）　面部肌肉抽动的频率及幅度均明显减轻，头晕改善，舌下静脉迂曲明显，余同前。

处方　白附子 8g，白僵蚕 10g，全蝎 5g，蜈蚣 3 条，皂角刺 10g，白芥子 6g，白芷 10g，石菖蒲 10g，苏木 10g，赤芍 10g，王不留行 10g，丹参 15g，制南星 5g，生甘草 5g，蝉蜕 5g。7 剂，水煎服，日服 1 剂。

按　面瘫，中医名为口僻，指口角向一侧歪斜，目不能闭合等，俗称吊线风。本病总由外邪入中经络所致，但病因繁多。此案辨证属风痰阻络，此证多因嗜酒肥甘，饥饱失宜，脾失健运，聚湿生痰，痰动生风，风痰窜经络，气血痹阻，经隧不通，气不能行，血不能濡而致。且患病日久，症状顽固，当属顽痰不化、痰瘀交阻，治当以豁痰通络为法，故以牵正散加导痰汤化裁。

方中白附子辛温性燥，散而能升，善去风痰，燥湿痰；白僵蚕祛风解痉散结，能驱络中之风；全蝎为治厥阴风痰之要药，功能息风镇痉，用于痉挛抽搐等；蜈蚣加强息风镇痉之效；制南星、半夏、陈皮、皂角刺、白芥子、白芷、石菖蒲均加强化痰通络开窍之功，其中尤以皂角刺、白芥子化顽痰、温化寒痰之功卓著；茯苓渗湿；甘草和中，诸药调和，以防辛燥。二诊、三诊诸症向安，但见舌下静脉迂曲，知血瘀在络已久，故加赤芍、王不留行、丹参以加强活血通络之功。

第四节　梅核气

苏某，女，27 岁。2022 年 6 月 9 日初诊。

主诉　咽部异物感 2 年余。

现病史　患者 2 年余前因工作压力大，跟同事吵嘴后出现咽部不顺畅，渐渐有梗阻感，活动或饮食后症状缓解，情志不舒时加重。曾就诊于当地卫生所，服用谷维素、维生素 B_1、吴太咽炎片无效，又经电子喉镜检查，诊断慢性咽炎，但治疗未效，遂求中药诊治。刻下：咽部异物感，似有痰阻，咳之不出，吞之不下，平时经前乳房胀痛，纳寐尚可，二便正常，舌淡苔薄白，脉弦滑。

西医诊断　慢性咽炎。

中医诊断　梅核气，证属痰气交阻。

治法　疏肝解郁，行气散结，降逆化痰。

处方　姜半夏 10g，姜厚朴 10g，云茯苓 15g，紫苏梗 15g，桔梗 10g，北柴胡 10g，炒白术 10g，薄荷 6g（后下），炒僵蚕 10g，郁金 15g，蜜紫菀 10g，生甘草 6g。7 剂，水煎服，日服 1 剂。慎起居、避风寒，畅情志，饮食有节，忌辛辣肥腻之品。

二诊（2022 年 6 月 18 日）　患者诉药后症状缓解很多，咽中稍有异物感，咽中有点痒，舌质淡苔薄白，脉弦滑。

守上方加蝉蜕 6g。续进 7 剂，煎服法同前。

三诊（2022 年 6 月 29 日）　患者诉咽中异物感大减，余症皆除，守上方续进 7 剂巩固疗效，病告痊愈。叮嘱其保持心情舒畅，精神调摄，以免复发。

按　梅核气多见于青中年女性，因情志抑郁而起病。梅核气是指咽喉部自觉有异物梗阻感，吐之不出，咽之不下，但不妨碍进食的一类疾病。隋代巢元方在《诸病源候论》中提出，“此是胸膈痰结与气相搏，逆上咽喉之间结聚”，认为梅核气多为七情郁结，痰气交阻喉中。明代孙一奎在《赤水玄珠》亦指出梅核气乃“痰结块在喉间，吐之不出，咽之不下是也”。

本案因工作压力及情志不畅，肝气郁结，疏泄失常，肝木乘土，导致脾胃运化失职，津液输布失常，聚湿生痰，胃气不降而反逆于上，痰气相搏阻于咽喉，则见咽中异物感，如有痰阻，咳之不出。观其脉症，四诊合参，本案为肝气郁结，痰气交阻之梅核气确诊无疑，故拟半夏厚朴汤合逍遥散加减，以疏肝解郁、行气散结、降逆化痰。

半夏厚朴汤出自《金匮要略》“妇人杂病篇”：“妇人咽中如有炙脔，半夏厚朴汤主之。”炙脔即咽中有痰涎，如同炙肉，咳之不出，咽之不下者，本方为治梅核气的经典方。逍遥散出自《太平惠民和剂局方》，本证为肝郁气滞、血虚脾弱所致。肝喜条达，恶抑郁，为藏血之脏体阴而用阳，若情志不遂，肝失条达，肝郁气滞则胁痛，乳胀，咽喉不爽，脉弦等。柴胡苦辛疏肝解郁，紫苏梗甘微温性辛，宽中行气，二药合用加强疏肝解郁之力；薄荷辛凉疏肝利咽，以防柴、苏辛行太过，桔梗苦辛，宣肺、祛痰、利咽；僵蚕祛风化痰、散结，郁金入肝胆行气解郁，紫菀《本草正义》谓之柔润有余，虽曰苦辛而温，非燥烈可比，专能开泄肺郁、化痰止咳。白术益气健脾，脾气足则运化有力而生痰乏源，甘草守中调和诸药，两方合用共奏疏肝解郁、降逆化痰、行气散结之功。

传承篇

第一节　传承工作室建设

白剑峰全国老中医药专家学术经验传承工作室项目，创建于2022年9月，地点位于安溪县中医院6号楼5楼。工作室的设立以整理、总结与传承白剑峰的学术思想和临床经验，发挥中医特色优势，培养一批德才兼备的中医药人才，促进中医药的发展为目的。按照建设项目的要求，硬件设施建设、人才培养、学术思想传承和科技创新等均已取得相应的成效。

白剑峰同年被确认为“全国基层名老中医药专家传承工作室建设项目专家”和“福建省第二批基层老中医药专家传承工作室建设项目指导老师”，传承工作团队由9名传承人组成。近3年来，传承工作团队以工作室为主要平台，总结白剑峰的临床经验和学术思想，形成相应的优势病种临床诊疗方案，整理白剑峰临床经验方，纳入科研课题，并推广应用于临床。接受其他医院中医师进修学习，开展市、县级继续教育项目，推动安溪县中医院中医药医疗服务水平再上新台阶。

传承工作室的核心理念是传承、创新和共享。传承是工作室首要的任务和使命，它致力于将传统的中医经典融入现代临床实践，使之得到更好的应用和发展；创新，工作室结合中医理论与现代医学，推动中医临床的科学研究，用科学的方法验证其疗效并拓展临床应用；共享，工作室通过开展各种形式的教育和培训，将中医知识和经验分享给更多的人，让更多的人从中受益。

一、条件建设

第一是基础建设。建设老中医专家临床经验示教诊室，面积26m^2，配有老中医药专家诊疗桌、书柜、教学触控一体机、电脑、打印机等办公设备，供日常办公和临床、理论教学工作使用。第二是老中医专家临床经验示教室，面积15m^2，配套诊疗床、脉枕等，供白剑峰指导教学及跟师人员观摩学习。第三是名老中医药专家临床经验资料阅览室，面积60m^2，收集相关书籍、杂志和报纸等。

二、传承形式

主要通过病例讨论、跟师随诊、集中授课、学术研讨、典籍研读等方式，深入总结白剑峰的临床经验及学术思想，将其整理成论文、论著、课题及声像资料。

三、传承方法

1. 跟师随诊

白剑峰每周二、周四、周六在安溪县中医院门诊，本院内学生轮流跟师随诊；每周三轮流到湖头医院、西坪中心卫生院下乡坐诊，乡镇医院和乡村的学生轮流跟诊，主要学习白剑峰临床诊疗过程，学习望、闻、问、切四诊的技巧和中医临床思维，提升临床处方和随证加减的能力，提高继承人的临床实战水平。

2. 学术研讨与集中授课

每个月举行一次集中学术研讨和授课，学术研讨以典型案例、疑难病例与时病为主，共举行专题讲座 36 场，主要内容：①学习经典。包括“桂枝汤”“柴胡桂枝汤的临床应用”“水气与苓桂术甘汤”“七情致病与百合病”“口糜辨治与狐惑病”“《伤寒论》药物加减举隅”等。②时方的临床应用。包括“二陈汤”“温胆汤”“张锡纯应用龙骨牡蛎经验”“活络效灵丹的临床应用”“再识王清任”等。③常见病的中医临床诊疗。包括“糖尿病治疗策略探讨”“治咳方药遴选”“耳鸣常用方剂点评”“蛋白尿的中医辨治思路”“慢性肾衰竭中医辨治探索”“不寐验案 10 则剖析”“泌尿系统结石的防治研究”等。④验方分享。包括“化浊降酸茶”“减肥消脂茶”“健脾平糖饮”“平肝降压茶”等。⑤时病研讨。包括“杨栗山治疫理论探要及治温十五方”“新冠常用方剂及应用回顾”“嗅觉障碍的中医治疗探讨”“治湿摘要”等。工作室还鼓励学生制作演示文稿，分享传承白剑峰学术经验的临床体会和心得。

3. 形成中医优势病种治疗方案

整理白剑峰医案、验案、论文论著，总结白剑峰在临床诊疗过程中疗效确切的临床经验，形成相关优势病种治疗方案：①泌尿外科。广泛应用治疗肾结石的“净石合剂”，并有显著的临床疗效，有效降低肾结石患者术后的复发率。目前已完成院内制剂申报的相关手续，生产后将用于临床。②治未病科。“四高”养生茶——四个代茶饮，已在治未病科大量应用于早期高血糖、高血压、高尿酸、高脂血患者的干预，效果显著，深受广大患者的欢迎，在安溪县中医院线上“中医药商城”销量达数万剂。③内分泌科。推广应用糖尿病早期的干预和中晚期的中医治疗方案，疗效明显。④肾病科。推广应用慢性肾小球肾炎和慢性肾功能不全氮质血症期的中医治疗方案。其中，中药灌肠治疗慢性肾衰竭取得良好的疗效。⑤脑病科。在病房及门诊应用推广豁痰通络法治疗脑卒中后遗症和不寐的中药治疗方案，效果明显。

4. 申报科研项目

整理分析白剑峰的临床经验，形成研究报告，并申报立项各级课题。①史秋实将自己的专业与白剑峰的临床经验相结合，以“自拟益智聪明汤改善血管性痴呆患者认知功能研究”申报福建中医药大学校管课题。②苏全贵将针灸与白剑峰治疗肩痹重用益气温经，和血通痹的经验相结合，以“浮针联合黄芪桂枝五物汤治疗肩周炎患者临床疗效观察”申报泉州医学高等专科学校校管课题。③苏燕婷从白剑峰治未病的角度出发，以“自拟降糖代茶饮干预糖尿病前期（脾虚痰湿证）疗效观察”申报福建中医药大学校管课题。

四、人才培养

工作室成员共 9 名。其中，中医专业 7 人（中医专业内科方向 3 人，妇科方向 1 人，全科 3 人），针灸专业 1 人，骨伤专业 1 人。项目负责人脑病科主任史秋实，负责工作室日常管理，组织有计划地学习收集白剑峰学术经验，开展相关交流研讨、病案讨论、医案评价等活动。工作室共培养副高职称医师 3 人，中级职称医师 4 人。

五、创新性工作项目

在微信上建立“传承工作室学术交流群”，及时分享临床体会和用药心得，特别是新冠病毒流行期间，在交流群上确定新冠预防方“加味玉屏风散”、治疗方“加味银翘散”、感染后咳嗽不止的“宣肺止咳方”和后遗症期的“新冠康复方”。4 个协定方由安溪县中医院煎药室加班煎煮包装，在医院大门口和线上“中医药商城”销售数十万包，甚至远销全国多个省市；3 位乡医传承人分别在不同的乡镇自购煎药机代煎销售，造福一方百姓，为疫情的防控做出了应有的贡献，取得了良好的社会效益和经济效益。

第二节　传承溯源，岐黄薪火传八闽
——记我的老师肖熙教授

肖熙教授是福建省著名的中医肾病专家，出身中医世家，幼承庭训，践读兼行，早入医门，1958年福建中医学院初创时，就成为第一批教师，编纂《中医内科学教学大纲》《中医临床学·内科部分》《金匮要略授课纲要》等众多中医药教材。长期从事中医内科临床、教学工作，教书育人，桃李遍布八闽大地；推崇明代医家张景岳的水火命门学说，遵循“水火互济”之理，运用“补阴以涵阳，补阳以配阴”的治疗法则，在中医内科杂病，特别是肾病、男科病方面见解独特，治法灵活，不拘一格，造诣高深。我有幸在1997年伺诊老师半年，耳濡目染，对我几十年的医路生涯和临证思维影响深远。

肖老师慈眉善目、和蔼可亲、平易近人，平时问诊态度温和、语气舒缓，对患者的主诉却追根刨底，有时会迂回问询，就怕暗示误导，并善于从患者的生活习惯中发现致病的端倪。肾病患者有的无症可辨，有的只是理化指标的异常，此时舌诊和脉诊就显得尤为重要。老师说：无症并非无证，辨证论治就是要搜集望、闻、问、切的所有信息进行综合分析、四诊合参，必要时亦有舍脉从证或舍证从脉。所以，老师看病比较慢，经常上午的患者看到下午上班还没看完，其间，七十高龄的他只冲一杯牛奶就继续工作。他说，“患者都可以等到现在，我们为什么不能坚持？”肖老师对待患者的态度，就是“医者仁心”的最好诠释。

肖老师临床经验丰富，融会贯通运用中医经典理论。他曾经接诊一位青年阳痿患者，阳事不举已经1个多月，求诊时又咽喉疼痛5天，伴腰酸、睾丸拘挛不适，小便浑浊，舌红苔根稍厚，脉细数。肖老师予金银花12g、蒲公英18g、败酱草30g、黄柏9g、小茴香8g、菟丝子15g、淫羊藿15g、巴戟天12g、莲须15g、皂角刺8g、川楝子9g、川萆薢15g。看了那处方我挺纳闷的，上面清风热，下面清湿热，又给温肾壮阳的药，怎么可以这么混搭？5剂后二诊患者诉咽痛、腰酸、睾丸不适均已消失，阳痿虽有好转，但仍举而不坚，射精后阴茎内有酸楚感，小便稍浊，舌苔没之前那么厚了。老师再次处方：生鳖甲 24g、菟丝子 15g、淫羊藿 20g、紫河车 10g、巴戟天 10g、牡丹皮 8g、川萆薢 10g、薏苡仁 12g、太子参 20g、滑石 15g、车前子 15g、丹参 12g、赤芍 9g。1 周后患者来诉诸症悉除，阳事如常。

我特意请教老师，肖老师分析说，一诊患者咽痛并见咽部充血潮红，上热显然；小便浑浊、睾丸拘挛、苔根厚，下焦湿热；又有阳痿腰酸，阳虚犹在。如果苦寒清热恐元阳更伤，温热助阳又畏上热更炽，仍施以清上温下，双向调节之法。二诊上热已清，但下焦湿热仍存，且阳痿不痊，清湿热不宜太过苦寒伤阳，故去掉黄柏，且以滑石、萆薢等甘寒利湿，欲补元阳需遵循“补阴以涵阳，补阳以配阴”，所谓“善补阳者必于阴中求阳”，方能全功。听后我豁然开朗，佩服老师用药的传神。

肖老师对前列腺疾病的治疗功力深厚，其不拘一格，内外兼治的方法疗效显著，往往应手而愈。曾有一位慢性前列腺炎患者，多方治疗无效前来求诊，诉反复腰酸、会阴部胀痛年余，时常尿频尿痛，舌暗红苔薄黄，脉滑。肖老师以皂角刺 10g、败酱草 30g、黄柏 9g、蒲公英 20g、王不留行 12g、牡丹皮 9g、赤芍 15g、地龙 15g、香附 9g、延胡索 15g，嘱头煎分 2 次口服，二煎坐浴。5 剂后，患者症状明显好转，再服 5 剂，症状消失。

又一老年性前列腺肥大患者，以排尿困难伴夜尿增多 2 个月求诊，诉排尿不畅，尿时缓慢并逐渐加重，且无尿痛，夜尿清长，每夜 4 次，腰膝酸软，舌暗淡可见瘀点，苔薄白。经尿常规检查结果正常，B 超示前列腺肥大。肖老师治以熟地黄 12g、枸杞子 12g、台乌药 9g、山药 15g、益智仁 7g、丹参 15g、川红花 9g、炮山甲 9g、地龙 15g、王不留行 9g，另用自制前列栓每次 1 粒，每天 2 次，塞肛门内。7 剂后，患者排尿改善、夜尿腰酸好转，原方再加皂角刺 10g、菟丝子 10g，调治旬月，诸症消失。肖老分析认为，慢性前列腺疾病腺体纤维组织增生，构成渗透屏障，口服药物难以透过此屏障，治疗往往疗效欠佳；温浴可促进局部血流，增加药物吸收，前列栓内塞肛门内也是同样的道理，内外兼治，方能提高疗效。老年性前列腺肥大大多属肾虚为本，或夹瘀、夹湿、夹热，患者腰酸膝软，夜尿频多，病本在肾气不足，益肾之法必须阴中求阳，不宜大温大燥之物；排尿缓慢，舌暗瘀点，其标在血瘀，活血之时须加通络之品，如穿山甲、地龙之类，以扩张尿管，解除梗阻。老师分析细致入微，让我受益匪浅。

肖老师善用虫类药，在治疗慢性肾炎中常加入虫类药如僵蚕等，尤其在治疗顽固性头痛时，遵循“初痛在经，久痛入络”之旨，在辨证用药的基础上，常加用动物药以通络止痛，取得满意效果。其中全蝎是必用之品，而以蝎尾获效最著，研末冲服收效尤佳。肖老师认为，蝎尾虽有毒性，但是作用强、疗效高，一般成人用量在1g左右无害；夹风夹痰者常伍用僵蚕，兼寒兼湿者常配蜈蚣，夹肝阳上扰者配合地龙，体健而痛剧不止者，蝎尾可与蜈蚣、僵蚕、地龙并投。但通络虽能止痛，活血祛瘀也不可缺，故在应用虫类药的同时，一般随症加入归尾、红花、桃仁、川芎、酒军、牛膝之类。

20世纪90年代，省级医院较少开展血液透析，需要透析的患者需到福建中医学院附属第二人民医院，血液透析费用每次四五百元，这在当时可算是一笔巨款。很多患者是集全家之力，凑够钱透析一次，效果十分有限。有的患者直接放弃血液透析寻找中医治疗，不少综合医院的肾病专家也经常介绍患者找肖老师诊治。肖老师看在眼里急在心里，感同身受，千方百计寻求最佳治疗方案。经过临床验证，采用口服中药效果有限，加上中药灌肠疗效明显提高，特别是氮质血症期和早期尿毒症的患者大多能降低指标，改善症状。肖老师说，慢性肾功能不全是肾单位受到损伤，体内毒素不能正常排泄，早期应该寻找其他代偿途径减轻肾单位的负担，从而保护健存的肾单位，中药灌肠不失是一种有效的代偿途径，其中大黄在慢性肾功能不全的治疗中的作用举足轻重，其作用表现在三个方面，一是攻下泄毒，能使氮质从肠道清除；二是活血化瘀，能改善患者的高凝、高黏状态，抑制残余肾单位的高代谢状态；三是利尿、纠正脂质代谢的作用。方中生牡蛎敛阴潜阳、化痰软坚，肾纤维化正是由于痰瘀互结阻于肾络形成的瘀积所造成。大黄与牡蛎合用，不仅仅能通腑泄浊，而且还具有活血祛瘀、化痰软坚散结的作用，能改善肾脏微循环，提高肾小球滤过率，减轻肾间质水肿，抑制肾小管间质炎症及抗纤维化，从而改善肾功能。老师的诊治方案深深影响着我，1998 年以来，我在安溪县中医院采用该方法治疗慢性肾衰竭，取得了良好的疗效，得到本地患者的广泛认可，也发表论文多篇，其中“中药灌肠治疗慢性肾衰竭的临床研究”于 2015 年获得安溪县人民政府颁发的“科技进步一等奖”。

转眼间我已行医 35 载，也早为人师，从缺医少药的乡镇医院到县级中医院，从普通医生到内科主任、医务科长、副院长，一路的成长过程得到了不少前辈的无私倾囊，也扶持了不少的中医晚辈，见证了中医的沉浮起落，从医经历，一路坎坷，也感慨良多。在西医主导的医疗环境中，中医院校的西医课程已经不可或缺，借助现代科学的理化检查，至少在疾病的预后和疗效的判断可提供令人信服的依据，但不少的中医师在西医的影响下迷失了自我，丧失了中医的思维，其实从我担任内科病房主任十几年的经历中，大多数患者都可以找到中西医结合的契合点以提高疗效。

中医院校的中医课程是奠定中医基础的基本功，但理论与实践往往差别巨大，书上的证型与症状都是典型的、标准的，而复杂的病因和环境产生的疾病也是复杂的，患者是不会按书上的症状生病的；况且我国地域辽阔，气候与环境千差万别，各地都有不一样的常见病、多发病，临床要根据自己地域的特点，从理论到实践的验证，再从实践到理论的总结，把经典条文应用到临床，从实践中领悟经典的精髓，周而复始。所以，中医师承确实是中医人才培养的一条捷径，通过名师心传口授、临证指导，可以少走很多弯路。

当然，名师可遇而不可求，就像我有幸遇到肖熙教授，他细致的问诊技巧、完整的病案书写、四诊合参的辨治、灵活的治疗手段，一直深刻地影响着我，他的“仁心、仁德、仁术”一直是我学习的楷模。

白剑峰

第三节　从医感言

经云："道生一，一生二，二生三，三生万物。"夫天布五行以运万类，人禀五常以有五脏，人生于地，悬命于天，天地合气，以五谷为养，五果为助，五畜为益，五菜为充。故曰"人法地，地法天，天法道，道法自然"。

人禀五常因风气而生长，风气能生万物，亦能害万物，犹水能浮舟、亦能覆舟；外感六淫伤形体，内伤七情伤五脏，阴阳失调，百病始生。天地赋形，不离阴阳，草木亦皆禀其气，药有四气各有其性，有因其用而为使，有因其所胜而为制，有气相同则相求，有气相克则相制，有气有余补不足，有气相感以意使；药有五味各有其利，或散或收，或缓或急，或坚或软，四时五脏，病随五味所宜也；病有寒热虚实，药有四气五味，方有君臣佐使，法有温清消补，阴平阳秘，精神乃治！

上古神农尝百草而识药性，黄帝论医道而知疾病，扁鹊入虢之诊闻天下，华佗刳割疗疾惊世人，仲景《伤寒论》传千古，皇甫《甲乙经》明针法，隋代《巢氏病源》探病因，唐代《千金方》济苍生。金元寒凉之河间，攻下之从正，补土之东垣，养阴之丹溪。至明清以来，疫病肆虐，"戾气"之说兴，温病之作著，叶天士之《温热论》、吴鞠通之《温病条辨》，切中时病，活人万千，乃至"非典""新冠"，仍显余威。西医入传，王清任医林改错，张锡纯衷中参西，融中贯西，相得益彰。我泱泱华夏，赫赫文明，国粹精华，延绵数千年，历代医家，传承创新，恰似滚滚江河，海纳百川，有容乃大。

愚从业三十余载，邯郸学步，小有心得，不敢妄称名医。弱水三千，我只取一瓢；杏林浩瀚，我只摘一叶。安溪千年茶乡，历代人才辈出，周边师友同行，各有所长，仍勤求古训，博采众长，融汇小成而已。

书山有径，医海无涯，不负中医，来日方长！

白剑峰

第四节　融中参西悟医道，守正创新育新人

2022年我有幸成为第七批全国老中医药专家学术经验继承工作指导老师白剑峰师承弟子，受益匪浅。白老师医德高尚，医术高超，传道授业解惑，精心指导学生，尤其他“天人合一”的辨证思维和融中参西的临床理念，为学生拨云散雾，解决了我很多临床困惑。

早在十几年前，白老师作为分管医疗业务的副院长，就十分重视临床中西医的有效融合，常常在业务会上强调中医院必须保持中医特色，在完善西医诊断、鉴别诊断和治疗方案的同时，任何一个临床科室都可以找到中西医结合的契合点，鼓励利用中西医融合观察患者的短期疗效、长期疗效和复发率。针对泌尿系统结石的患者比较多的情况，20年前安溪县中医院泌尿外科便已开展输尿管镜下碎石术。临床中发现碎石后患者尿道梗阻的症状马上得到缓解，但细小结石的残留还是比较多，观察6个月后发现患者的结石复发率很高，甚至有的患者一年做了2次手术，科室医务人员对此束手无策。白老师了解情况后建议用中医的手段干预，认为这正是中医“治未病”理念中的“瘥后防复”。由于泌尿外科都是西医师，他结合自己的临床经验精心为科室制订了一个协定处方“净石合剂”，要求患者住院后就开始中医介入，出院后也要继续服用中药。临床实践证明，患者按此法服用，碎石后尿液排出的细小砂石量明显增多，甚至有的梗阻结石在0.6cm以下的患者在未动手术前就排出来了。经过十几年的观察证实，结石复发率也有明显下降，得到患者的广泛欢迎，泌尿外科也成为安溪县中医院中西医结合工作的典范。

我担任医院脑病科主任，脑卒中是我科常见病，科室大多是急危重患者，我们针对大血管闭塞引起的急性脑梗死，在时间窗内开展急诊血管内治疗，手术成功率可以达90%以上，但对一些大面积脑梗死或错过最佳治疗时间的患者治疗手段有限。

白老师总是鼓励我们利用中西医结合治疗，他认为，中医不总是“慢郎中”，对一些急危重患者中医也可以发挥作用。对脑卒中昏迷的患者，表现为

神昏谵语，甚至热性惊厥者，可以用安宫牛黄丸鼻饲，以清热解毒、镇惊开窍；但对寒闭神昏者不宜使用，有的患者出现冷汗不止、脉微欲绝，这是由闭证转变为脱证，切忌使用，这时候要考虑应用参、附之类回阳救逆。急性脑卒中，气血乖逆，升降失调，风火相煽，夹痰扰窍，而生诸症。

很多患者脑卒中后痰热壅盛，上蒙清窍，热毒中阻，腑气不通，表现为神志不清、大便秘结、舌苔黄厚，根据“急性治其标”的原则，可以采用泻下通腑、驱逐毒邪、调畅气机的方法，用王永炎名老中医创立的“星蒌承气汤”化裁，通过泻腑热、降浊毒，能够改善中风患者的意识障碍；腑气通畅，气血得以敷布，通痹达络，也可以促进半身不遂的好转，从而提高脑卒中的治疗效果。在白老师的指导下，科室在辨证论治的基础上使用中药，临床上患者常因腑气得通而神志转清，偏瘫症状也相应得到好转。现代研究也证实，化痰通腑能改善新陈代谢、稳定血压、排除毒素、增加胃肠蠕动、调节自主神经功能紊乱、缓解机体应激状态、降低颅内压、缓解中风急性期脑水肿和改善脑循环。

脑部大血管急性闭塞的急诊血管内治疗成功率很高，但总体神经功能改善率也只有60%左右。因为血管再通后，部分患者会出现术后高灌注，甚至出血转化，影响神经功能恢复；还有部分患者虽然血管再通，但是下游微循环障碍仍持续存在，进而导致组织灌注不足，也会影响神经功能恢复；更多各种原因错失血管介入治疗的中风患者，大多留下不同类型的后遗症状，例如偏瘫、感觉障碍、失语、痴呆等神经传导通路损害的病症，其中躯体感觉障碍占45%~80%。

现代医学认为，血栓的形成大部分是由于脂质代谢紊乱，过氧化脂质对血管内皮的损伤导致动脉粥样化，与脂质代谢异常有紧密关系，胆固醇等脂质沉着于动脉内膜，形成粥糜样硬化斑块，进而血管内膜损伤，激活整个凝血系统，遂引血液凝固致脑血栓形成。

白老师认为，动脉粥样硬化的基本病理产物脂质与中医的痰浊密切相关，是因为脾运化水湿，升清降浊的功能失司而产生的，这与血栓形成的病因病机是相吻合的，古人认为“百病皆由痰作祟”，尤其是无形之痰随气上下，无处不到，“其变不可胜穷也”，而在显微技术下的血栓、免疫复合物，就是古人所谓的“无形之痰”。风痰阻窍、先痰后瘀、痰瘀互结、脉络瘀阻、清窍失灵、肢体偏废，可以认为是脑卒中的病机。通过老师的循循善诱，我们一起查经典找文献，一致认为可以从痰瘀阻络的理论，通过化痰醒脑开窍、活血通络除痹的方法，并拟定“醒脑开痹汤”为主方加减治疗各种中风后遗症，该方以涤痰汤合牵正散化裁而成，涤痰汤涤痰开窍，牵正散祛风化痰、通络止痉，更加天麻息风止痉，地龙息风通络，丹参活血养血，诸药合用，活血与通络并行，祛风与化痰并重，共奏化痰开窍、祛风止痉、活血通络之功，痰瘀疏通、脑窍苏醒、营卫调和、麻痹自除。在临床中，根据麻木病变部位选用不同的引经药，如上肢加用羌活、桑枝、葛根等，下肢加用牛膝、土鳖虫等，并适当选用藤类药；同时配合醒脑开窍针刺法加强开窍醒脑，在临床观察中取得了一定的疗效。

白老师临床经验丰富，崇尚“天人合一”的统一观和因人、因地、因时的辨证观，对“中医治未病”的理解透彻。他认为，在临床中，除了辨病，更重要的是辨证，也要注意患者体质的变化，辨病、辨证、辨体质，互相结合，才能效如桴鼓，取得意外收获。

最让我记忆犹新的是，我在 2022 年底门诊接诊一位失眠近 10 年的女性患者，表现为入睡困难、多梦，愁容满面，时有口干、口苦，纳可，舌质偏红，苔薄白，脉弦细。我按小柴胡加龙骨牡蛎汤加减治疗，7 剂后患者睡眠改善大半，但仍梦多。守原方加夜交藤、白薇，症状消失。数个月后因感染新冠后症状再发，我再用原方竟然无任何效果，特带患者去找老师，老师开出了归脾汤加安神定志丸加减，再次复诊效果很好。我难以理解便请教老师，白老师分析说，该患 者以前的脉症一派实象，考虑肝胆郁热运用小柴胡汤加龙骨牡蛎汤加减可以理解，而这次舌淡齿痕明显，脉细，一派虚象，就犯了虚虚实实之戒了，新冠病毒感染属“寒湿疫”，寒湿伤阳气，导致体质、证型的改变，所以治疗更应改弦更张。通过这个病案，让我对中医辨证更加全面深入理解，在临床上既重视发病的病因，也重视患者的体质，把体质与用药经验结合起来，体质辨识的确为临证遣方用药提供了一个方向，也成为方证辨识的重要补充。

颜渊曾言“夫子循循然善诱人，博我以文，约我以礼”，好的教师是知识的传播者，更是学生学习的引路人，白老师在带教中语如春风、如细雨，他润物无声，以循循之诱导为我拨云散雾，让我增强中医自信，更加坚持中西医结合发展的道路。

史秋实

第五节 因势利导，针药并举

安溪县感德镇是保生大帝祖籍地，我就出生在感德镇的一个小山村，从牙牙学语到蹒跚学步，在老人们讲述保生大帝的传奇故事中长大，从小就梦想着长大也能像吴真人一样悬丝诊脉、济世度人。2006年高考，我如愿考上福建中医学院本硕连读专业，从此走上了学习中医的道路。

中医之路，有艰辛，亦有喜乐！但我无疑是一个幸运儿，在学习的路上几位老师为我引路，让我少走了不少弯路，但我最感谢的是白剑峰老师。

第一次接受老师教导时的情景至今记忆尤深。那是我毕业参加工作不久，白老师作为医院主管医疗的副院长让我到他的办公室，因为我平时不善交际，也不善言辞，对他的印象还仅停留在同事评价中的严肃、对医生要求高的领导。本以为我做错了什么要挨一顿批评，怀着一颗忐忑不安的心到了老师的办公室。一番交流后发现，其实白老师没有想象中的严厉，也没有指责，只是像一位长者一样详细了解我的学习经历和治疗的主要病种、方法，并征求我对针灸科发展的想法，我一一如实汇报。老师好像有点失望地说，“你是我们医院针灸专业的第一个研究生，你的职业规划和对专业的追求不应该只停留在现有的层次”。他提到“扁鹊见蔡桓公”一文，指出文中扁鹊所言，“疾在腠理，汤熨之所及也；在肌肤，针石之所及也；在肠胃，火齐之所及也；在骨髓，司命之所属，无奈何也”，以此说明针灸和汤药在中医药界是同等的地位，古代医家多是针药并用，效如桴鼓，现代中医教学和医院的精细分科，把针与药人为地分开，作茧自缚，自废武功，实在遗憾！而且针灸科不能仅停留在治疗颈肩腰腿痛，要向内科杂病，甚至妇科、儿科延伸。

老师还分享了他在厦门市中医院针灸科实习的一次经历，一位腰扭伤的患者被家属背进诊室，针灸医师就在患者双侧足背上各扎了一针，边运针边让患者活动腰部，十分钟后患者就自己走出了诊室，疗效令人震撼，老师说：“针不在于多，而在于精，要看一位针灸医生的水平，就要看他取穴是否精简，手法是否纯熟圆润，疗效是否立竿见影；百穴易得，针术难求，而要提高针灸的疗效，就要多向针灸大师学习，学习他们取穴、扎针、行针的手法，学习他们的独门秘技，并熟练掌握中医经典，然后灵活地运用于临床。”白老师站在更高的层次点拨新人，真可谓“一语惊醒梦中人”，一番交流让我茅塞顿开。我们确实很容易入乡随俗，随波逐流，缺乏对自己专业未来发展的思考，我产生了跟随老师学习的想法。

2022 年，白老师被评为“第七批全国老中医药专家学术经验继承工作指导老师”，我有幸成为老师的门下弟子，圆了我多年梦寐以求的梦想。白老师的名医工作室收徒 9 名，成员来自县级医院、乡镇卫生院和村卫生所。他因材施教，因岗定责，要求学生根据自己的岗位和特长，寻找中医的突破点和中西医结合的切入点，还要求学生定期分享自己在临床中的心得。工作室的系列讲座向其他中医爱好者开放。老师的讲座深入浅出、思路缜密、生动活泼、通俗易懂，比如在讲解中医治疗慢性肾小球疾病时，先从《黄帝内经》“饮入于胃，游溢精气，上输于脾。脾气散精，上归于肺，通调水道，下输膀胱。水精四布，五经并行”入手，解释人体水液的正常输布与排泄，再从肾小球疾病的病因、病机及肾小球的病理改变，推断出肾小球疾病缠绵难愈的中医病机是“痰瘀互结”，最后通过临床验案证实“豁痰通络”的临床疗效，从理论到实践，从经典到现实，丝丝入扣，令人信服！

白老师的治学态度严谨，对经方的药品及剂量从不随波逐流，总是刨根究底，追本溯源。汉代用药习惯到底是生用还是干用？牡桂到底是现在的桂枝还是肉桂？芍药是白芍还是赤芍？他还特意到药房称大枣的重量，最大的 5 克，最小的也有 3 克，12 枚至少也要 36 克，从另一个角度验证汉代的 1 两是 15.625 克。老师常对我们说，“识医不识药，十医九不着”，当中医不仅要懂医，还要了解中药的生长环境、药用部位、采收季节，更要知道中药不同炮制方法及其导致的功效变化。在白老师的精心指导下，我对中药产生了浓厚的兴趣，经常观察常用饮片的形态，甚至对照书本上饮片的气味亲自品尝，研究药物不同炮制的异同点，并学会了一些常见药物的炮制方法，在 2023 年福建省中医师中药技能大赛中获得了“中药炮制技能第一名”的优异成绩。

白老师对学生的了解非常深入，不仅了解学生临床上的常见病种和治疗手段，还了解学生的论文和科研课题。他对我几年前的论文“太渊穴治疗寅时小腿抽筋案”赞赏有加，鼓励我要拓展思维，临床上很多失眠的患者都是丑时醒后就难再入睡，还有五更泻都是在特定的时间发病的，他认为“子午流注”是中医根据“天人合一”的理论衍生的一门针灸治疗学，《黄帝内经 · 灵枢》所载“病时间甚者取之输”，可以延伸到很多内科疾病的治疗，学习经典不仅要读懂，还要在临床中去领悟。我平时治疗牙痛患者，都是根据“面口合谷收”的原理，针刺双手的合谷穴，但疗效往往不甚理想。有一天在读针灸歌诀百幽赋的时候，里面提到了一句“按已刺”，心中豁然开朗，治疗疼痛或其他病的时候，在扎远处穴位的时候可以先按压穴位，然后再针刺，之后根据这个方法针灸治疗疗效得到明显的提高。

白老师历来重视疾病的病因，他认为“外感六淫”和“内伤七情”是大多数疾病的起因。他强调，人类正常的喜怒哀乐可以宣泄情绪，舒畅气机，但过度的情绪或过度的压抑会使脏腑气机升降失常，气血运行紊乱导致脏腑损伤；七情可以致病，反过来脏腑的疾病也会反映出情绪的改变，表现出以神志恍惚、精神不定为主要表现的情志病。在情志病的针刺取穴上，老师认为应重用“四关穴”，《针灸大成》记载：“四关穴，即两合谷、两太冲是也。”合谷、太冲相配伍，一气一血、一阳一阴、一升一降，相互为用，协同作用较强，具有醒脑开窍、镇心安神、行气活血、解郁等功效。2023 年 6 月，一位同事带她的母亲求诊，症状主要是入睡困难，睡后易醒，平素情志不畅，纳食不佳，望诊其母一脸忧愁，询问病史才知道症状是数年前其子因病身故后才出现一系列症状，平素常易哭泣。此时我想起白老师上课讲到的“百合病”和“脏躁”：“妇人脏躁，喜悲伤欲哭，象如神灵所作，数欠伸，甘麦大枣汤主之”“百合病者，百脉一宗，悉致其病也。意欲食，复不能食，常默然，欲卧不能卧，欲行不能行；饮食或有美时，或有不用闻食臭时；如寒无寒，如热无热；口苦，小便赤；诸药不能治，得药则剧吐利，如有神灵者，而身形如和，其脉微数”。我就针刺百会、神门、合谷、太冲、三阴交，每日 1 次，另加汤药以“甘麦大枣汤”加减（炙甘草 10g、浮小麦 50g、大枣 10g、百合 30g、酸枣仁 20g、柴胡 10g、生白芍 20g），当天立竿见影，6 天后患者症状消失。

“师父领进门，修行靠自身”。时光飞逝，我已经跟从老师学习2年有余，老师以他精湛的医术，言传身教，让我体会到了中医的博大精深；他以强大的中医自信不断感染着我，让我在中医的学习路上不再迷茫，更坚定了我以纯中医手段为患者解除病痛的信心。感谢老师为我照亮中医的前行之路！

苏全贵

第六节　书山有径，医海无涯

我大学毕业后，有幸入职安溪县中医院。当前社会，西风东渐，群相效颦，中医地位，日趋消沉，即使在中医院的病房里也大抵应用西医的诊疗模式。几年的时间，我发现自己的中医思维基本消磨殆尽，中医水平不进反退。所幸，得逢名师，在2022年成功加入白剑峰“福建省第二批基层老中医药专家传承工作室建设项目”，侍诊老师左右已近2年，收获良多。

白老师博览群书，医学造诣颇深，对学生的要求特别严格。他认为，要学好中医必须“勤求古训，博采众长”，学习经典是扎实中医基础的基本条件。他要求每位学生人手一套《黄帝内经》《伤寒论》《金匮要略》《神农本草经》，传承工作室的系列讲座也多从经典条文入手，结合临床实际案例，深入浅出，娓娓道来，让我们慢慢习惯对经典条文的学习和揣摩。

白老师根据学员的岗位和特长，为每位学员规划了相应的发展定位，鼓励学员在不同的工作岗位寻找中西医结合的切入点，充分发挥中医药特色优势。我执业的方向是内分泌与代谢病学，我的任务就是尝试用中医药控制血糖、降尿酸。起初我压力巨大，中医治疗糖尿病，那可能吗？长期的西医诊疗思维让我对中医治疗糖尿病持怀疑的态度。经过老师几年的指导和实践，我现在已经有了确切的答案，中药不仅能调节血糖、血脂、尿酸，还可能让患者获得西药不能得到的效果。

对于疾病的诊断，白老师认为“消渴”不是2型糖尿病的代名词，限于古代的条件，糖尿病患者要到出现三消症状才被诊断，而现代大部分的患者是在体检时发现，基本上没有任何症状，这应归属于“脾瘅”。《黄帝内经》对此早有论述，《黄帝内经·素问》“奇病论篇”：“此五气之溢也，名曰脾瘅，夫五味入口，藏于胃，脾为之行其精气，津液在脾，故令人口干也，此肥美之所发也，此人必数食甘美而多肥也，肥者令人内热，甘者令人中满，故其气上溢，转为消渴，治之以兰，除陈气也。”只有出现口渴多饮，或易饥多食，或小便频数，才能诊断为“上消”“中消病”“下消病”，具有“三多一少”症状者方属“消渴”。

临床上脾瘅的患者比较多，其主要人群就是糖耐量异常者、空腹葡萄糖受损或早期糖尿病者。白老师认为，中药降糖的研究不能只看其能否增加胰岛素的分泌，其实中药促胰岛素分泌作用远不如西药，且促泌不一定是完好的降糖药物。中医必须从减少葡萄糖在肠道中的吸收，增加靶细胞上胰岛素受体数量，增加胰岛素敏感性，减少胰岛素抵抗，增加细胞的葡萄糖转运因子，增加糖的无氧酵解等方面来认识中药的降糖作用。脾瘅应从“脾不散精”到“浊毒内蕴”之病机来治疗，早期干预的策略应从健脾化浊入手，健脾用白术，化浊用佩兰。在白老师的指导下，医院推出了治未病的“健脾平糖饮”，广泛应用在临床中，得到了广大患者的好评，取得了阶段性的成功。

浊毒内蕴，郁久化热，热毒炽盛，耗气伤津，就产生了消渴。对消渴的治疗，白老师最推崇黄连，他认为“三消不同，当从火断，泻火降糖，黄连第一”，这在中医界已经取得共识，但大剂量的黄连长期应用会苦寒伤胃，宜根据体质配伍不同比例的干姜，以存其降糖之用而去苦寒之性；黄连有止泻涩肠的作用，长期应用常出现不同程度便秘，可根据情况配合少量大黄以通下；黄连可能存在一定的肝毒性，长期应用需注意定期复查肝功能。

白老师认为，代谢性疾病与摄入过多、排泄过少有关，但更重要的是与体内的代谢相关。中医认为“饮入于胃，游溢精气，上输于脾；脾气散精，上归于肺；通调水道，下输膀胱，水精四布，五经并行，合于四时五脏”。当脏腑功能失调，机体升清降浊功能障碍，就会产生所谓的“湿浊”，才会导致血液内的血糖、尿酸、血脂的升高。白老师还以萆薢、土茯苓为主推出“化浊降酸茶”，虽然降尿酸的速度比非布司他和苯溴马隆慢，但尿酸反跳和痛风的发生率却明显减少，很多人是在不知不觉中才发现几个月没有痛风发作了；用泽泻、决明子为主组成“减肥消脂茶”，降脂减肥的效果也都在不知不觉中；“四高养生茶”在安溪县中医院治未病科推出以来，得到广大患者和本院医务人员的欢迎和肯定。我作为内分泌科医生，更是因此受益，每次患者就诊，都不忘带上几剂白老师的“神药”，患者服药后复查，经常倍感惊喜，而且口感还不错，患者欣然接受；医院的其他医生，不管是病房还是门诊的，不管是中医还是西医，养生茶几乎成为医院内的协定处方，到处散发出相信中医、应用中医的氛围。

侍诊白老师期间，求诊的患者络绎不绝，一例例中医治疗有效的案例，一张张指标降到正常的报告单，彻底消除了我对中医治疗代谢病的疑惑，也增强了我走中西医结合道路的信心。临床中，每遇到坚决拒绝注射胰岛素的患者、遇到西医治疗疗效不好的患者、遇到指标达标但症状仍然不改善的患者，我都会想到怎么用中医来破解窘境，而中医往往也会为我带来惊喜。确实，正如老师说的，中医和西医完全可以有效地融合，更好地为广大患者服务。

中医药是先人们从生活实践到理论，再从理论到实践，几千年来经过千锤百炼的磨合，才形成的成熟的理论体系。学习经典是要培养中医的思维，学习西医是为适应现代的医疗环境，但学习不是一味盲从，而是要“取其精华，剔其糟粕”“古为今用，洋为中用”。中医是一门实践医学，要不断地从临床中揣摩、领悟，才能从理论和临床中不断升华，不断提高自己的中医修为。书山有径，医海无涯，师承教育，让我感到任重而道远！

吴财兴

第七节　秉明烛师心，携我入杏苑

我硕士毕业于广西中医药大学中医内科专业，刚走出校门就有幸加入白剑峰“全国基层名老中医药专家传承工作室”，侍诊左右，白老师精于辨证施治，言传身教，寓教于乐，带我走进神秘而博深的中医殿堂，受益匪浅。

记得第一次随老师出诊是白老师带领史秋实师兄和我到新冠隔离点，目的是用中药降低新冠复阳率。当时隔离者大多是东南亚归国的德尔塔轻症患者，我们用视频的方式逐一问诊和望诊，发现竟有 15% 的患者有不同程度的脱发现象，汇总材料后老师问我们：如何从中医的角度分析这么多脱发的现象？师兄思考片刻后回答：“‘发为血之余’‘肾主骨生髓，其华在发’，脱发应该从肝肾不足入手。”老师进一步追问：这些隔离者大多是年轻患者，而且脱发的发生比较急，基本上是感染后半个月内就出现明显的毛发稀疏，难道新冠会引起人体肝肾突然的亏损？他这一问让我们都答不上话了。老师接着分析：新冠病毒感染是呼吸道传染性疾病，早期表现是咽痛、咳嗽、肺炎等肺部的损害，从中医的角度，肺主气、主宣发和肃降、肺合皮毛，所谓“肺之合皮也，其荣毛也”，肺气虚则毛发不固，故而急性脱发。老师拟出益气养阴、宣肺固脱的方剂，通过 3 个月的临床观察，有效率达 80%，中医理论与临床实践的有效结合，疗效令人信服！老师常说：思维定式是大多数人的习惯，当理论不能解释或者治疗效果不佳的时候，不要被固有的思维所束缚，要学会拓展思维，甚至逆向思维，或许就豁然开朗了。

我所在科室为治未病 / 健康管理中心，主要负责中医相关的体检，每天操作中医体质辨识仪及四诊仪，每每遇到中医体质较复杂难以下结论的时候都会向老师请教，老师也是倾囊相授，知无不言。我曾对治未病科的未来产生了迷茫，同门的师兄师姐们每每分享抢救成功的危重病例和中医治愈的疑难杂症案例都有满满的成就感，而我所在的岗位每天面对的多是那些指标异常或体质偏颇的人群，似乎无足轻重、可有可无。

白老师多次不厌其烦地讲述扁鹊三兄弟的故事，阐释古人“上工治未病”

的深刻含义。“治未病”不仅限于“未病先防”，传统一致认为还包括“既病防变”和“瘥后防复”，白老师认为应该再加一个“欲病防病”。他认为，现代人生活方式的不健康、长期熬夜、压力过大、过度劳累、缺乏锻炼以及环境污染影响等原因，常导致人体内阴阳出现“太过”或“不足”的偏颇状态，也就是现代医学所谓的亚健康状态，表现为理化指标的轻度异常，但又达不到诊断疾病的标准，这类人群就是一种“欲病状态”。

如何防止或者延缓疾病的发生？中医具有得天独厚的优势，也为我们提供大展身手的舞台。“欲病状态”，有的有症状可以追踪，更多是无症可辨，而体质辨识和四诊仪就是通过“望、闻、问、切”四诊合参来辨识人体体质的偏颇状态，体质偏颇尚处于一种量变状态，如果不进行纠偏，就很容易产生质变而导致疾病的发生，中医在这方面有数千年的经验，中药也是通过“以偏纠偏”达到治病的效果。阴阳调节平衡了，人就不会生病了，正所谓“阴平阳秘，精神乃治”。治未病科不仅要做“未病先防”，重点是干预“欲病防病”，意义非凡，我国医疗卫生的重点也从之前的疾病治疗往疾病预防前移，正是践行中医先哲“治未病”理念。白老师的谆谆教诲，拨云见日，让我走出迷茫，坚定了我对中医的信心和岗位的热爱。

体检中心的工作日复一日、枯燥无味，但用心去统计体检人群的各种数据，却有惊人的发现，存在代谢相关指标异常的人群成千上万，且呈逐年递增趋势，特别是高血压、高血脂、高血糖、高尿酸的“四高”人群。

白老师学生较多，他根据学员的岗位和特长，为每位学员规划了相应的发展定位和目标任务，鼓励学员在不同的工作岗位寻找中西医结合的切入点，充分发挥中医药特色优势。白老师给我的任务就是用中医干预“四高”人群，这是一个艰巨的任务，让我一个初入医门的新手压力很大、无从下手。没办法就要想办法，有困难就找白老师。对此，其实白老师在几十年的临床中就已经在不断研究、探索和验证中。他认为：人体内正常的糖、蛋白、脂肪、水和电解质都是由饮食水谷所化，属于精微物质的范畴。胃主受纳腐熟水谷，脾主运化水谷精微，并将精微物质传输至全身各脏腑组织器官，人体精微物质的不断化生、转运和代谢，都离不开脾的正常运化和升清。如果脾的运化功能受到损伤，运化水湿和升清降浊的功能失常，就会产生湿浊或痰浊等病理产物，人体多余的血脂、血糖、尿酸，不正是湿浊或痰浊这些病理产物？所以代谢性相关疾病的病理基础就是脾虚，中医健脾化浊应是“四高”干预的关键。

随着治未病中心业务量的不断增长，我满怀热情地投入体质辨识和中医干预的繁忙工作中，每一次客户回访的良好评价都会增添我的成就感，每一位回头调理体质的客户都会增强我的中医自信。但是还有不少的客户杳无音信，经过调查效果其实不错，只是中药太难喝或者煎煮不方便，他们坚持服用中药的意愿不强。如何让这类亚健康人群欣然接受中药的干预又成为一个棘手的问题。白老师分析认为，用简单的中医非药物疗法比如穴位按摩、耳穴埋豆、中药泡脚等比较容易让人接受，中药干预还是用代茶饮比较方便，于是我又投入搜索经典和查阅文献的工作中……

有一天去老师办公室，发现多了一台养生壶，且正煎煮着中药，他拿着茶杯像品茶一样品着中药汤液，“老师身体不舒服吗？”我问。“没病就不能喝中药吗？”老师笑着反问，他指着壶中的中药：“这是佩兰，一煎全都浮在上面，倒出来都是佩兰的药渣，不方便饮用，最好包煎；这是虎杖，药汤的颜色都是它的。”原来老师正在试调配降糖的药茶。

说起虎杖，老师讲起了一段往事：一位糖尿病患者口服降糖药物加到4种，血糖还维持在20mmol/L左右，医生多次建议注射胰岛素遭患者拒绝。患者有一位亲友也是糖尿病并有乙肝大三阳，农村有人介绍用虎杖治疗肝病，没想到肝病的症状改善了，血糖竟然也降了。所以他也试用几天，血糖真的也控制下来了，连降糖药都减量了。得知情况的白老师，如获至宝，赶快向患者讨教并索要样品。之前，白老师用黄连试喝，确实难以入口，换用虎杖口感还可以接受，但虎杖能替代黄连吗？通过查阅资料，虎杖，又名“野黄连”，可以清热泻火；又名“蛇总管”，可以清热解毒治疗蛇咬伤；又叫“土地榆”，可以凉血止血治疗烧烫伤及出血证；又名“活血丹”，可以活血化瘀、通利血脉。《本草纲目》提到：消渴。用虎杖、海浮石……等分为末，渴时以麦冬汤冲服二钱。白老师说“转益多师是吾师”，书山有径、医海无涯，我们不仅要向先贤学习、向专家学习、向同行学习，其实患者才是我们最好的老师！

白老师工作精益求精，不达目标不罢休。他所拟方的“健脾平糖饮”在临床观察期间，部分患者反映服药期间出现腹泻情况，白老师认真分析各味中药的药性及安全性，初步分析应是两种原因导致：一是整体药性偏于寒凉；二是方中虎杖含有蒽醌类成分，具有泻下、保肝、降血压、降血脂、抗氧化和抗菌消炎等药理作用。老师要求我搜集文献中关于蒽醌类中药的文章，寻找解决不良反应的方法，并在名医工作室的例行学术讨论时分享。白老师对代茶饮的要求十分严格，他常说：“人参杀人无罪，大黄救人无功”，中药虽然不良反应比较小，但不是没有不良反应，除了蒽醌类，含有马兜铃酸和乌头碱的中药也要引起重视，临床中要充分认识和避免中药的不良反应。中药代茶饮安全第一，疗效第二，还要药品简单，最后考虑口感，四者缺一不可。经过多次改进，“健脾平糖饮”得到了广大群众的认可。

此后，治未病中心陆续推出了相关茶饮。2022 年底推出“四高养生茶”以来，得到了群众的普遍欢迎。当听到有人饮用“减肥消脂茶”1 个月体重下降 4kg（8 斤）的消息时，当遇见服用“化浊降酸茶”痛风数月未再发作的患者时，我们的心情无比激动，平凡的工作岗位可以满足医生的成就感，更让我深刻地认识了古人“不治已病治未病，不治已乱治未乱”的智慧。治未病中心也得到了全国各地参观的同行和三甲评审专家的高度认可和赞赏。

时光如梭，岁月荏苒，转眼间师承白剑峰老师已经过去了两年。老师循循善诱，让我走出工作中的迷茫；言传身教，让我树立了中医的自信；灵活的辨证思维，让我深刻领略到中医的博大精深；对医学的严谨治学态度，成为我学习的楷模。秉明烛师心，感谢老师带我走进中医的殿堂！

苏燕婷

第八节　倾注仁心仁术，诠释大医精诚

岐黄之道，源远流长，至德行本，善医济世。中医不仅是一门治病救人的学问，更是一门修身、修心、修德的哲学。

我们俩20世纪90年代中期先后毕业于安溪温泉中医学校，毕业实习都先后在白剑峰老师的带领下完成学业。20世纪90年代大家都不富裕，白老师的处方都比较便宜，几剂中药大多只要几块钱。遇到经济困难的，老师还经常教患者采摘青草入药，车前草、笔尾草、鬼针草、仙鹤草、蒲姜头等，疗效也大多满意。白老师常常教导我们“立业先立德”，让我们背诵“凡大医治病，必当安神定志，无欲无求，先发大慈恻隐之心，誓愿普救含灵之苦。若有疾厄来求救者，不得问其贵贱贫富，长幼妍媸，怨亲善友，华夷愚智，普同一等，皆如至亲之想……不得恃己所长，专心经略财物，但作救苦之心，于冥运道中，自感多福者耳。”《千金方》“大医精诚”的这些句子，深刻地烙印在我们的脑海，影响着我们几十年的行医生涯。

结束了懵懵懂懂的学生时代，带着悬壶济世的豪情和对未来的无限憧憬，我们扎根乡村。但是，理想总是丰满的，现实却是骨感的，乡村的患者总是追求短、平、快的治疗手段，抗生素和激素的大量滥用困扰着我们，日新月异的治疗手段和层出不穷的新药压缩了中医药的生存空间。面对环境和条件的双重考验，我们显得有些力不从心，是融入这种环境还是守住初心？古人传说中“一剂知，二剂已”的奇迹难以重现，是药典饮片剂量的限制影响了疗效？或是种植药物的疗效不如野生药物？抑或真是自己学艺不精？此刻我们才真正体会到药王孙思邈“读方三年，便谓天下无病可治；及治病三年，乃知天下无方可用”的窘境，对未来深感迷茫……

10年前的一天，西坪镇的药店来了一位顾客，拿着一张皱巴巴的处方来抓2剂中药，处方已经贴满了透明胶纸，处方上正是熟悉的白老师的字迹。这处方到底用了多久？为什么只要抓2剂呢？原来这名顾客是几十年的哮喘患者，以前长期服用激素、止喘西药和用吸入剂，严重的时候还经常住院静脉滴注，症

状控制后不久又频频复发。几年前在西坪卫生院住院时，恰好遇到白医师带队下乡检查中医创先工作，就找他开中药试试，白医师看看舌头摸摸脉后就写下了这张处方，没想到第一剂服完症状就明显好转，第二剂就基本缓解了，而且缓解好几个月，此后每次发作都抓 2 剂，症状大多可以缓解一两个月，已经用了好几年了。我抄下处方细细品味，此后，遇到难题都会向老师讨教，老师每每知无不言，倾囊相授，耳濡目染下逐步增强了自己的中医自信。

记得有一年冬季，小儿秋冬季腹泻流行，很多小孩子经过静脉补液多日仍然水泻不止。一位亲戚找到我让我想想办法，想到白老师经常使用“七味白术散”治疗小儿腹泻，我就照葫芦画瓢加了些消食的药物，2 剂后效果不甚如意，特向老师问计，白老师详细问询患儿的情况后赞同原来的治疗方药，但让我把葛根用泥巴烤地瓜的方式煨黄，再加点乌梅，1 剂后出乎意外，效如桴鼓。白老师总结道：“中医是一门实践医学，晦涩抽象的中医学理论只有在临床实践中才会变得生动与直观，准确的理法方药也要多学习他人的用药技巧，才能事半功倍。”

尚卿乡的药店临近小学，接诊小儿科的疾病比较多，且大多是呼吸系统和消化系统的小毛病，家长们苦于孩子对药物的抗拒，往往束手无策。老师引导我们说“中医的三因制宜就是因人、因时、因地采用灵活的对策，小儿脏腑娇嫩，易于发病，但脏气清灵，也易趋康复。既然汤药难以接受，可以探讨用穴位敷贴、药物浸泡、艾灸等其他疗法”。于是，我们开始研究尝试用药物敷贴治疗小儿常见病、多发病，创新性地采用肉桂、丁香、砂仁、苍术等几味中药打磨成粉，配以鸡蛋清贴肚脐治疗腹胀；采用紫菀、浙贝母、款冬花、姜半夏等磨粉，配自制透皮液贴敷肺俞穴、膻中穴治疗咳嗽，均取得良好疗效。多年来，一到放学时间，店里求医问药的家长络绎不绝，取得了良好的社会效益和经济效益。

近年来，国家对中医药的扶持力度空前，“传承精华、守正创新”，传统师承带徒的中医教学方式得到了国家中医药管理部门的大力推广。2022 年，白剑峰老师被国家中医药管理局评为“全国基层名老中医药专家传承工作室建设项目专家”，项目要求带两名乡村中医师，时隔二十多年再次成为白老师的学生，有幸能当面聆听教诲、侍诊左右，让我们的医路生涯充满了阳光。

白老师对中医和西医的认识十分深刻。他认为，医学本无优劣之分，其区别在于不同的哲学基础。西医起源于西方形而上学的哲学，是一门典型的对抗医学，从人体到脏器，再到细胞、基因，从病原微生物的认识、培养和研究，再到对抗微生物药品的发现，西医利用现代物理、光学、化学等现代科学的发展，迅速占据医学的主导地位，其优势是不容置疑的，现在医院的理化指标为疾病的早期发现和治疗效果的判断提供了有力的客观依据。中医起源于古代东方辨证哲学，也就是阴阳这对矛盾，是一门非对抗医学，也可称为平衡医学。道家所说的“人法地，地法天，天法道，道法自然”，正是提倡人与自然界的高度统一，而人体的五脏六腑、四肢百骸，也是相互关联的，人体疾病的产生就像自然灾害一样破坏了自然界的平衡，而中药治病的道理也是利用自然界动植物的四气五味偏性来以偏纠偏，从而达到“阴平阳秘，精神乃治”的效果。简单区别在于，中医关注的是“人”，西医关注的是“病”，所以有人说“中医是治得病的人，西医是治人得的病”，形象精辟。现在提倡中医要“守正”，“守正”不应该守旧，而应顺应时代的潮流，扬长避短，“取其精华，去其糟粕”“古为今用，洋为中用”，才能真正“传承精华、守正创新”。

跟诊期间，老师只要遇到典型病例，不管是成功的还是失败的，他都会及时分享他的思路。每个案例都要分析失败的教训，总结成功的经验，并在传承工作室的系列讲座中与大家探讨。印象最深的是，老师分析小柴胡汤的“但见一证便是，不必悉俱”，一证有的说是“往来寒热”，有的说是“口苦”，有的说是“胸胁苦满”，莫衷一是，他认为小柴胡汤证悉具的患者难得一遇，关键要抓住少阳病的病机，“观其脉证，知犯何逆，随证治之”。在我行医时遇上一围绝经期的患者时，所学所思便派上了用场。患者年逾四十，以潮热、汗出为主症，四诊合参后辨为肝郁血虚证，治法为疏肝解郁、益气养血、止汗，选用小柴胡汤合甘麦大枣汤加减。二诊时患者月经未行，但余证皆缓，此方药已中的，便守法继续服用，经血不下，乳房作胀，此为气滞血瘀之象，再加香附疏肝解郁、理气调经，苏木活血通经祛瘀、气血同调，使经血复来。三诊后潮热、汗出诸证悉除，月经复潮，终取得满意疗效。

“师者，所以传道授业解惑也”，在老师的言传身教下，让我们增强了中医的自信和对未来的信心，他不仅教授了我们安身立命的一技之长，更让我们领悟到中医人高尚的医德和强大的人格魅力。

王明川　廖良财

年谱篇

1967 年

5 月 27 日，出生于安溪县官桥镇（国营安溪茶厂）。

1973 年

9 月，就读于安溪官桥学校小学部。

1978 年

9 月，就读于安溪官桥学校初中部。

1981 年

9 月，就读于安溪第一中学高中部。

1984 年

9 月，就读于福建中医学院中医系中医专业。

1989 年

7 月，福建中医学院中医系中医专业毕业，获医学学士学位。

9 月，就职于安溪县西坪中心卫生院，任中医师。

1995 年

3 月，到安溪县中医院工作，任中医师。

1997 年

2 月，到福建省第二人民医院肾病科进修，8 月结业。

1998 年

6 月，被福建省人事厅确认为中医主治医师。

8 月，任安溪县中医院内科主任。

1999 年

11 月，参加福建省第九期内科中、高级医师提高班学习。

12 月，被聘任为安溪县中医学会第四届副秘书长。

2000 年

10 月，到杭州参加全国中医肾病研修班学习。

2002 年

5 月，任安溪县中医院医务科长。

2003 年

9 月，到厦门市参加全国中西医结合肝病学习班。

2004 年

11 月，被福建省人事厅确认为中医内科副主任医师。

2005 年

10 月，被聘任为安溪县中医学会第五届副秘书长。

2010 年

6 月起，任安溪县中医院副院长。

2011 年

1 月，到福建省人民医院内分泌科进修，12 月结业。

2012 年

1 月，被聘为中国人民政治协商会议泉州市第十一届委员会委员。

6 月，当选为安溪县中医药学会第六届副理事长兼秘书长。

12 月，被福建省公务员局确认为中医内科主任医师。

2014 年

12 月，当选为泉州市中医药学会肿瘤分会第一届常务委员。

2015 年

4 月，课题“中药灌肠治疗慢性肾衰竭的临床研究”获安溪县人民政府颁发的“科技进步一等奖”。

2017 年

1 月，当选中国人民政治协商会议泉州市第十二届委员会常务委员。

4 月，入选首批安溪县优秀健康卫士。

2018 年

5 月，被泉州市科学技术协会聘为泉州市首批刺桐科学传播学者。

8 月，当选为安溪县中医药学会第七届副理事长。

2021 年

5 月，当选为安溪县党外知识分子联谊会第一届常务副会长。

9 月，再次获评泉州市刺桐科学传播学者。

2022 年

3 月，被国家中医药管理局确认为全国基层名老中医药专家传承工作室建设项目专家。

5 月，被国家中医药管理局确认为第七批全国老中医药专家学术经验继承指导老师。

9 月，被福建省卫生健康委员会确认为福建省第二批基层老中医药专家传承工作室建设项目指导老师。

同月，白剑峰全国老中医药专家学术经验传承工作室成立，并举行拜师仪式。

2024 年

1 月，被泉州市委员会人才工作领导小组确认为泉州市第三层次人才。

后　记

《茶乡医话》一书是白剑峰个人的临床思维与临证经验的全面展现，更是对安溪县中医药事业深厚底蕴和蓬勃发展态势的生动献礼。

安溪县是福建省第一个“全国农村中医工作先进县”，25 年的厚积薄发，不断创造出典型经验和奇迹：2019 年，安溪县中医院的“共享药房”亮相中央电视台《焦点访谈》节目；“组建中医联盟，实现协作共享”入选《中国医改蓝皮书：中国医改发展报告（2020）》和《中国卫生健康统计年鉴》； 20 家中医馆落地安溪各乡镇医院，借助“中医联盟”让优质的中医资源下沉，令乡镇中医药服务能力得到有效的提升。

白剑峰作为安溪中医药界的杰出代表，一向以发展中医药事业为己任：他组织编纂的《中医基础知识与中医适宜技术》（内部资料），成为全面规范安溪县中医药的诊疗和中医非药物疗法的教科书；他汇集整理安溪中医千年历史，收集名老中医经验并整理成《茶苑撷杏——安溪县名老中医经验集》（内部资料），为安溪县中医事业的发展历史留下了一份宝贵的财富；他坚持医者初心，致力于中医药文化的传播，为安溪县中医药事业的发展做出积极的贡献。

白剑峰从事中医内科工作 35 载，致力于中医内科杂病的临床与研究，推崇“百病皆由痰作祟”的理念，主张以豁痰通络治疗内科疑难杂症。在临床实践中，他注重辨证论治，灵活用药，善于汲取失败的教训，总结成功的经验，治疗各种疑难杂症效果显著，吸引了众多患者前来求医。《茶乡医话》一书，搜集了白剑峰历年的验案，深入剖析了他的临床思维，汇总了他的临证感悟，每一篇文章、每一个验方、每一个验案，都凝聚着白剑峰的智慧与心血，也寄托着茶乡人民对中医药事业的热爱与追求。本书内容丰富，实用性强。

中国人民政治协商会议泉州市委员会（泉州市政协）决定编纂出版包括白剑峰在内的“泉州市全国老中医药专家学术经验传承系列丛书”。按照泉州市政协的编纂工作方案，2022 年 11 月，中国人民政治协商会议安溪县委员会（安溪县政协）成立了以陈剑宾为组长、黄明哲为副组长的编纂领导小组，制定了详细的工作方案，明确工作责任，推进编纂工作。2023 年 7 月 20 日，泉州市政协肖惠中副主席率丛书编委会成员到安溪县对编纂工作精心指导，使本书的编撰工作顺利推进。2023 年 9 月，执笔人完成全书初稿，并在 2024 年 7 月根据丛书编委会和审稿专家的意见对全书进行修改完善。2024 年 9 月，丛书编委会组织力量完成审核定稿。

在此，要特别感谢白剑峰的无私奉献与辛勤付出，使得本书得以顺利完成；感谢所有参与编纂工作人员的努力与付出，为本书的出版奠定了坚实的基础。当然，由于时间仓促，书中难免存在纰漏与不足，期待读者提出宝贵的意见与建议，以便不断完善与提高。

中国人民政治协商会议安溪县委员会

2024 年 9 月 10 日

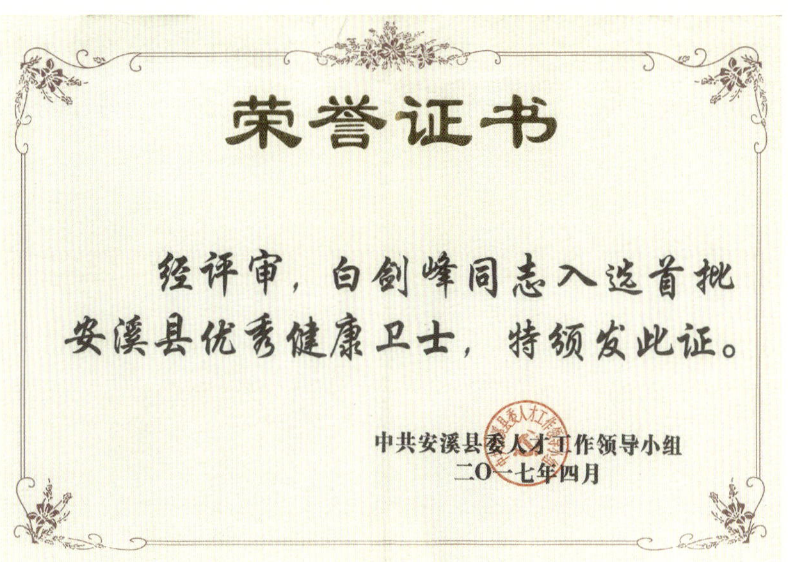
荣誉证书

经评审，白剑峰同志入选首批安溪县优秀健康卫士，特颁发此证。

中共安溪县委人才工作领导小组

二〇一七年四月

2017 年，白剑峰入选首批安溪县优秀健康卫士

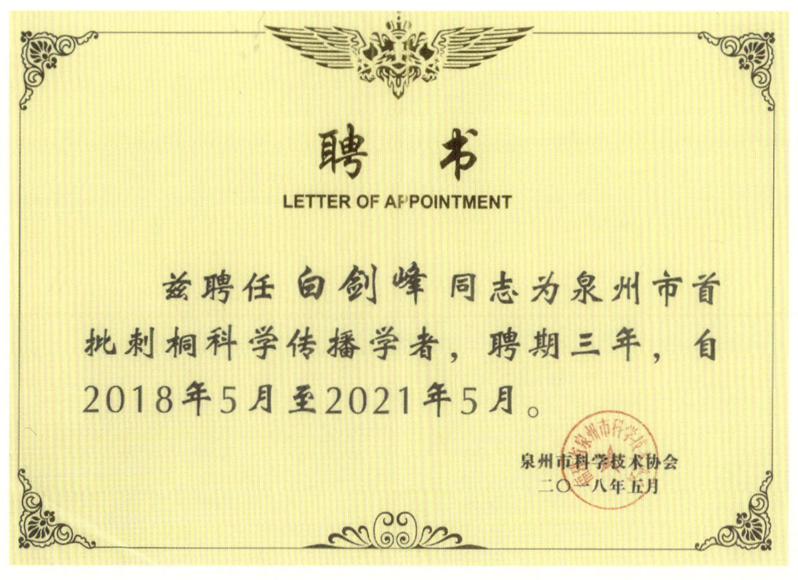
聘书

LETTER OF APPOINTMENT

兹聘任白剑峰同志为泉州市首批刺桐科学传播学者，聘期三年，自2018年5月至2021年5月。

泉州市科学技术协会

二〇一八年五月

2018 年 5 月，白剑峰被聘为泉州市首批刺桐科学传播学者

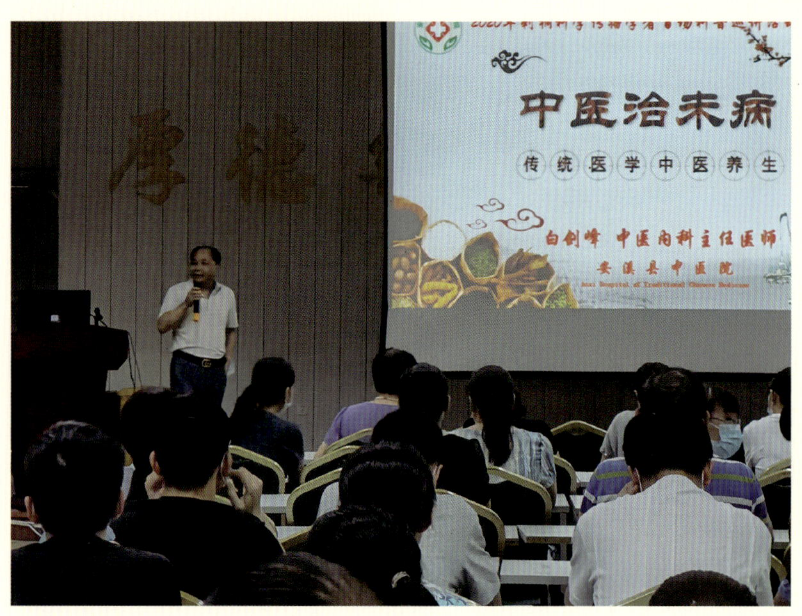

2020 年，白剑峰为安溪县中医院医务人员讲授“中医治未病”

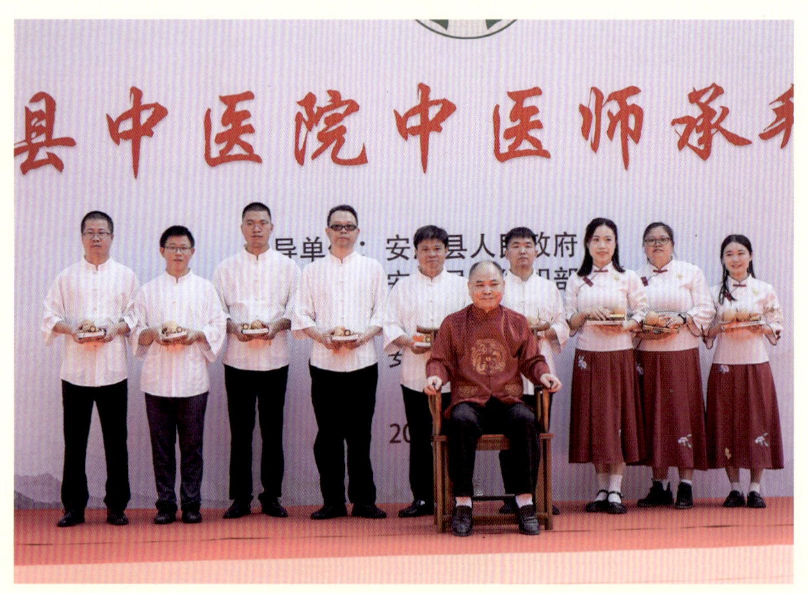

2022 年，“白剑峰全国老中医药专家学术经验传承工作室”成立，白剑峰在拜师仪式上收徒 9 名

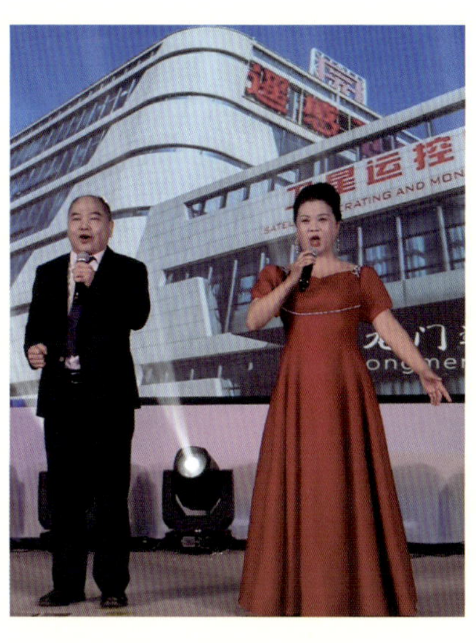

2024 年 1 月，白剑峰在安溪县中医院“圆梦三甲”晚会上演唱“走进新时代”

白剑峰
白剑峰
安溪县中医院
副院长

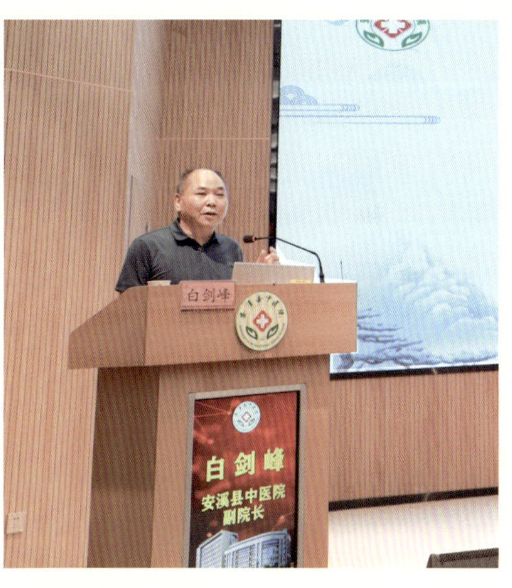

2024 年，白剑峰在安溪县中医院中医护理适宜技术培训班上讲授“中医辨证施膳”

泉港区科协 前黄镇科协 前黄村民委员会
2024年全国科普日系列活动-“银龄”
泉港区科协 前黄镇科协 前黄村民委员会
内容 目标
减少钠盐摄入 每人每日食盐小于6克；
合理饮食 减少膳食脂肪；适量蔬菜水果每日1斤；
规律运动 每周3~5次中量运动；
控制体重 BMI<24kg/m²；腰围男<90cm；女<85cm；
戒烟 坚决戒烟；
限酒 不提倡饮白酒；如饮酒，则每日白酒小于1两；葡萄酒小于2两；啤酒小于5两；
心理平衡 调节情绪，缓解压力。

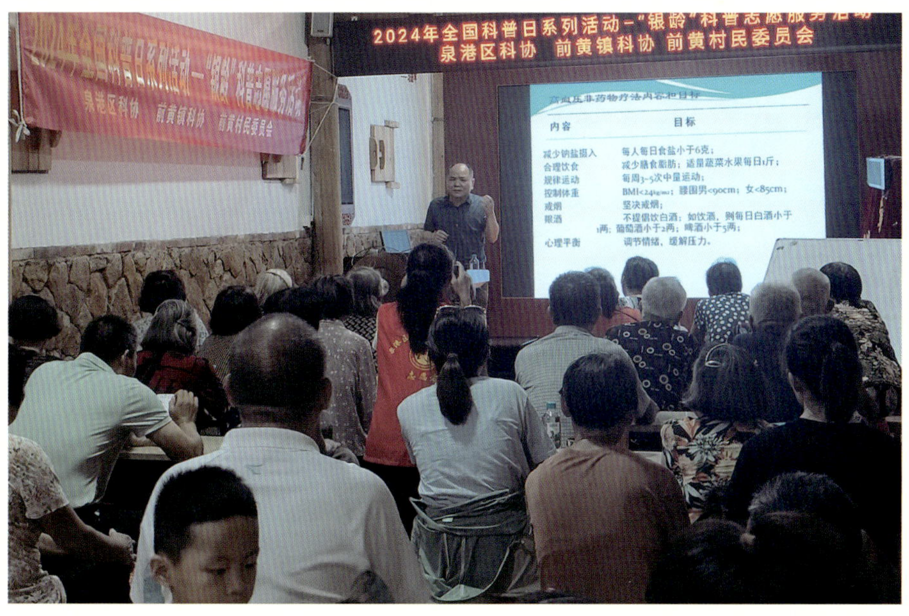

2024 年，白剑峰到泉港区前黄镇开展高血压、糖尿病知识讲座

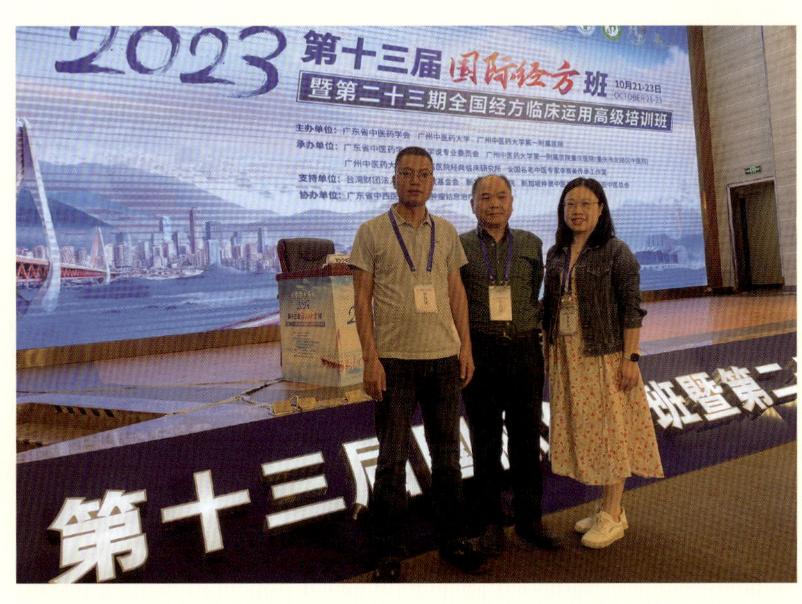

2023 年 10 月，白剑峰参加“第十三届国际经方班”（左吴财兴，中白剑峰，右李灿玉）

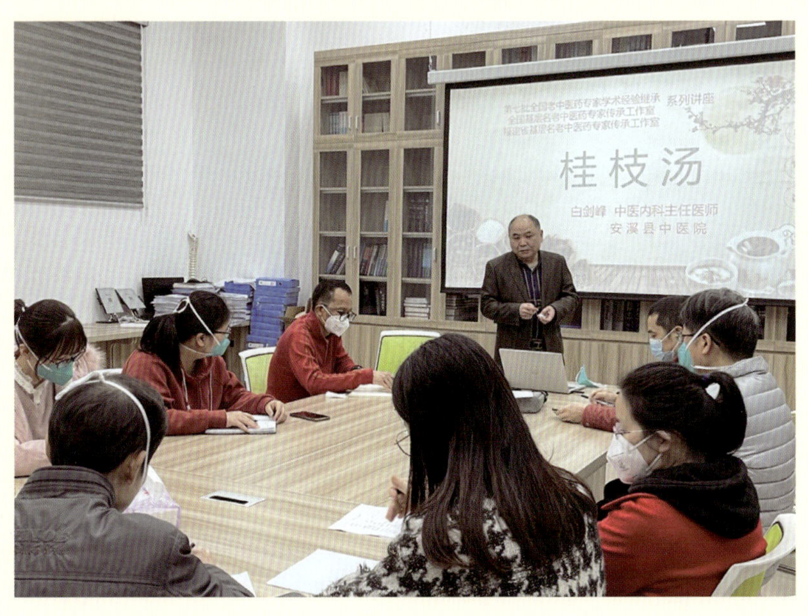

白剑峰在其工作室开展系列讲座

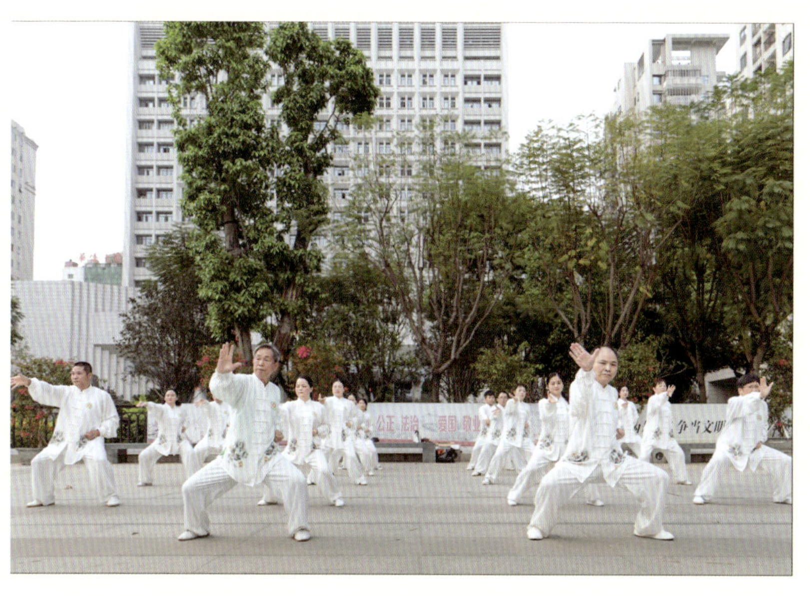

白剑峰带领团队推广传统健身功法——八段锦

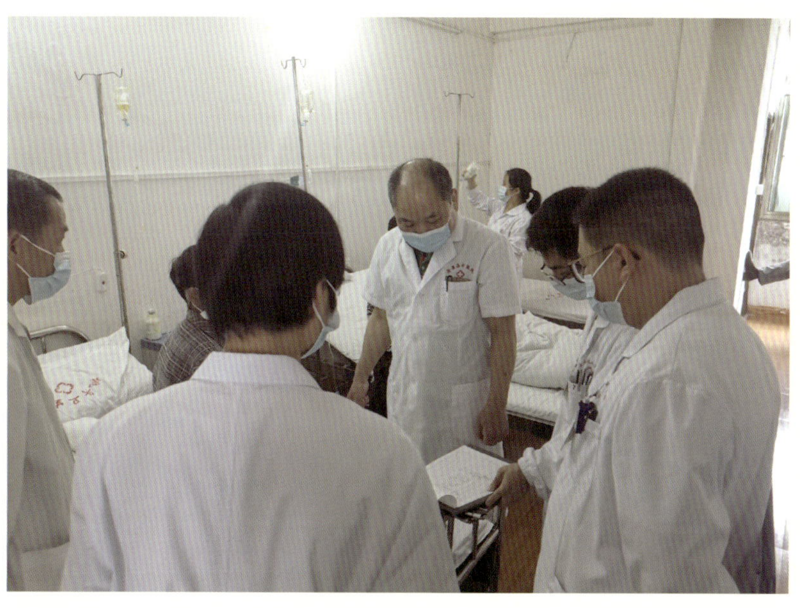

白剑峰到桃舟卫生院进行教学查房

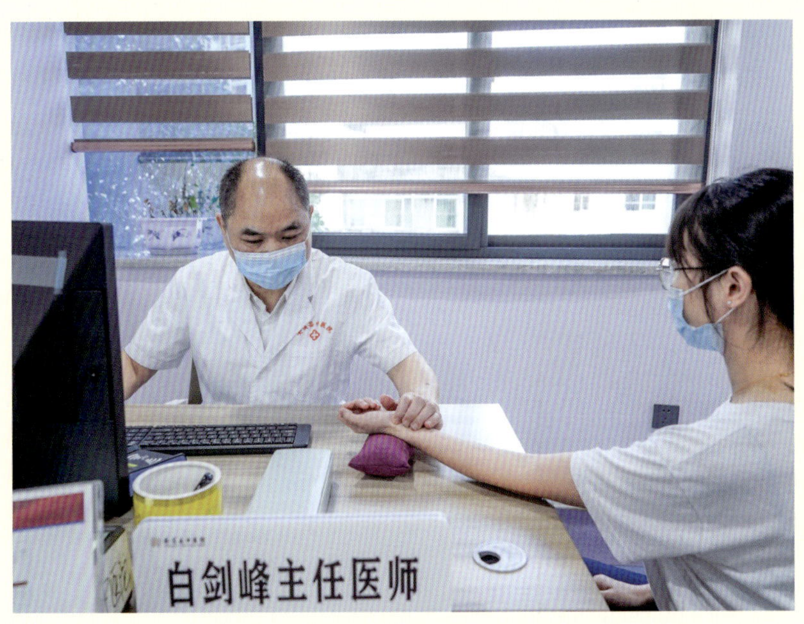

白剑峰坚持每周二、四、六开展专家门诊

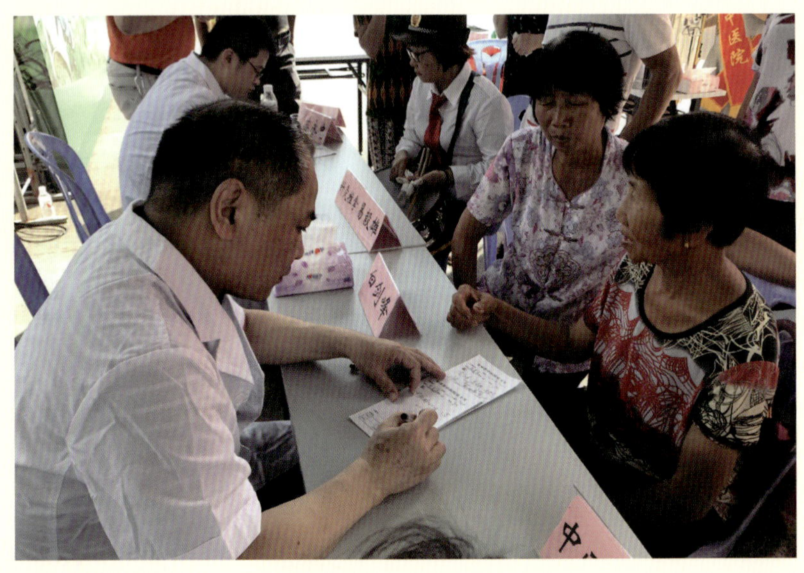

白剑峰参与的义诊现场

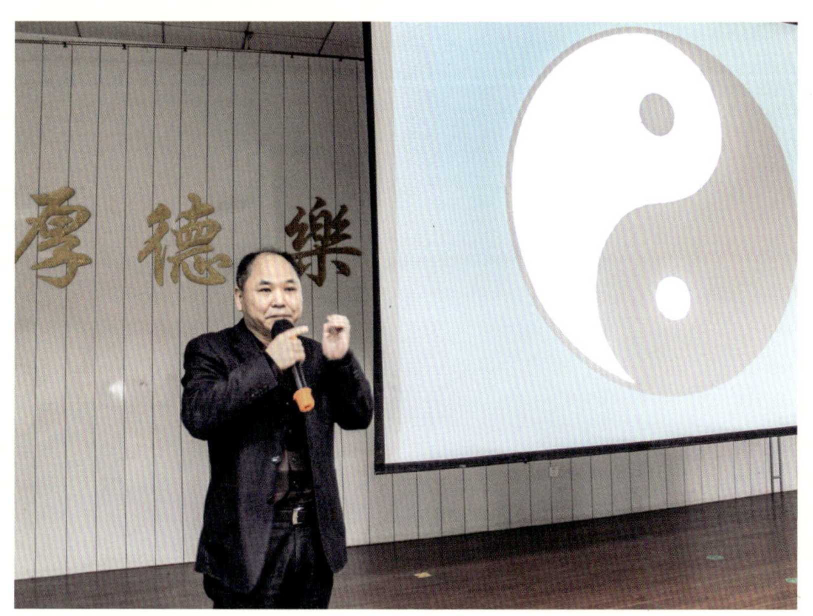

白剑峰在安溪县首届“西学中”培训班上授课

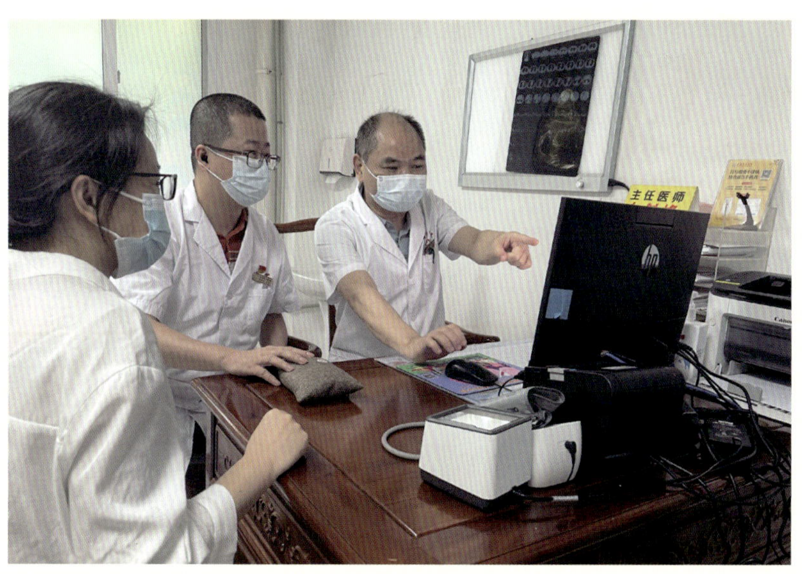

白剑峰指导学生临床诊疗

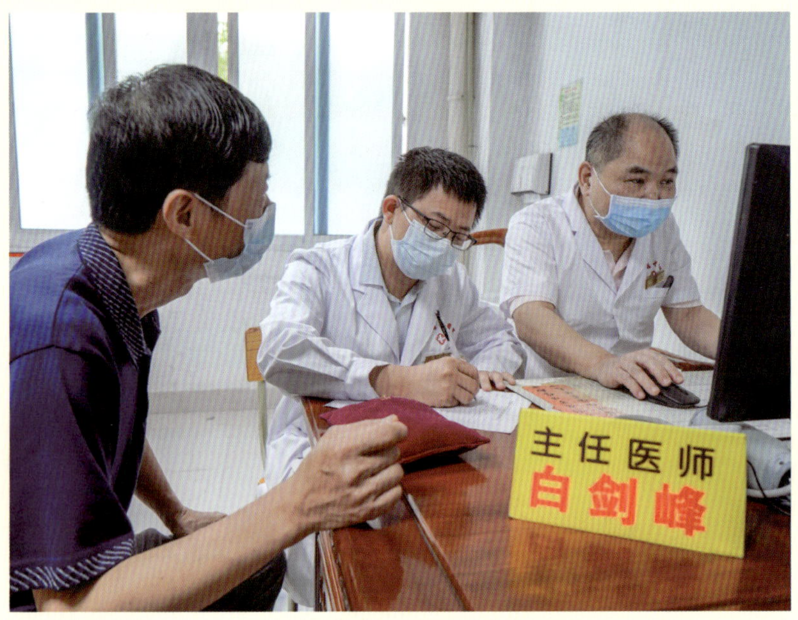

白剑峰带徒门诊

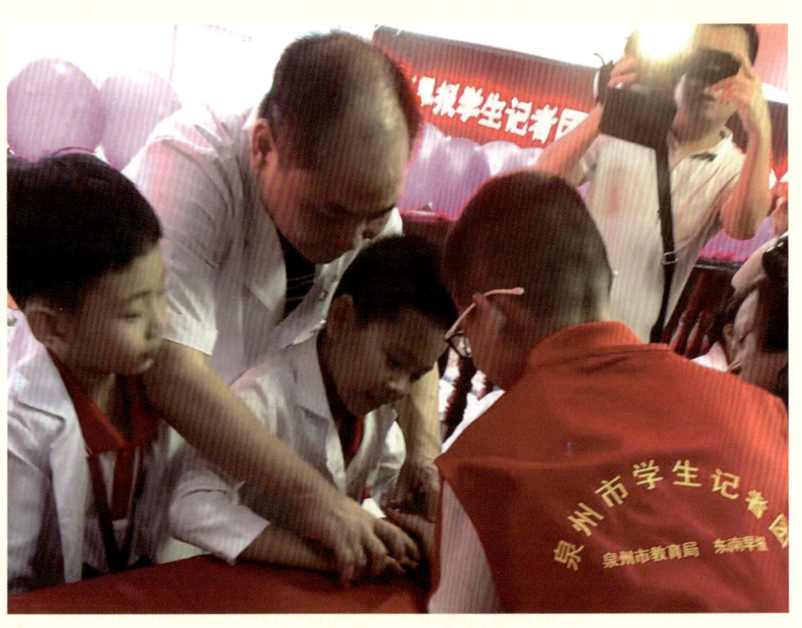

白剑峰教小学生脉诊